新世纪全国高等中医药院校创新教材

中医诊断临床模拟训练

主　编　李灿东

编　委　李宇涛　陈　妍　甘慧娟　杨朝阳

　　　　林雪娟　俞　洁　杨　敏　闵　莉

　　　　王常松　吴同玉　朱　龙

主　审　朱文锋

中国中医药出版社

·北　京·

图书在版编目（CIP）数据

中医诊断临床模拟训练/李灿东主编.—北京：中国中医药出版社，2009.4（2024.7 重印）

新世纪全国高等中医药院校创新教材

ISBN 978 - 7 - 80231 - 608 - 9

Ⅰ. 中…　Ⅱ. 李…　Ⅲ. 中医诊断学 - 中医学院 - 教材　Ⅳ. ①R241

中国版本图书馆 CIP 数据核字（2009）第 015589 号

中国中医药出版社出版

北京经济技术开发区科创十三街 31 号院二区 8 号楼

邮政编码　100176

传真　010 - 64405721

北京盛通印刷股份有限公司印刷

各地新华书店经销

开本 850 × 1168　1/16　印张 12.625　彩插 0.25　字数 280 千字

2009 年 4 月第 1 版　2024 年 7 月第 9 次印刷

书号　ISBN 978 - 7 - 80231 - 608 - 9

定价　36.00 元

网址　www.cptcm.com

服 务 热 线　010 - 64405510

购 书 热 线　010 - 89535836

维 权 打 假　010 - 64405753

微信服务号　zgzyycbs

微商城网址　https://kdt.im/LIdUGr

官 方 微 博　http://e.weibo.com/cptcm

天猫旗舰店网址　https://zgzyycbs.tmall.com

如有印装质量问题请与本社出版部联系（010 - 64405510）

编 写 说 明

　　《中医诊断学》是中医专业的主干课程,是基础理论与临床各科之间的桥梁。围绕本课程的基本知识点,我们从基本理论、临床思维和实践技能三方面构建了《中医诊断学》课程体系。其核心的内容是在初步掌握基本理论和基本知识之后,强化中医临床辨证思维和实践动手能力的培养,对于提高学生的自主学习能力和加强理论与实践的联系,起到积极的作用。

　　中医学是一门实践性很强的学科,长期以来,中医院校学生的中医临床诊断技能训练主要是通过临床见习、实习来实现的。学生在带教老师指导下进行四诊、辨证的训练,不断体会、强化课堂所学的知识,收到了良好的效果。但是,随着招生规模的扩大和医疗卫生体制的改革,原来的实践动手机会逐步减少,这对于学生能力的培养必将产生一定的影响。为此,国内大多数中医院校开设了中医诊断实训课程和实验课,以帮助学生在进入临床前完成基本技能训练。

　　为了更好地提高中医学及相关专业学生的实践动手能力,规范中医临床诊断的过程与方法,我们从 2001 年起开设了"中医诊断临床模拟训练"课程,编写了相应的教材,在教学内容中强调中医理论和思维规律,紧紧抓住"临床模拟"的特点,突出中医性、临床性和规范性,注意避免与《中医诊断学》教材和课堂教学内容的重复。与此同时,强调了学生进入医院的职业素质训练、医德医风教育和交流沟通能力的培养,几年的实践得到了学生和同行的充分肯定。

　　本教材正是在原有的《中医诊断临床模拟》自编教材基础上形成的。虽经几年的教学实践,数易其稿,但是,由于本课程的开设尚属一种尝试,加之编者水平、能力有限,错误之处在所难免,因此,恳请各位老师、同学给予批评和谅解。

　　本教材在编写过程中,得到了福建中医学院领导和兄弟院校同行们的关心和帮助,得到了中国中医药出版社领导和编辑老师们的大力支持;中华中医药学会中医诊断学分会主任委员朱文锋教授在百忙之中审阅了全书并担任主审。在此一并致以衷心感谢!

《中医诊断临床模拟训练》编委会
2009 年 1 月

目　　录

绪　　论

一、中医诊断临床模拟训练的提出

中医诊断临床技能是中医诊断学的重要组成部分，包括临床资料收集的方法、病证诊断的方法。中医诊断临床模拟训练的核心就是四诊方法的规范训练、辨证思维和诊断分析能力的训练，对于中医学生和中医临床医师来说是十分重要的。目前普遍存在的一种现象是"理论和实践脱节"，因此，在完成了中医诊断学理论课教学之后，最关键的问题是如何让学生掌握临床诊断基本技能。

中医学是自然科学和人文科学的完美结合。中医服务的对象是人，中医临床诊断和模拟训练应以人为基础。中医诊断在病因上重视自然条件对人体的影响，重视社会心理因素的影响；在临床资料采集方面，重视四诊合参，重视患者的自我感受；在诊断辨证思维方面，重视整体观念，重视因人、因时、因地制宜。从这种意义上说，动物实验和仪器模拟难以反映人体健康、疾病的本来面目。

传统的中医教学主要采取师承模式，学生的学习过程以临床实践为主，先有感性认识，掌握扎实的基本功，以后学习经典，培养中医临床思维，理论与实践紧密结合。通常情况下，先是跟师抄方，在不断接触患者的同时，认真观察各种临床病状，在师父的指导下不断体验、记忆，然后边学习经典边从师父处方用药的过程中不断总结和进行思维训练。实践证明，师承的教育模式培养了一代又一代的名医，符合中医的学科特点和思维规律。

当中医进入高等教育之后，临床技能的训练除了课堂理论教学之外，很重要的就是通过临床见习和实习（图1）。20世纪80年代以来，一些医学院校陆续开设了部分"中医诊断实验课"，但总体来说对于提高学生的临床诊断水平收获甚微。近几年来，随着招生规模的扩大，临床见习、实习有一定的困难，在这种情况下，我们提出临床模拟的方法进行中医诊断技能训练，其主要依据有四个方面：第一，中医学来源于临床，中医诊断学的理论是建立在长期的临床实践基础上的；第二，临床诊断的大部分内容适合于模拟训练；第三，中医诊断的方法如望诊、切诊可以通过学习、相互训练而完成；第四，辨证思维的训练也可以通过临床案例的分析进行模拟训练。

自古以来，中医诊断技能训练都是以临床为基础的，例如"脉诊"是中医诊断特色和重要组成部分，尽管脉诊的主观成分多，所谓"心中了了，指下难明"，但是，历代中医学习脉诊时大多以临床训练为主，通过老师言传身教掌握脉诊技能。从历代医家对脉诊的精通可以从某一个侧面说明这种训练方法的合理性和有效性。《难经》中在脉诊的指力提出"三菽之重""六菽之重""九菽之重"，既是对力量的形容，也可以说是一种模拟训练的方法。

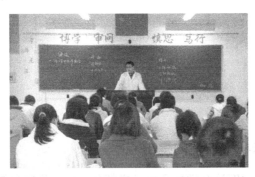

图1　课堂教学

二、中医诊断临床模拟训练的意义

（一）完善了中医诊断实践教学手段

中医实践技能尤为重要，反复的训练是最有效的手段，目前的中医院校教育完全有可能在老师的指导下，为学生提供临床模拟训练。通过比较我们不难发现，模拟训练与临床见习的差别在于：一是医院的环境，二是患者换成同学或老师。医院的环境和工作程序完全可以模拟，而在同学间开展诊断技能训练虽然有一定的局限性，但也有临床见习不可比拟的优势。例如：脉诊训练，包括诊脉的方法、脉象的识别与判断、临床意义等。其中，诊脉的方法完全可以在同学或师生之间反复进行训练，从而建立一套熟练且规范的方法。相信任何仿真的手都不可能代替真实的手，而脉象的判断，除了频率、波长、振幅等可以测量的因素之外，中医强调的胃、神、根以及个体差异等也难以通过机器复制出来。因此，到目前为止，在人体上进行脉诊模拟训练仍然是最有效、最可靠的方法。事实上，许多症状都可以在学生中找到，如恶寒、发热、头痛、咳嗽、胃痛、异常舌象和脉象等。所以，通过建立系列的训练方法可以为学生提供更多的实践动手的机会，当然老师的正确指导和学生的勤学苦练都是十分关键的。

（二）有利于培养正确的中医辨证思维

中医诊断的灵魂在于临床辨证思维，这也是中西医诊断的本质区别。西医学主要建立在还原分析的思维模式基础之上，所以诊断强调的是实证，形态学上的诊断证据往往是"金标准"。而中医学是建立在宏观整体的思维模式基础上的，所以强调的是功能和关系，平衡的失调是疾病的关键。在诊断过程中如果忽略了这一点就必然造成诊断的错误，例如西医判断"发烧"主要依据是体温，体温升高称"发烧"，体温不升高则不能称"发烧"。而中医的"发热"可能是体温升高，也可能是体温不高但患者自觉有热。所以，简单借助体温计或造成动物的发热模型，对于学生理解"发热"并没有多大的意义。再如望舌，舌面不同部位的异常改变对于西医来说可能意义不大，而中医则认为舌面不同部位与不同脏腑的病变有关，所以，望舌必须观察舌面不同部位舌质和舌苔的变化，现在采用的舌尖微循环检测很难取代传统的望舌。因此，建立一套符合中医思维特色和认知规律的中医诊断训练方法对于培养学生的中医辨证思维能力具有重要意义。遗憾的是，从现代中医临床见习、实习的实际效果看，能做到的却是微乎其微，相反，学生在见习之中普遍反映的却是"理论和临床脱节"。

（三）有助于建立规范的中医诊断方法

诊断不规范是中医临床普遍存在的问题。中医强调整体观念，强调因人、因时、因地制宜，同一个证在不同患者、不同疾病、不同阶段的表现是不一样的。例如"湿热蕴脾证"在不同患者可能表现为纳呆，可能表现为腹胀，可能表现为便溏；而"脾气虚证"也可能表现为纳呆、腹胀或便溏。所以，应当从整体上把握和分析，而不是简单地制定一个框框，按图索骥。从这一意义上来说，中医的诊断辨证标准是难以规范的。

但是，证的名称、症、四诊方法等是可以规范，也必须规范的。例如：恶寒和畏寒的表现不同，辨证意义也不同，如果不了解恶寒和畏寒的含义、表现形式、患者的感受和可能的表述方式，不能正确判断恶寒和畏寒，那么，"问寒热"就没有意义。又如，腻苔是舌苔细腻致密，望之滑腻，由于细腻致密遮盖了舌体的颜色，因此，其特点就是舌苔比较厚而且滑腻，理解这一点才能识别腻苔，才能知道腻苔和黏苔、滑苔、厚苔有什么区别；再如，浮脉、沉脉与患者伸手姿势和脉枕放置的位置有直接关系，如果忽略了这两点，所谓"浮沉分表里"就成为一句空话，等等。这些都必须规范，诸如此类问题不规范、不统一，必然带来中医临床诊断的混乱和不统一，也必然影响中医临床诊断和研究水平的提高。

采取临床模拟训练的方法，能较好地解决目前中医临床诊断方法不规范的问题。首先应进行带教老师的培训，严格规范，在此基础上指导学生进行模拟训练，把中医四诊、辨证方法和思维建立起来。这样可以避免临床见习因为患者多、时间紧以及带教老师思维偏差和操作不规范而产生的负面影响。当然，临床模拟训练方法不可能完全代替临床实践，但必定为学生基本技能训练打下扎实的基础。

三、中医诊断临床模拟训练的主要内容和原则

中医诊断临床模拟训练就是遵循中医的思维规律，采用模拟的方法对临床上可能出现的情况进行训练。

（一）主要内容

1. 中医医师职业素质训练　重视医德教育，培养学生的中医医师职业素质，同时让学生尽快了解医院的基本情况、工作流程，掌握医生必须遵循的工作原则和必须遵守的法律法规，学会与患者交流和处理各种工作关系。

2. 四诊基本技能训练　以中医四诊为基础，发挥模拟训练教学的优势，突出问诊、望诊和脉诊的基本训练，包括各种症的表述、表现、采集判断和分析定性，强调四诊的全面、规范和准确。

3. 辨证思维训练　以证的要素判断和证候特点为核心，通过临床资料分析，证的要素的提取、证素的组合、证名的形成过程的训练，突出中医临床辨证思维。

4. 病历书写训练 在四诊资料采集和辨证分析的基础上，掌握常规门诊和住院病历的格式、基本内容和书写规范。

（二）原则

1. 符合中医的思维特点 中医诊断临床模拟训练以人体为对象，以传统中医诊断和辨证为基础，体现了中医的思维特点。

如何看待人体的健康和疾病，看待人与自然社会的关系，如何看待症、证、病的关系，如何看待功能和实质的关系，如何看待普遍性与特殊性的关系，如何看待病证的动静关系等，都充分体现了中医的辨证思维，这也是我们在诊断临床模拟教学中必须面对和解决的问题。例如，常规健康体检中发现高血压、高血脂，但没有主观症状，应从何辨证？如果简单地根据现代研究报道认为高血压就是肝阳上亢、高血脂就是瘀血，这就可能导致思维偏差。应培养学生学会在全面了解患者全身症状的基础上，着重从先天因素、生活环境、饮食习惯等方面进行综合分析。又如，中医辨证依据主要是症，而相当一部分的症，如心烦、口苦、目眩等，可以预见在很久以后也是无法用仪器测定和量化的，但它们有时又是辨证的关键，所以解决这一问题的最佳方法是先明白"心烦"患者会如何描述，而患者描述的一系列"难受"相当于什么。这样的教学方法符合中医的辨证思维特点，反之，主观臆断或单凭仪器检查套用中医病证，或者以脉测证，甚至以证测脉等不应提倡。

2. 符合中医临床实际 一切从中医临床实际出发是模拟教学必须遵循的基本原则之一。模拟训练的目的就是使学生能够掌握中医诊断基本技能，为临床见习、实习和日后的临床工作打下坚实的基础。目前的中医诊断学课堂教学中存在一些脱离临床实际的现象。例如，八纲中的"表实寒证"与脏腑辨证中的"风寒犯肺证"、六经辨证中的"太阳伤寒"是同一病证，只是因为辨证方法不同导致结论不同，所以，要求学生从形式上鉴别"表实寒证"和"风寒犯肺"是没有意义的。又如，在辨证之后，要求学生根据辨证结果推测舌象或脉象也是没有意义的。再者，中医强调四诊合参，如果夸大或忽略某一种诊断方法的作用，或者根据脉诊仪检测的结果确定脉象进行辨证等，都与中医临床实际情况不符。

中医诊断临床模拟训练要解决的问题：一是临床资料如何收集；二是这些资料应辨何证，这些不仅是提高诊疗水平的需要，更是临床必须天天面对的实际问题。而有关症（症状和体征）产生的机理、临床意义、不同的学术观点等，则是《中医诊断学》教学的主要内容。

3. 符合中医认知规律 中医师对于某一现象的把握经历了从感性到理性两个阶段，传统的中医先跟师临诊，后学习理论，现代中医先学理论，后跟师见习，由于缺乏感性认识，因此常常有按图索骥之弊。试想，如果学生直接询问患者"是否里急后重"、"是否消谷善饥"，或者单凭"举之有余，按之不足"去体验浮脉，其效果是可想而知的。问题在于学习的过程缺少一个重要的环节，即引导学生从实践中认识事物和现象，这可能也是造成"理论与实践脱节"的主要原因。

由于中医学形成年代久远，中医术语具有一定的隐义性、多义性和歧义性，这些不仅患者不理解，甚至初学者也不理解。例如，"形寒肢冷"是一个典型、常见的症状，但是，患者不可能告诉医生"我形寒肢冷",医生也就忽略了。"形寒"就是看起来冷,如衣服穿得很多,缩成一团等。"肢冷"就是手足不温,当医生的手与患者的手接触时往往就能感觉。这就需要通过不断的实践去观察体会。

解决这一问题最好的方法是早临床、多临床,但现在的教学条件是很难做到的,采用临床模拟训练的方法能够较好地解决这一问题。如果细心观察就会发现,学习过程中接触的许多生理病理现象是可以从我们自身和周围感受到的,所以,模拟教学的出发点就是创造条件,让学生反复不断从自身周围的现象和同学身上,或从录像、照片中去体验,这种与课堂教学内容同步、理论与实践相互印证的学习方法,符合中医认知的规律。

4. 符合中医院校教学条件　中医的临床技能教学,一是需要临床基地(图2、图3),二是需要合格的指导老师。由于受到西医思维模式的影响,现在中医临床教学中普遍存在着注重西医理化指标和诊断结论或者根据西医的诊断反推中医的病证。在许多中医临床带教过程中,中医诊断基本功如脉诊等成为一种摆设,先辨证后推测脉象;按诊完全与西医的体格检查混为一谈,忽略了肌肤的温凉润燥、疼痛的喜按拒按、水肿的按之即起或久陷不起等症的采集和基本辨证意义。所以,从一开始建立规范的诊断方法和正确的辨证思维,让学生养成好的习惯。重要的是在当前环境下,院校完全有可能对学生进行规范的岗前培训。

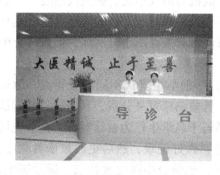　　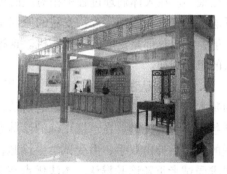

图2　模拟医院　　　　　　　　　　　　　　　图3　模拟诊所

另一方面,由于受到客观条件的限制,有些内容难以在学校开展模拟训练,如嗅气味;有些内容难以找到合适的对象,但借助图片或录像,可以达到或基本达到训练的效果。所以,模拟训练一定要符合院校教学条件,又要避免与《中医诊断学》课堂教学内容重复。

四、中医诊断临床模拟训练的方法和注意事项

(一)模拟训练方法

1. 双向翻译法　主要用于问诊的模拟训练,主要的方法就是把中医的症状术语"翻译"成患者理解的语言;其次就是将患者对症状的表述"翻译"成规范的中医术语。由于中医的许多术语受到古汉语及社会历史背景的影响,患者并不理解,如里急后重、畏寒、心悸、嗳气等,相反,由于个体敏感性及语言表达能力的差异,有些症状与中医术语无法等同。如有的患者把干咳理解为咳嗽,所以就可能出现"干咳、痰多"的表述;有的患者把小便次

数增多理解为"多尿"，应予高度重视。作为医生首先是要理解"里急后重"是什么意思，患者可能有什么感觉，有几种表达方式，要如何询问；其次是当患者描述了一系列症状之后，应当能够判断是否属于"里急后重"。

2. 以常衡变法 以常衡变是中医诊断的基本原理之一，在模拟训练中，通过对自己或同学的相互观察、练习，就能掌握望、闻、问、切四种诊法在常人的基本表现。例如：舌红或淡红，面黄或不黄，脉数或不数，脉大或小，脉有力或无力等，以及食量、大小便次数性状等等，都可以通过与常人的比较而得出结论。但是，正常人之间也存在着个体差异，同一个体在不同时间、不同环境也存在差异，通过不同个体及同一个体的反复训练，对"正常"现象有了更全面和深刻的认识。由于训练的主体以"常人"为主，所以，以常衡变法是模拟训练的主要方法之一。

3. 援物比类法 援物比类法就是借助周围相近的事物或现象解释说明人体的生理病理变化。这种取类比象的方法在中医学中应用很多，从五行属性的认识到具体的症状和药物功效等，都充满了这种朴素的唯物主义，这也是中医学的思维特点之一。在诊断模拟训练中，援物比类法主要用于辨证思维训练和对证候病机的理解。例如：面色白说明局部血液少，如同楼房自来水停水或水量很少，其原因可能是水源不足，也可能是压力太小或者管道堵塞或管径太小。在人体病理过程中相对应的可能就是血液，病机为阳气不足、瘀血或寒凝。又如泛酸可类比食物酸馊，食物变馊的原因是温度高，或不通风，相对应人体的病理可能就是热和郁，所以热郁是泛酸的常见病机。这种援物比类的方法看起来并不十分严谨，但是符合中医的思维规律。

4. 双盲辨认法 双盲辨认法主要用于脉诊的训练，帮助学生辨认不同脉象特点。脉诊的基本环节是诊脉的方法、脉象的辨认、脉象的确定、脉象临床意义分析，其中脉象的辨认是各个环节的关键。在掌握正确的诊脉方法之后，选择若干名学生作为被诊对象，在事先设置的布帘后伸出双手，由受试学生诊脉，认真体察脉象，做好记录，然后更改被诊者顺序，要求受试者重新诊脉辨认。本法优点在于符合临床实际，也符合中医思维特点，通过训练，学生必须学会从位、数、形、势等方面认真辨认脉象，体察细微之处，同时还要注意不同个体的异同点，可以最大限度克服"心中了了，指下难明"的问题（图4）。

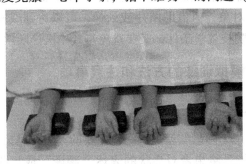

图4 垂帘法

5. 器具辅助法 为了弥补四诊训练中主观因素的不足，可以借助一些简单的器具辅助训练，通过感性认识，提高学生的理解能力，同时也可以提供一些参照系，逐步建立四诊规范。例如望色和望舌训练可以借助"比色卡"进行比较；脉的大小可以采用不同粗细的绳索或橡皮管反复体会；问诊也可以借助录像或计算机软件辅助训练；辨证也可以借助计算机辅助辨证软件进行训练。此外，现代中医诊断教学还采用了一些仪器设备，如舌诊仪、脉诊仪、模拟脉象仪等辅助训练，这无疑是一种有益的探索（图5、图6、图7）。但是，必须说明的是，利用上述仪器设备训练与中医理论和临床还有一定差距。

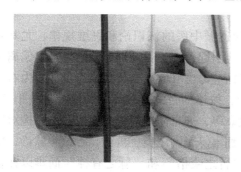

图5　诊粗细

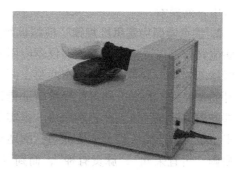

图6　模拟脉诊仪

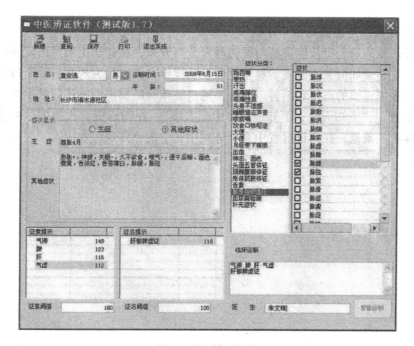

图7　中医辨证软件

（二）注意事项

1. 注意理论与实践统一　中医诊断临床模拟训练的技能方法和思维重点是帮助学生把课堂所学的理论知识转化为临床技能，同时也通过训练规范中医临床诊断操作。因此，一方面训练的内容必须与理论教学相一致，另一方面又要克服对理论简单的重复，特别是一些存在争议的概念或不同医家的学术观点，不作为训练的内容。例如"寒热"的问诊训练应着重于如何询问，患者对"怕冷""发热"可能有哪些表达方式，这些表达方式应如何记录，而对于机理分析、常见于哪些病证，则不作为重点。又如"寒热往来"问诊的训练重点是，什么是寒热往来，至于是邪伏膜原还是少阳郁热，是半表半里还是疟疾，这是历代医家认识角度的不同，只要学生理解掌握了"寒热往来"之后，其机理和病证可以在今后的实践和学习中不断探索。

2. 注意遵循中医思维规律　模拟训练的过程应遵循中医的认识论和思维规律，尤其是在病位判断、按诊检查以及辅助仪器应用等方面，应引起重视，否则训练的结果可能偏离了中医诊断的基本方向。如肝经布两胁，两侧胁肋胀痛应考虑肝的病变，如果简单地认为右胁属肝而左胁病不在肝，则可能导致辨证错误。又如，按诊的目的是按疼痛肿胀、喜按拒按、局部的温凉润燥等以判断鉴别寒热、虚实及津液盛衰等，如果简单地把按诊与西医体检对应起来，也可能产生失误，如肠痈包括阑尾炎，但肠痈不等于阑尾炎。再如，舌诊和脉诊，中医强调"舌宜荣润""脉贵有神"，而到目前为止"舌之荣枯"和"脉之有神"尚难以在舌诊仪和脉诊仪检查中得到体现，所以，舌诊仪、脉诊仪不能作为中医舌诊、脉诊训练的主要手段。

3. 注意诊断技能与医德结合　中医学历来重视医德素养的教育，强调医乃仁术。因此模拟训练一开始就应避免把技能训练与医德教育分离开来，在让学生熟悉医院环境和基本诊疗程序之后，要学会如何关心患者、尊重生命。从接诊交流、行为规范、诊断过程，都应体现无微不至、谦虚谨慎的态度和精神。此外，通过临床诊断模拟训练还应鼓励学生学习相关的知识，力争做到"上知天文，下知地理，中晓人事"，在四诊资料收集中尽可能耐心、全面、细致、准确、规范，在辨证过程中充分体现中医学的整体观念和因人、因时、因地制宜的辨证思想。

总　　论

　　作为一名医学生，从踏进医学殿堂的第一天起，在对未来神圣的职业生涯充满着梦想与期待的同时，还可能存在着这样或那样的疑问，如"什么是医生的使命与职责？""怎样才能成为一名优秀的医生？""如何使自己的言行举止能够符合医生职业规范？"。因此，设立一门特定的课程，使学生在进入医院之前，对于这些问题有一定的认识与了解，十分必要。

　　本课程的设立，目的是通过临床模拟训练的方法，使每一位学生获得中医临床诊断方面的感性认识，培养临床思维的方法；加强基本技能的训练，提高临床实践动手能力，以及交流沟通能力；加强医德修养，培养职业素质和对患者高度的同情心、责任心，努力使自己的言行举止符合医师的标准，为进入临床做好充分的准备，为将来成为一名优秀的医师奠定良好的基础。

第一章

中医师的基本素质

中医药学是一个伟大宝库，几千年来为中华民族的繁衍昌盛作出了巨大贡献。中医学一直强调"医者仁术"，对于医者的道德修养、专业素质、思维能力、诊疗技术、实践经验等方面都提出了严格要求。所以，《内经》提出："该传者不传，是谓失道，不该传者乱传，是谓泄露天机。"又曰："非其人勿教，非其真勿授。"

进入 21 世纪以来，随着社会的发展，人们对医疗服务的需求也产生了相应的变化。医师的任务从单纯的治病救人，转变为"促进健康，防止疾病，提供初级卫生保健，遵守职业道德，热心为患者治病和减轻患者痛苦"。医学已发展成为预防、治疗、保健和康复四位一体的格局，特别是由于中医学这一行业的特殊性，要求每一位医学工作者必须改变由于重视"病"、忽视"人"而导致重"医术"而轻"仁术"的现象。医师除了重视人的生物属性、社会属性和文化属性外，还要注重人与自然的统一；除了要有扎实的医学知识外，还应具备良好的人文素质，不断提高语言文字修养、美学艺术修养、文明礼仪修养、道德伦理修养，以适应社会的发展与需求；努力营造和谐的氛围，让患者在诊治疾病的过程中能够感受到尊重和关爱。

一、人文修养

（一）遵纪守法

每一位公民都应当遵纪守法，作为医师法律意识则更加不容忽视，尤其对与医疗卫生相关的法律、法规更应心中有数。以法律为准绳，约束、规范自己的行为；运用法律知识去尊重、维护自身和患者的合法权益，这不仅可推动医学科学事业健康地发展，而且可减少医疗事故与医疗纠纷，同时也是协调医患关系的主要准则。

与医疗卫生相关的法律、法规与规章制度几乎涉及由从业准入到医疗过程的各个环节。如中华人民共和国颁布的《中华人民共和国执业医师法》《中华人民共和国传染病防治法实施办法》等法律、法规，及卫生部颁布的《处方管理办法》《病历书写基本规范与管理制度》等规章制度有数十种。尤其是由卫生部、教育部针对学生颁发的《医学教育临床实践管理暂行规定》，对于临床见习、临床实习、毕业实习等临床教学实践活动和试用期医学毕业生的临床实践活动的权限做出了明确规定，这些都应在临床实践前进行认真学习，在工作中严格遵守，以避免由于违章而造成的失误或事故。

（二）医德伦理

除了法律约束外，各个行业都有相应的职业道德与职业规范，以规范人们的行为。作为肩负人们生命重托的医疗从业者，更应自觉遵守职业道德，坚守伦理道德底线。尊重患者，敬重生命，不应仅仅作为一句口头或书面承诺，更应铭记在心，并体现在我们的言行举止中。

自古以来中医就有着良好的医德传统。东汉名医董奉"君异居山间，为人治病，不取钱物，使人重病愈者，栽杏五株，轻者一株，如此十年，计得十万株，郁然成林"。由此，"杏林"也慢慢成为中医的誉称（图1-1）。

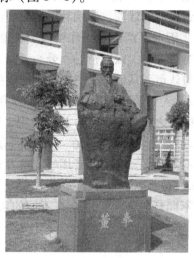

图1-1 杏林春满

对于医师应具备的医德修养，唐代孙思邈的《大医精诚》做了很好的诠释："凡大医治病，必当定神安志，无欲无求，先发大慈恻隐之心，誓愿普救含灵之苦。若有疾厄来求治者，不得问其贵贱贫富，长幼妍蚩，怨亲善友，华夷愚智，普同一等，皆如至亲之想。亦不得瞻前顾后，自虑吉凶，护惜身命。见彼苦恼，若己有之，深心凄怆。勿避险巇，昼夜寒暑，饥渴疲劳，一心赴救，无作功夫形迹之心。如此可为苍生大医，反此则是含灵巨贼。"金元四大家的刘完素提出"医道以济世为良，而愈病为善"。明代名医陈实功在《外科正宗·医家五戒十要》指出："先知儒理，然后方知医理。""再遇贫难者，当量力微赠，方为仁术。"认为救命比治病更重要，"不然有药而无伙食者，命亦难保也"。这些均为注重医德伦理的体现。

作为新时代的中医，我们应尽力做到：

1. 责任与奉献 生命是宝贵的，《灵枢·师传》专门论述了医师的责任和良心；而在《素问·疏五过论》和《素问·征四失论》中也提到医师应避免五种过错、四种过失，告诫医师要从病理、心理等方面分析病因，这样才能为患者解除疾病。唐代孙思邈的"人命至重，有贵千金，一方济之，德逾于此"的名言更说明了重视生命的珍贵和医德的重要性。

医师在工作中应本着对生命负责的态度，对于可能瞬间即逝的生命，要有高度的责任感，应当充分认识到医疗工作的特殊性。救治患者时，可能要经常面对紧张、高强度，甚至没有准确作息时间的超时工作，会有较多的体力消耗。因此，应当有一定的心理准备，要有吃苦耐劳的精神。

医疗行为不仅在于维护人们的健康与生命，同时还涉及社会的安全保障与秩序。从"非典"、"禽流感"，乃至"大头娃娃"毒奶粉事件，无不体现作为一名医师不但要为患者提供诊疗服务，而且要有对社会负责的高度责任感。在工作中发现的群体性异常情况应当及时上报，并配合相关部门寻找异常情况发生的根源，以防止事态进一步发展，为问题的解决提供必要的帮助，这是医师基本的职业道德，也是每一位医师的社会责任。

2. 良好的服务　在诊疗过程中，医师除了运用精湛的医术诊病、治病以外，是否能够想患者所想，急患者所急，得到患者的认同，影响着医师对病情资料的采集、诊疗水平的有效发挥及医疗措施的顺利实施。因此，医师在工作中应当注意尊重患者，理解患者，以认真、严谨、周密、细致的态度对待工作，以同情心、爱心、耐心、贴心、关心、细心与宽容心对待患者，取得患者的信任与认可，从而帮助患者树立战胜疾病的信心，积极配合治疗。

清代医家费伯雄指出："欲救人而学医则可，欲谋利而学医则不可。我欲有疾望医之相救者何如？我之父母妻子有疾望医之相救者何如？易地改观，则称心自淡矣。"即强调医师要将心比心，设身处地为患者着想。而龚廷贤在《万病回春》中所言："医道古称仙道也，原为活人，今世之医，多不知此义。每于富者用心，贫者忽略，此固医者之恒情，殆非仁术也。"则表明应平等对待每一位患者。

这些问题，在不同时期、不同环境下，可能会有不同的解释和理解，但应切记"己所不欲，勿施于人"的古训。

（三）人文知识

中医学整体观念认为人是一个有机整体，人体的内外是统一的，局部和全身是统一的；另一方面，人与自然是统一的。强调不仅仅要治"病"，更要治"人"，在认识和治疗疾病过程中，要站在整体的高度看待健康与疾病，而且要因人、因时、因地制宜。故为医者必须"上知天文，下知地理，中晓人事"。作为这一行业的从业者，应当掌握与之相关的政治学、经济学、伦理学、美学、心理学、历史学、地理学等各种知识，不断地适应人们的需求变化，以便为服务对象提供及时、高效、准确、全面的优质人性化服务。

例如，同样是温热病，但中医诊断却有较为细致的划分，"先夏至日为病温，后夏至日为病暑"。患者见有高热烦渴、面红、汗出、脉洪大，如果发生在夏至前应诊断为"温病"，如果发生在夏至后，则应诊断为"暑病"。又如，同为"非典型性肺炎"，在北方和南方其辨证是不同的；而同为感冒患者，不同个体间其辨证结果也有差异。再如，运用"冬病夏治"的理论而采用的"三伏灸"治疗，必须在伏天实施，就应当掌握"伏天"的界定方法。所以，作为中医师在掌握专业知识之外，还应力争具备广博的人文知识。

（四）互重谦逊

1. 尊重同行　陈实功在《外科正宗·医家五戒十要》中倡议："凡乡井同道之士，不可生轻侮傲慢之心，切要谦和谨慎，年尊者恭敬之，有学者师事之，骄傲者逊让之，不及者荐拔之。"孙思邈在其著名的《大医精诚》篇中论述了医师与同行之间的关系,"夫为医之法,不得多语调笑,谈谑喧哗,道说是非,议论人物。炫耀声名,訾毁诸医,自矜己德。"而《小儿卫生总微论方》指出:"凡为医者,性存温雅,志必谦恭,动须礼节,举乃和亲,无自妄尊,不可骄饰。"

叶天士与薛雪是清代的温病大家,两人是好友。但在一次先后为同一患者诊治时,因在观点上相左,让薛雪感到难堪,心存芥蒂。于是,把自己的书房题作"扫叶山房",叶天士也不甘示弱地将自己的书斋命名为"踏雪斋"。后来,叶天士的母亲得了伤寒,服用叶天士开的药方总不见效。薛雪听说后笑笑说:"这种病要是放在别的患者身上,叶天士早就用白虎汤了,而在自己的母亲身上就不敢用。"薛的一个弟子插话说:"白虎汤性重,他是怕老人受不了。"薛雪说:"她这病有里热,正是白虎汤证,药性虽重,非用不可。"这些话正点中了叶天士的心病,他确实因担心母亲年高,而对使用白虎汤有所顾忌。听了薛雪的话后,就给母亲服用了白虎汤,果然病很快好了。这件事教育了叶天士,觉得寸有所长、尺有所短,就主动去薛雪家登门拜访,致歉并感谢,薛雪见状十分感慨,于是两人尽释前嫌,重归于好,成为医界的一段佳话。古人云:"三人行必有我师。"发生在叶天士与薛雪之间的由相互轻视到相互敬重的故事就给了我们这样的启迪,在工作中应当尊重同行,注重同行间的相互学习,取长补短,有利于自身专业技术水平的提高。

除此之外,在与同事或同学一起诊察同一患者时,还要注意同事之间的沟通交流与配合,有些同学在实习过程中由于忽略了这一点,反复询问同一个问题或进行同一项体检,往往会造成患者出现不愉快情绪,这也反映了医学生实践能力方面的缺憾。

2. 尊重患者 医疗工作的服务对象是患者,在日常工作中应注意尊重患者,善待患者,避免因出言不逊而引发患者的心理抵触。与患者交流、沟通时有礼有节,可以减少或解除患者的疑惑与恐惧,有助于在医疗过程中被患者接纳,有利于诊疗工作的进一步开展。从某种程度上讲,患者也是我们的老师。正因为无数的患者为医师们提供了真实、直观的实例,才使医师得以将书本中的理论进行实践与验证,并从中获取了宝贵的感性知识,丰富了临床经验。因此,患者应当得到理解、感激与尊重。

(五) 严于律己

清代名医喻昌在其名著《医门法律》中除了极大地丰富和完善了传统医德的评价理论外,他对医德的另一重要贡献是在医德修养上首倡医师的自我反省,他希望世界上有"自讼之医"。在工作中要善于总结经验,吸取教训。自我反省对患者是否尊重,对工作是否认真,诊疗是否存在不足与差错,如何改进等等。只有这样才有可能使自己的诊疗工作更为完善,成为患者欢迎和爱戴的好医师。

总之,树立一切为了患者的良好意识,并落实在我们的言行中。医学前辈们为我们确立了行医准则,树立了光辉的典范,这些优良传统应得以传承并发扬光大。

二、中医医师的专业素质

作为一名医师,仅有良好的人文修养只是迈出了满足患者需求的第一步,除此之外,还必须掌握较为全面的专业知识与精湛的技术，这样才有可能为患者解除精神与肉体的痛苦。因此，中医医师必须具备专业素质。

（一）扎实的基本功

1. 基本理论 中医基础课是中医课程体系中的重要课程，既是专业学习的基础，也是专业知识向纵深发展的源泉和未来知识的生长点，因此，必须认真掌握。但对于基本理论的学习不应仅局限于教科书，中医药学源远流长，长期以来，《内经》、《伤寒论》、《金匮要略》、《温病条辨》等经典著作一直都是学习中医者的必读之书，也一直是中医专业重要的必修课。中医专业不少课程的教材也都是取材于中医经典著作及名家医著。因此，应当广泛地阅读，使基本理论更加厚实而广博，这样才能深刻领会，娴熟运用。

2. 基本技能 采集病情资料不仅与医师对基本理论和基本知识的理解与掌握程度密切相关，而且要讲究一定的技巧，这是医师专业技术能力的充分体现。这种能力将影响病情资料采集的系统性、全面性与正确性，以及能否从中发现问题，并能及时、正确地运用合适、有效的方法为患者解除痛苦。因此，基本技能的培养和掌握尤为重要，对于初学者而言更是如此。

中医诊断基本技能主要包括病情资料的采集、分析、判断与记录，主要有以下几方面：如何围绕主诉进行问诊；如何正确理解患者所表述的症状；如何正确地诊脉并分辨脉象；如何识别各种神、色、形、态、舌象等，以及面对这些资料；如何运用中医学的基本理论进行分析，抓住主要矛盾，得出诊断结论，为治疗提供依据。除此之外，还包括如何书写一份合格的中医病历等。

（二）注重实践经验

通过对理论的学习，医学生仅仅是掌握了基本知识，还必须经过临床实践的磨炼，才能加强对理论知识的理解和应用。中医理论的形成在很大程度上有赖于对长期实践经验的不断总结，只有通过不断的临床实践，才能提高认识，促使理论进一步完善，更好地指导实践。实践经验对中医临床活动具有十分重要的作用，医师的实践经验和理论知识会直接影响到病史资料的收集、辅助检查项目的选择和观察结果的评价，同时，还制约着医师在整个诊断过程中的思维方法，所以，正确的诊断有赖于理论与经验的有机结合。

俗话说："师傅领进门，修行在个人。""熟读王叔和，不如临症多。"许多的症状、体征只有通过实际的临床诊察才能认识并掌握，如脉象、小儿指纹等。由于患者个体存在差异，在疾病状态下机体的表现可能会有所不同，只有在诊疗实践中仔细观察才有可能发现问题。同时，要善于进行比较，有疑惑及时请教或查找资料以寻求答案。再者，疗效的好坏，也只有通过临床观察，与患者交流才能了解。所以，只有通过不断地实践和学习，通过"多思考、勤动手、善总结"来积累经验，才能使自身的专业水平不断提高。因此，在掌握基本技能的基础上，要做到"多听、多看、多想、多动手"。

1. 听 首先，注意倾听患者对自身病情的讲述，不可随意忽略一些看似无关紧要的问题。其次，在查房时听上级医师对患者的询问，在病例讨论过程中，听医师们的讨论。因为这些内容往往是他们的经验总结，借助他人的经验，可以在今后少走弯路。

2. 看 做到多察看患者的病情变化，观察带教的操作方式。

3. 想 对于患者的症状的发生，带教医师的病情资料采集方式、治疗手段、疗效分析等多问几个为什么。试想若由自己采集病情资料会以何种方式；带教医师询问的问题等自己是否想到，差距在哪里。通过思考，可将一些问题进行记录，待带教医师有空时，进行请教。

4. 动手操作 尽管已将教科书中有关的操作程序、操作规范等熟记在心，但仍需多动手实践。有些看似简单的操作，未经训练，一旦动手，可能手忙脚乱。熟能生巧，只有在平时的训练中，做到熟练操作，今后才有可能在患者面前表现自如，而不被患者拒绝。

（三）临床思维能力

中医临床思维活动是中医师临床认知、判断、决策、验证等一系列思考活动的高度概括，是临床疾病的现象、事实在中医师头脑中的认识与反应。培养正确的临床思维，能够有效地提高临床诊治效率。

中医的书籍汗牛充栋，是前人留给我们的宝贵财富。在加强自身实践的基础上，借助前人的经验，汲取丰富的知识营养，尤其注意各医家或流派如何思考、分析问题，博采众长，融会贯通，有意识地加强临床思维能力的培养，才有可能在临床实践中得心应手。因此有人深有感触地说："对经典著作及各派的代表著作反复精读，乃是古往今来有所建树的医家卓有成效的途径之一。"

作为医师，在收集病情资料的过程中，注重症状、体征的同时，还应重视正常的表现，以进行区别。由于患者的认识偏差，医师对于患者表述应当进一步分辨，使获得的临床资料更为真实、准确。如患者表述"胃痛"，必须了解是患者的自我判断，还是经医师检查、诊断的结果，同时还应该亲自动手检查，核实具体疼痛部位。

在教科书中，望、闻、问、切及辨证是分别进行论述的。从表面上看，在临床诊疗过程中，医师似乎开始只是采集病情资料，最后思考、分析才得出辨证的结果。其实，医师对患者所做的每一项检查或询问都是经过思考的，是有一定目的的。其目的在于对易见于一些病证的某些症状进行排查，使诊断意向最终变得清晰，在病情资料采集完后，诊断结果也基本确定。如问诊并非简单地按照"十问歌"进行询问，要体现目的性，其目的在于通过询问，能为下一步如何询问提供帮助；又如，当患者表述发热时，应了解是否伴随体温升高，或是患者的自我感觉；还应进一步询问是否怕冷，以便进一步分析、了解。若体温升高并伴怕冷，考虑常见于外感表证，而表证有风寒与风热的不同，即可根据两者之间的主要区别进一步询问、检查，根据这些问题的结果不断排除可能出现的情况，最终获得的资料就能较为真实地反映病情了。

整体观念是中医学的基本特点之一，因此，无论是四诊资料的采集，还是诊病、辨证，都应充分考虑从整体上把握，体现因人、因时、因地制宜。例如，四诊过程中，除了注意患者的症状和体征外，还要注意四时、气候、地理环境以及生活习惯等方面的影响；辨证过程中，除了明确各个证的辨证要点，还要考虑人与自然的联系以及脏腑之间的动态平衡关系。

由于理论体系的不同，中医的"病"与西医的"病"截然不同，二者不能混为一谈。如从西医的角度看，感冒常由于病毒所致，因此用抗病毒的方法进行治疗。而现代的研究发现，具有清热解毒功效的中药多具有抗病毒的作用，因此，常有人考虑对应以清热解毒治疗，这是临床辨证思维的偏差。由于感冒通过中医诊断有可能是风寒病邪引起，属风寒表证。若不经辨别就贸然使用解毒的方法，非但不能解除痛苦，还有可能加重病情。从清热解毒药物性属寒凉的角度考虑，用其治疗风寒之证，就违背了中医理论中"寒者热之"的治疗原则。因此，若将中医的"病"与西医的"病"简单地对号入座，不仅无视中医与西医的巨大差别，还将桎梏我们的思维，使我们的治疗用药走入歧途。

以上几方面在临床诊疗过程中应相互配合使用。例如，在《中医诊断学》教科书中，浮脉主表证，但在临床诊查时可见到同属表证的患者，其脉象表现却有很大差别。究其原因，我们从理论中可了解到浮脉形成的根本在于阳气、气血鼓动向外，因此可考虑当患者的阳气盛，敷布、鼓动无障碍时就可能表现为浮脉；而当患者阳气虚，鼓动无力，无法敷布向外；或因邪气盛，阳气受到郁遏，不能敷布向外时，脉象则可不表现为浮脉。

此外，临床收集到的疾病症状表现可能与教科书所论述的典型证的表现存在差异，这些差异往往会对初涉临床的医学生造成很大的困惑，导致无法将患者的表现与教科书的描述一一对应，难以进行辨证，作出诊断。其实，这是因为没有掌握辨证的精神实质，把辨证思维固化、僵化、简单化了，也往往是学中医不懂辨证的关键所在。典型证的表现往往是一个具有相类似性质、能反映相同病机和病理变化的症状群，而不是几个固定的症状。明白了这些，就可以应用中医理论指导我们将收集到的病情资料进行分析、判断，找出疾病的根本，最终得出正确的结论。

第二章

医院基本情况介绍

　　医院是诊治疾病和提供公共卫生服务的机构，也是医学生日后学习和工作的主要场所。为了克服初次走进临床的茫然和陌生感，在进入实际临床工作前让学生对医院的基本情况和工作程序有一个初步了解是十分必要的（图2-1）。

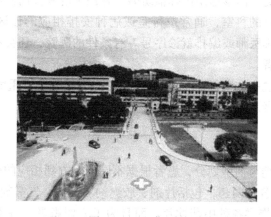

图2-1　医院远景

第一节　医院的科室设置

　　目前国内医院大致可分为专科性医院，如皮肤病防治院、传染病防治院和精神病防治院，以及综合性医院。由于医院的规模、等级不同，存在着一些差异，但基本都设有门诊部（区）和住院部（区）。

　　以综合性医院的科室设置为例，主要有急诊科、内科（又按系统分科）、外科、妇科、儿科、肿瘤科、骨科、针灸、推拿（康复）、口腔科、耳鼻喉科、中医科（在中医医院由于主体是中医，故一般不专门设中医科）、感染科、手术室等作为治疗的科室。另外有放射科、B超室、检验科、心电图室、肺功能测定、病理科、内窥镜（主要有胃镜、肠镜等）室等进行理化检查或配合治疗的科室。还有为治疗提供保障的血库、药房、供应科等科室。

　　在现代医学不断发展的今天，西医医院分科更为细化，甚至针对某一症状而设置专科，如疼痛专科等。各个科室的物理空间安排有一些共性，例如急诊科、药房、挂号处等通常在一楼，也有根据医院的规模和用房条件来确定的，如有些大医院建有专门的影像楼、检验楼。

一、门诊部

（一）工作时间

医院通常实行8小时工作制。但有些医院为了方便患者，开展了错时服务或弹性工作制，如开设晚间门诊。

（二）布局

在医院门诊大厅，通常设有咨询服务台和电子咨询台为患者提供服务，同时还有专栏或电子显示屏以滚动形式提示门诊值班医师值班表、各医师的专长简介等。

门诊部几乎涵盖所有的科室，通常按科室或病种安排相应的诊区，各诊区（室）由护士维持秩序，为患者安排医师或编排就诊序号。有条件的医院，还会在各诊室的门口设有电子提示叫号，以方便患者。

急诊科是门诊科室之一，实行24小时值班制，主要接受急、重病患者就诊以及非普通门诊工作时间就诊的患者。

二、药房

主要按照药物的种类与剂型划分，患者根据不同的药方到相应的药房取药。

1. 西药药房　提供各种西药，包括片剂、胶囊剂、针剂、气雾剂等。

2. 中药药房　主要提供各种中药饮片。而且为了方便患者，许多医院开展了中药代煎的服务。

3. 中成药药房　主要提供膏、丸、散、片、水、液等剂型的中成药。

4. 中药颗粒配方药房　提供可灵活配伍的单味中药颗粒，既可方便患者，又保持中医辨证施治，用药灵活，因人而异的原则，避免中成药的局限性，根据处方发放，用时冲服。中药颗粒又称"免煎中药"，台湾地区称为"科学中药"。近几年来，提供中药颗粒配方的医院逐步增多。

另外，医院还设置中心药房，为住院患者提供药物。

三、住院部

按照不同的专科设置对应的病房或称病区（图2-2），收治经由门诊医师检查、签收的患者。由于患者每天24小时在院，因此在常规上班时间外，医护人员实行轮流值班制，当患者病情出现变化时能够及时得到救治。值班制分为三级，在科室内住留的为一线班，负责病区的查房、患者病情变化的常规处理；当遇到较难处置的问题时，可向二线的当班上级医师请示，以寻求解决方案。而当遇到突发、重大事件，需要多科室协助时，应由二线医师向总值班当值上级医师即三线医师汇报，使问题能得到及时解决。

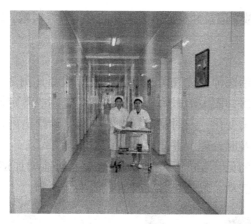

图 2-2 病房

第二节 医院的规章制度

中华人民共和国卫生部颁布了《医院工作制度》、《医院管理条例》等有关文件。其中对各个科室都有相关的规章制度，必须严格执行。这些临床医疗制度主要有早会交接班制度、首诊负责制度、查房制度、医嘱制度、处方制度、值班交接班制度、临床病例讨论制度、会诊制度、三级医师负责制度、危重患者抢救制度、术前讨论制度、病历书写基本规范与管理制度、死亡病例讨论制度、技术准入制度、入院出院转院转科制度、查对制度、请示报告制度等。医学生初到医院一定要对医院的规章制度有所了解并严格遵守。在此主要介绍见习生、实习生重点参与活动的相关制度。

一、早会交接班制度

在每个病区，每天早晨上班时会举行由科主任主持，本科室全体医护人员、进修生、实习生等所有在岗人员参加的交班形式，由前一天值班医师或实习生、护士汇报当值时的情况，包括新入院患者、在住患者的病情变化及处理情况；科主任转达院内的工作部署及科室工作安排。早会交接班时，医护人员一般都要求站立，见习生、实习生要特别注意站姿端正，主动给上级医师、老师让位。

二、查房制度

（一）查房时间

查房时间主要有早查房与晚查房，早查房在每日交班早会后分组进行。晚查房在每天下午下班前进行，要对所负责的患者，尤其是重患者进行巡视，遇到情况及时做出相应的处置。对于病情较重或特殊患者，应告知当日值班医师。见（实）习生必须按照规定，要求跟随带教医师进行查房。查访前应事先做好准备工作，查房过程中应带好病历夹，主动汇报病情，提出诊断和治疗的初步意见，做好记录并根据带教医师的意见开好医嘱，写好病情记录。

（二）三级查房

主要是主任医师、主治医师、住院医师的三级查房制度（图2-3）。住院医师或主管医师每天对分管病床进行查房，而主治医师、主任医师则定期或不定期，或对重点患者进行查房，目的是掌握患者的病情变化，及时制定、调整、落实诊疗措施。若遇患者发生病危、死亡等其他重要问题时，应及时处理，并向科主任汇报。

作为到临床学习知识的见（实）习生，应自觉、主动地增加巡视患者的次数，及时了解患者的病情变化及情绪波动，发现异常要及时报告上级医师。

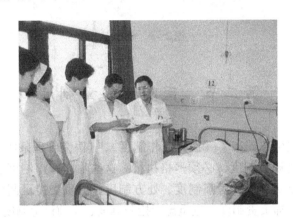

图2-3　三级查房

（三）教学查房

教学查房是教学医院一项重要的工作任务，也是评价医院临床教学水平的重要依据。医院要求根据教学需要，各科室不定期安排上级医师带领进修生、实习生、见习生进行的教学查房（图2-4）。

由于教学查房是直接面对在科室学习人员的示教方式，因此它与常规查房有所不同。带教往往是主任或主治医师，参加人员是进修生、实习生、见习生。查房时主要挑选一些诊断明确、体征明显的患者，由带教医师针对其病情的发生、发展、诊治过程、诊断依据等进行重点讲解，目的是通过这些典型体征辨认及病例的讲解，提高学生的辨识能力，增加感性认识。其间，也可能对相关的问题进行提问，促使学生将理论知识与临床实践相联系，注意分析思考，有效地提高学习效率。

一般教学查房会提前做出安排。应该在查房前对相关患者的情况进行了解，事先做好准备工作，一般由实习生汇报病情，要求做到不看病历。在查房过程中注意聆听教师的提问与讲解，并进行记录。若当场无法记录，也应在查房后进行补录。可针对查房时遇到的问题查询相关资料，或向带教医师请教，并结合记录内容进行整理总结，以提高对相关病证的了解。

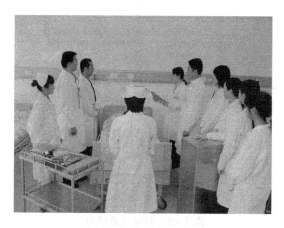

图 2 - 4　教学查房

三、医嘱制度

医嘱是对护理级别、饮食类型、药品名称及使用方法、检查项目、操作项目的记录。一般每天在查房后，进行医嘱的开列、核查或修改，也可视患者的病情变化随时变更。新入院患者应在检查完毕后开出医嘱。医嘱分为长期医嘱和临时医嘱两种。

（一）长期医嘱

记录每天必须执行的项目。如护理级别、饮食类型、相同药物的使用等。在未下达取消医嘱前，每天照此实施。

（二）临时医嘱

当日或当次采用的治疗措施、检查项目、操作项目的记录。执行完毕，不再重复。

无论开出、更改或撤消医嘱都必须签名，并注明时间，撤消医嘱还必须在该项目旁标注"取消"或"撤消"字样。临时医嘱应向护士交代清楚。有些医嘱还必须向患者或其家属作交代，以便能够正确实施。

见（实）习生应根据带教医师的安排，帮助记录医嘱，记录完毕，必须经由带教医师过目检查并签字，得以确认后交由护士执行。

四、临床病例讨论制度

临床病例讨论制度是针对本科住院的一些诊断未明确，或经常规治疗疗效不佳的病例，或根据教学需要选择某些典型病例，组织全科医师参加讨论，汇集大家的经验与智慧，通过讨论以互相学习，提高诊疗水平。病例讨论常常作为科室业务学习的重要组成部分（图2-5）。

病例讨论是极好的学习机会，要提前了解讨论的对象与病种，做好讨论前的准备。讨论过程中，应积极发言，认真倾听老师的点评，做好笔记，讨论后可到图书馆查阅相关资料，力争加深理解，举一反三。

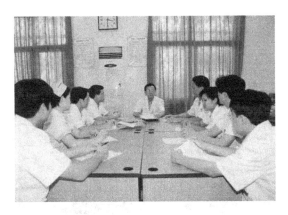

图 2－5　科室业务学习

五、会诊制度

会诊是针对诊疗过程中患者出现需要一些专科的专业检查、诊治，或重大疑难情况，向不同科室、不同专业，或高级专家提出的诊疗请求。应填写会诊申请单，注明被邀请的科室，或专家姓名，请患者自行前往相应的门诊科室诊察；重病患者则由被邀请者前来诊察，院外邀请会诊需经医务科批准。会诊结束，诊察负责人会在会诊申请单上签署诊断结果、检查和治疗建议，供邀请医师参考。

六、病历书写制度

病历书写具有严格的规范，要按照卫生部及中国中医药管理局的相关规定实行。通常情况下，病历必须由具有执业资格人员书写。新入院患者的病历，接诊医师一般应于患者入院后24小时内完成书写，并负责患者住院期间的病程记录，及时完成出院患者病案小结。见习生、实习生所书写的病历，同样应及时完成并由带教医师检查和修改。病历书写质量是临床医师基本功和医院医疗水平的重要体现。因此，见习生与实习生的病历书写训练是十分重要的，应引起高度重视。

七、处方制度

临床医师进行处方用药时必须获得处方权，要由注册执业医师或执业助理医师所在相应的执业医疗机构核准，并应在注册的医疗机构签名留样或者专用签章备案后，方可开具处方。医师开具处方必须在"医师签名"栏中签字。见习生、实习生虽然没有处方权，但在抄完处方应在"医师签名"栏中间划"／"，将名字签在"／"的右侧（后下方），由带教医师或上级医师审核后将审核者的名字签在左侧（前上方），以示负责。

交接班、查房、开列医嘱，每天都必须实施，作为见习生应以认真负责的态度对待。而病例讨论为定期或不定期进行，会诊活动则根据患者的病情，或应患者的要求发出邀请后进行。医院及科室的这些活动，在允许的情况下，学生应积极参加，将其视为极好的学习机会，了解有经验的临床医师是如何进行思考与分析病情的。

第三节　医师的工作规程

由于各个科室的分工与职能不同，各科室医师的工作规程与环节有所差别。本节主要介绍直接对患者进行诊疗的医师的工作规程。

一、门诊工作程序

门诊值班者大多为有一定资历的医师，每一位医师都有相对固定的出诊时间。医院通常对诊室进行编号，或按照患病系统，或按病种挂牌，以方便患者选择就诊。

每位医师在当班时要佩戴标有姓名、职称的胸卡，按照规定的诊室、诊桌就座。在诊疗过程中须按相关规定进行病情资料的采集、记录，开出检验单及处方。遇到急、重患者，应及时收住入院治疗，或转院。目前，许多医院已使用电脑进行病例记录、开检验单及处方，并在院内联网，实现无纸化或半无纸化。

门诊学习是临床教学的重要环节之一，尤其对于中医临床教学更加重要，通过门诊跟师可以接触更多的临床病例，训练临床技能。因此，在认真完成见习、实习大纲规定的学习任务的同时，特别要求见习生、实习生做到以下几点：

1. 根据见习、实习计划安排提前到科室报到，与带教医师沟通，遵守科室工作安排并保证每天提早上班。

2. 根据老师的安排和医院的条件，坐在老师的身边或对面，或者站在老师身后。跟诊的过程中，除了注意医患之间、师生之间的交流外，同时还要注意同学间的配合、互动，避免几个同学反复问患者同一问题或做同一诊察。

3. 根据学习进度和老师的要求，协助老师书写病历或其他医学文书、抄方，以及协助做好医嘱及煎服法的解释工作。

4. 随身携带笔记本，做好笔记，有问题及时向带教医师请教。

二、病房工作程序

在病房工作中，住院医师的主要工作除了在本章第二节医院的规章制度中所述的早会、查房、医嘱、救治外，还有病历书写，包括记录患者的病情变化、检查结果、治疗方案、救治措施，上级医师查房情况及其医嘱、会诊结果及建议、转科或转院情况，在本科室所做的小手术或检查操作步骤及情况，签发病危通知、死亡情况等内容。总之，凡对患者所实施的一切医疗行为必须记录，记录时间间隔主要根据患者病情的轻重缓急而定，一般慢性病可三四天记录一次，而重病、急病则根据病情随时记录。

作为见习生、实习生仅仅了解病历的内容是不够的，必须在带教医师指导下进行病历书写的训练，书写完毕还要由带教医师批改，从不断练习中得到提高。总之，医学生通过在病房的学习，要系统掌握临床工作程序和诊疗常规，为日后的工作打下坚实的基础。

第三章

见习与实习医师的要求

在了解了医院的工作环境与工作规程后，作为初次进入医院参与医疗工作的见习或实习医师，对能够做什么，应该如何做，要有所思考，明确自己在医院的定位与职责，力求尽可能地减少摩擦与纠纷，圆满完成见习工作。

第一节　见习与实习医师的注意事项

按照《执业医师法》的规定，未取得执业医师资格者，不可擅自行使医师权力。卫生部、教育部颁发的《医学教育临床实践管理暂行规定》对于临床见习、临床实习、毕业实习等临床教学实践活动和试用期医学毕业生的临床实践活动的权限做出了明文规定，必须严格执行。同时，要熟悉实习守则和实习医师工作职责等相关资料，明确自己的身份定位和职责，了解在临床什么该做，什么不该做，时时注意自己的言行举止，更好地完成实（见）习任务。

一、基本要求

（一）仪表

医师的仪表应当整洁、利落、简约、得体、庄重大方，给人以精神饱满、干练感。

1. 规范着装　严格按照要求规范着装（图 3-1）。

（1）工作服要求：清洁，平整，宽松适度，扣子齐全，腰带系紧，胸卡佩戴规范。

（2）戴筒帽要求：前不遮眉，发不外露，整洁美观。

（3）穿鞋要求：软底无声，保持清洁，不穿拖鞋上班。

（4）穿袜要求：常洗常换，无异味，无破损。

工作时间应尽量着正装，外穿工作服。男生应着长裤上班，冬天提倡系领带；女生工作时不可穿着短裙或窄小裙装，以免给工作带来不便。着装打扮不可过于随意，也不可过于新潮前卫，如佩戴较大的耳环及鼻钉等。

2. 个人卫生　除了穿戴的整洁外，还应注意一些细节。

（1）头发：男生不得蓄长发，不留胡须，严禁将头发染成奇异发色；女生不要长发披肩，应将长发盘起，以免受到污染或影响工作。

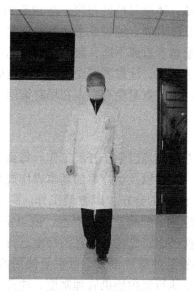

图 3 - 1 着装规范

（2）双手：保持洁净，及时修剪指甲，不留长甲、不染色，不佩戴戒指等首饰。

（二）行为规范

总体上应遵循举止大方，态度和蔼，待人真诚，言行恰当的原则。

1. 遵守规章制度 首先应当了解有关的各项规章制度，并严格遵守。注意如果未获得处方权，不可擅自开具处方或独立从事与患者相关的治疗活动。在病房应更换好工作服参加早会。注意保持安静，忌大声喧哗，不打闹嬉戏。注意维护工作环境的整洁。

2. 遵纪守时 了解工作时间表，按时上下班。提倡见习生、实习生提前上班，做好准备工作。注意医院及科室安排的讲座、临床讲解、手术讨论、病例讨论、研究及临床会议的时间，积极参加，并于事前做好相应的准备。

3. 尊重师长 尊重自己的带教医师，遇到问题虚心请教，学习积极主动，凡属职责范畴允许的事情应当主动承担，遇事勤快，做一个好帮手。凡涉及诊疗的事项，需请示上级医师并获准后才能进行。在临床工作中，应注意自己的站立、就座位置，避免影响带教医师的工作。同时，要尊重其他医师及护士，积极配合，做好科室的工作。

4. 尊重患者 学会理解与尊重患者。

（1）尊重患者权力：应当尊重患者的隐私权，在上级医师的指导下维护患者的知情同意权和其他相关权益。尽力免除不必要的纠纷。

（2）言语和蔼：在与患者接触的过程中，应当注意语言文明，态度和蔼，理解与尊重患者，给人以亲切感，避免因言语的不当使患者产生误解，或与患者发生争执。

（3）行为体贴：在为患者进行检查时，应当注意可能给患者带来的不良刺激。如临床诊察时，医师的凉手或冰冷的金属器械可使患者紧张、不愉快，医师在检查前可采用不同的方法使手或金属器械预热，既可减少刺激，也可使患者感受到医师的细心与关爱。

医师要注意保护患者的隐私，体检时拉好布帘，尽量避免让患者在他人面前暴露检查。在患者脱去衣物的过程中，除非患者确有困难或主动请你帮助，否则请耐心等待，不经患者同意不能随意出手相助，以免给患者造成不适，甚至痛苦，尤其是对待异性患者。检查结束时，记住给患者盖上衣被并表示谢意，让患者感受到医师对他的体贴与关心。在问询的过程中，对于属于个人隐私的问题，应注意避免有多人在场时询问。

（三）熟悉环境

进入一个新环境，要尽快熟悉环境以便于开展工作。每到一个新科室，应了解科室的基本设置，常用物品的摆放位置、用途以及治疗室的基本操作规则、注意事项。

1. 了解布局　熟悉门诊、病区的分布，以方便工作。科室的基本设置有主任办公室、医师办公室、护士工作站、治疗室、配药室、更衣室、值班室等。晨会在医师办公室进行。病历夹一般放在护士工作站。换药、特殊检查等在治疗室进行。

2. 物品摆放　应注意各类物品的摆放位置。可重复使用的物品（如病历夹等）在使用完毕后，请及时放回原处。严格执行院内感染管理制度，注意区分消毒物品、未消毒物品的放置与使用，而垃圾则应当按规定处置。总之，所有物品应按照规定有秩序地摆放。

（四）良好的学习习惯

1. 勤学好问　要有积极主动的学习态度，明确目标，对于不同科室，制定相应的学习计划。随身携带小笔记本，将诊疗过程，病例讨论，会诊讨论中所遇到的现象、问题，医师间关于患者病情的分析讨论，患者的病情变化，治疗方案等一一记录。尤其是主任医师查房或邀请会诊，都是极其难得的学习机会，仔细聆听老师们的分析讲解，学习鉴别诊断的思路及治疗方案的确定等临床思维，对自身专业水平的提高大有裨益。下班后注意对所记录的资料进行整理、比较，遇到不明之处，可查找有关资料，或向带教请教，但应注意避免影响到带教医师的临床诊疗工作，尽量少在带教医师忙碌时，或当着患者的面请教。总之，应多观察、勤思考，使自己每天都有所收获，不断地积累知识与经验，以提高自身素质。

2. 手脚勤快　尽量提前上班，做好上班的准备工作，如给患者测量血压，对本组患者的病情进行了解。在医院里，见习或实习医师送化验单、化验样品，借病历、X线片，跑药房、医保办，带患者做检查等等都是很常见的事情，所有这些都是临床工作的一部分，不要有太多的怨言，应当主动承担。要有吃苦耐劳的心理准备。

作为中医专业的见习或实习医师，应当注重中医基础理论的理解、运用，掌握中医基本技能的要领与规范操作，并能娴熟应用。掌握如何准确与全面地采集病情资料，正确识别症状、体征并运用中医知识分析与判断，不断提高临床技能与判断能力。这将使见习或实习医师更易获得患者的认可、接受与配合，对今后的临床诊疗工作大有裨益。

二、病房注意事项

作为见习生跟随查房的主要任务是注意观察与了解查房的程序，医师如何检查、如何与患者交流、如何分析病情、如何开设医嘱。在此过程中应注意的相关事项如下。

（一）要求

查房时各级医师着装整齐，态度严肃认真。见习或实习者要提前熟悉患者的病情，在查房时携带相关患者的病历，以备上级医师随时询问、查看。

（二）站立位置

临床诊察时，检查者应站在患者的右侧，以便于操作检查。而作为学习者，应以不影响带教医师的工作为前提来选择站立位置。在收集病情资料的过程中不要靠、坐病床，不要将病历等物品放置在病床上（图 3 - 2）。

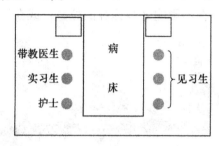

图 3 - 2　站立位置

（三）职业规范

在见习或实习过程中，言行要注意场合，应有所顾忌，要符合行业规范及职业道德。

1. 熟悉设施　了解、熟悉病房中的常规检查、治疗设施的操作与使用。如床头固定装置的用途及用法，如何调整病床高度及靠背的角度等。在不了解的情况下，不随意操控。

2. 请示与告知　根据有关规定，见习或实习医师不得独自为患者提供临床诊疗服务。患者具有知情同意权与选择权。因此，许多时候必须向带教或上级医师请示汇报，并与患者沟通，获得同意。

（1）诊疗操作：当见习或实习医师需要为患者进行检查及实施诊疗技术性操作时，必须请示带教，在带教允许与指导下进行，不可单独执行。

（2）少言多听：临床工作中，要遵守保护性医疗要求，注意患者的心理感受。为避免误解与不必要的纠纷，病床边多听、多看，不要随意议论患者及病情，有疑问可在医师办公室进行商讨，不可擅自为患者解释病情。

（3）交代医嘱：若患者需要进行各项理化检查，在送检查申请单之前，应向患者或其家属交代清楚检查前的注意事项，如是否需要空腹、憋尿及标本如何留取等，以便医嘱能够正确实施。

（4）病历管理：若患者提出查看病历，可委婉告知要有相关的程序并向带教医师汇报，不要擅自将病历交给患者或其家属。

（5）检查异性：在给异性进行检查，尤其是男性医师检查女患者时，应征得患者的同意，并应当有另一位女性同时在场。如果患者拒绝异性医师检查时，不可勉强。

三、门诊注意事项

门诊与病房的注意事项大致相同。

（一）熟悉情况

熟悉门诊的布局、工作人员的构成及职能，当患者询问时，能给予准确、肯定的回答。

（二）注意事项

1. 就座位置　在诊桌前就座时，坐在带教医师旁以利于观察学习，但应注意避免妨碍带教医师的诊疗操作，常常坐在不影响老师诊脉的位置，或在征求带教医师的意见后就座（图 3 - 3）。

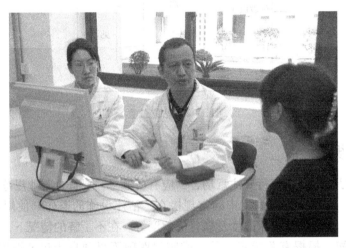

图 3 - 3　门诊带教

2. 注意观察　由于门诊患者人数多，流动性大，必须采取简便、快捷的方法，提高工作效率，减少患者的等候时间。但对于学习者而言，在较短的时间内，要全面地采集病情资料，并作出判断，是有难度的。因此，在门诊学习主要依靠观察。

（1）医患交流：注意带教医师的语言、语气以及眼神、手势等形体语言，观察不同患者对此所作的反应。学习带教医师如何解决所遇到的棘手问题，为自己今后的工作提供借鉴。

（2）诊疗过程：观摩带教医师如何诊查，如何在问诊的同时注意患者的神、色、形、态及声音、气味状况的整体审察，如何分析并做出诊断，如何在为患者进行检查时获得患者的支持和配合。

另外，如果见习或实习医师想体察患者的脉象，应在带教医师诊脉完毕再进行诊查，以免对脉象产生干扰，影响带教医师的判断。检查患者后应及时洗手，避免交叉感染。

第二节 接诊与交流

由于患者的年龄、性别、职业、身份、阅历、性格及受教育程度不同，形成言行举止、理解力、心理承受力等方面的差异。因此，在接诊与交流的过程中，可因方式、方法的不恰当而使患者感受不良，产生对立情绪，影响医患关系；或引起患者误解，导致医疗纠纷；或引起信息交流困难，导致患者对医师不信任。作为医师应当具有良好的同情心、较高的知识水平、敏锐的观察力及较高的语言表达能力，做到文明礼貌，一视同仁，从容面对，真诚待人，并能了解不同类型患者的心理，灵活应对。

掌握良好的交流与接诊方式及技巧，有助于缓解患者的心理压力，解除疑虑并产生信任感、安全感，与医师积极配合，进行沟通；便于医师全面获取病情资料，及时发现患者病情的细微变化，提高和增强诊疗的效率与效果，避免一些错误行为和医疗差错事故的发生；同时有利于同事间的团结协作。

一、语言文明

语言是人们交流的工具，无论面对哪一类的患者，都应该语言文明、用词恰当、简明扼要、通俗易懂。应避免出言不逊，避免使用歧视性、粗俗或易使人产生误解的语言。对于情绪紧张、激动型患者，避免激惹性语言。

二、注意态度与表情

作为医师应尽量避免产生急躁与冲动情绪，应培养自己耐心与细致的工作作风，遇事不慌，沉稳应对。当遇到特殊患者，切不可流露惊讶、好奇的表情，以免对患者的心理产生不良影响。应把自己当作医疗组中的服务生，以谦和的态度帮助带教医师做一些琐碎的工作。同时，以服务患者为中心，不要收受患者的物品，为患者做力所能及的事，以良好的工作态度与作风赢得患者的信任，这些都有助于顺利开展工作，提高自身水平。

三、认真聆听

医师在诊病过程中不仅要注意语言与态度，而且应当学会认真聆听患者的讲述，以便了解患者对问话和医嘱的理解与掌握程度，切不可流露出厌烦情绪，以避免误解与差错的发生。

四、区别对待不同的患者

（一）不同年龄

不同年龄的患者有不同的生理特点，不同的社会经历，应当根据各自的特点，把握分寸，区别对待。

1. 儿童患者　12周岁以下的患者，可分新生儿期（出生4周以内）、婴儿期（28天～1

岁）、幼儿期（1～3 岁）、学龄前期（3～7 岁）、学龄儿童期及学龄初期（7～12 岁）。除了婴儿期的孩子，绝大多数孩子生性好动，对于陌生的环境与陌生人常易产生紧张与恐惧感。在临床工作中，可适当使用易引起孩子注意的语言、表情、动作，消除孩子的紧张与恐惧感，使其能配合检查与治疗。接诊儿童患者需要注意以下几个方面：

（1）**看听结合**：小儿科历来也被称为"哑科"。医务人员在接诊时，要以看和听的方式为主，主要有五看四听，即一看年龄，二看病容，三看指纹，四看行为，五看检查结果；一听哭声，二听呼吸声，三听心音，四听笑声（如傻笑）。

（2）**巧妙接触**：对 3 岁以上具有独立表达能力的儿童，可从孩子感兴趣的话题切入，尽量让他感到医务人员对他的关爱，且愿意帮助他，在轻松的环境下，取得孩子与家长的信任和合作。

（3）**检查要领**：小儿做体检，应设法取得家长和病儿的配合。通常可根据小儿的具体情况，改变"从上到下，从外到里"的成人体检顺序而灵活掌握，可先查易受哭闹影响的部位，如胸腹部，后查对小儿刺激较大的部位，如咽喉部等。其他非急需的检查或操作可待患儿稍熟悉后进行，或在孩子不经意间，巧妙利用孩子的某些动作进行检查，如当孩子大声哭喊时观察其口腔与咽喉。操作时要注意检查和操作的动作要准确、轻柔，以免造成不良后果。

（4）**安全防护**：小儿大多数尚缺乏完善的自我防卫能力，因而儿科诊疗工作中的安全防护十分重要。应注意诊室中尖锐物等危险物品的摆放，以免误伤患儿。在患儿哭闹或过度挣扎时，要提醒家长注意防护，避免患儿肢体碰撞到桌角等坚硬物体而造成伤害。

2. 青少年患者　青少年患者的特点是争强好胜、易冲动、偏执，有一定的知识但疑惑也多，有时存在逆反心理。在与他们的接触过程中，应做到：

（1）**热情主动**：把握主动，适当地提出问题。话题要活泼，以适应青少年患者的特点。谈话要具体，不可模棱两可。要主动关注青少年患者的痛苦，消除他们的恐惧心理。

（2）**灵活处理**：许多青少年具有一定的独立意识，不太愿意过多接受他人的支配。医务人员要尊重他们的自尊心，从而获得较多、较为正确的信息，以利于早诊断、早治疗。另外，医务人员要善于识别装病。

（3）**适当约束**：青少年精力旺盛，任性、好动，他们往往不愿意遵守院规，不遵守医嘱，甚至会无理取闹。医务人员对这类患者要适当地给予管教。

（4）**掌握分寸**：青少年患者的性意识特点是好奇、强烈。医务人员在接诊异性青少年患者时要注意掌握分寸，言行要有节制，不能使患者产生杂念和误会。

（5）**讲清预后**：治疗告一段落时，医师要及时向青少年患者提示疾病的预后情况，以消除他们的焦虑心理。

3. 中年患者　中年患者由于工作、家庭的压力，生病之后，常常表现出矛盾的心理，易产生焦虑或抑郁，尤其是处于围绝经期的女性。就诊时须注意以下几个方面。

（1）**准确判断**：尽快检查，准确判断，早日诊断，早日治疗。

（2）**扼要提示**：向患者扼要地提示病情的严重程度、治疗的方法、注意事项、预后及预防的要点。

（3）迅速处理：一旦明确诊断，尽快确定治疗方案。

（4）指导康复：在疾病的恢复期，医务人员要指导患者进行康复运动、调理饮食、平稳情绪，要指导患者合理地调整工作与休息的时间，预防疾病的复发。

4. 老年患者 老年患者是指 55 岁以上的患者。许多老年人较为固执，显得较为絮叨，过分强调自己的不适感，以引起他人的同情与关注，应当注意观察与分辨。另外，一些老人常伴有听力减退，或腿脚不便，行动迟缓，应当给予更多的关爱。在诊查过程中应注意：

（1）尊敬和善：老年人多自尊心强，注意接诊时态度和善，称呼尊敬。

（2）耐心帮助：老年患者极易产生不安、失落、易怒、猜疑，医务人员在接待中要不厌其烦地帮助患者，耐心地说服劝解。

（3）细心诊治：老年患者，各种体征不太明显，医务人员必须精力集中，做到细查、细看、细做、细分析，以避免疏漏。

（4）启发回忆：主要是让患者用已有的经验去处理同一类问题。

（5）发掘潜能：老年人的丰富经验具有巨大的潜能，在处理疾病问题上同样能起作用。对老年患者的康复问题，还应根据实际情况，指导他们的康复。

（6）利用环境：对老年人的身体保暖、居室通风，都要加以关注，注意多与患者亲友、家属联系，争取其配合。创造条件，利用病友间的良好影响。

（二）不同性别

医师在为异性诊察时，尤其是男性医师对女性患者做身体检查时，应当考虑患者的接受情况，同时应有与患者同一性别的另一人在场，避免可能出现的误解与纠纷。

男性、女性的生理特点有所不同，在诊察过程中不可遗漏相关的询问、检查，以免漏诊或误诊。

（三）不同疾病

1. 急、重患者 以急病、重病优先为原则，或引导其转入急诊。

2. 慢性病患者 俗话说："久病成医"，慢性病患者在长期的诊疗过程中积累了一定的经验，讲述病情往往较为冗长、繁杂，医师要善于把握主次先后，引导患者表达最急于解决的问题，并告知要有耐心，所有的问题应当逐一解决。

3. 传染病患者 这类患者常常因某些症状的困扰，如皮肤黄染、大咯血等，产生恐惧感；或因必要的隔离产生孤独感、自卑感；或唯恐传染给家人而产生忧虑。作为医师在接触的过程中，应以救死扶伤，实行革命的人道主义为惟一宗旨，积极诊治。若无条件诊治可及时将患者转入有条件的科室或医院。

必须注意诊疗结束要及时、认真洗手。要注意按照《中华人民共和国传染病防治法》的要求，按消毒隔离常规处理。并填写传染病报告卡片，按照程序及时上报有关部门。

（四）生理缺陷患者

有些患者存在智障、残障、口吃等或轻或重的生理缺陷，对待这些患者，首先应平等相待，不应存有歧视。其次，要避免过度关注他们的生理缺陷，以免引起反感。医师在对他们提供帮助前，最好先使用"需要我帮助吗"等征求口吻的语言，在获得患者同意后再对其提供相应的帮助，应避免使用"我来帮你"等强势而生硬的语言。

1. 智障患者　尽管亲属可能会代为回答，但医师应始终注视患者，应鼓励患者进行简单的对话。当问完一段后，可帮患者进行归纳总结，然后问患者有无异议。

2. 残障患者　因听力、视觉、语言、肢体的缺损，为患者带来了不便，医师应适当放慢语速和动作，或增加肢体语言，或通过写读方式，方便患者的理解，并耐心等待患者的回答。同时注意患者的表情与动作，必要时给予一定的帮助。

3. 口吃患者　口吃的人，往往在紧张或他人关注时愈发严重。因此医师应避免目光与其直接对视，耐心倾听，不要随意打断患者的表述，或代其叙述。

（五）心理障碍患者

心理障碍往往像一道迈不过的坎，患者爱钻"牛角尖"，医师应当耐心与患者交谈，找出症结所在，有的放矢，为其解除顾虑，缓解心理紧张情绪。

（六）情绪、行为失控患者

无论是精神疾患、醉酒、打架斗殴，或因各种原因引起的情绪异常患者，首先应安抚患者及其家属的情绪，委婉地进行规劝，避免与患者发生正面冲突。同时，要有自我保护意识，对于有暴力倾向者，可向保安人员求援，或报告公安部门。

总之，在学习与见习的过程中，应将各方面的知识融会贯通，多观察，勤思考，善总结。通过见习与实习，使自己的实践能力得到长足的进步。

第三节　模拟训练

一、训练目的

1. 熟悉作为医师的基本要求，包括仪表、业务、心理等素质及养成良好习惯。
2. 熟悉进入临床工作的各种注意事项，实现从理论学习到实践工作的角色转换。

二、训练内容

1. 医师基本素质。
2. 医院工作程序。
3. 模拟诊室、模拟医院参观。

三、训练方法

可以采用示教、参观和器具辅助法。

四、训练过程

(一) 多媒体集中示教

1. 课前提前 1 周为授课班级下发中诊临床模拟课的上课注意事项、基本要求。

2. 整理学生的认识，若不完整，可列举一些实际案例，注意说明医师的使命、各项具体基本素质的重要性，引导学生加以重视。针对学生讨论中出现的问题，及时指出，或进行解答。

3. 请各位同学设计自己在医院见习、实习时的工作准备、定位以及在医院的注意事项，交由各组带教医师，并按规范要求给予指导。

(二) 分组训练

学生按 10~15 人为 1 组进行分组，在老师指导下进行以下模拟训练。

1. 整理仪表。请学生按照示教所介绍的内容相互检查头发、指甲、鞋、帽、衣着等卫生、着装状况是否符合要求，若有不对，请相互协助整理，及时纠正错误。

2. 各组带教医师组织同学参观模拟诊室、模拟医院。在模拟诊室、模拟病房介绍诊病、查房的过程，可分别代表主任医师、主治医师、住院医师、进修生、实习生、见习生等，训练学生注意相关的事项，如坐、立、行等位置选择的训练。

3. 可设计若干情景，包括交流沟通能力的训练等，如敲门、自我介绍、核对患者信息，医患沟通技巧、同事（同学）之间互动。体现尊重生命，保护隐私。训练学生进行诊察及不同情况的处置。通过训练，培养良好的职业素质和职业习惯。

五、思考与练习

1. 你认为一个让你信得过的医师应该是什么样子？
2. 假如你是患者，你希望遇到什么样的医师？

各　论

第四章

望　诊

第一节　望诊概述

　　望诊是医生运用视觉对患者全身和相关部位以及分泌物、排出物等进行有目的地观察，以收集临床资料，了解病情，诊断疾病的方法。望诊的望是观察，不但有观，还要有察。进行望诊时，先对患者整体观察以获得患者健康状态的总体印象，再进行既全面又有重点的局部望诊。

一、望诊的目的和意义

（一）望诊的重要性

　　1. 望诊是四诊之首　人体是一个有机的整体，体内有病必然要反映于外部，从而在体表的特定部位显示出各种特征和信号。当然表现有隐有显，需要细心、缜密地观察。望诊在诸诊法中是形成和发展最早的一种，作为采集信息的手段，视觉最为直观方便，也最为快速敏捷，相对受主观因素的影响较小。

　　中医学历来十分重视望诊，故在四种诊法中，望诊被列为四诊之首，并有"望而知之谓之神"之说。患者的神、色、形、态等外部表现，是临床诊断疾病的重要依据，所以医生在诊病时应当充分利用视觉观察，以收集各种相关病情资料。"神"不仅是医生诊断水平的描述，同时，神也是人体生命活动的总的体现，通过望诊可以了解神的盛衰，这对于把握人体的健康状况具有十分重要的意义。

　　2. 望诊的不可替代性　由于患者对医学知识普遍了解不足，注重的往往是自身的感受和不适，而神、色、形、态等外部表现，只有通过医生的望诊才能了解。如接诊时，医师从患者的穿戴、形体、举止、步态等可以大致判断病证的寒热虚实；从毛发、肤色可以了解一个人的人种、年龄以及健康营养状况；肤色还能反映心理状态，如惊吓时面色苍白，羞怯时面色潮红，愤怒时面色涨红。而这些信息是问诊、脉诊等其他诊法无法获得的。此外，当机体出现某些异常的现象，如面色、舌质、舌苔等，患者一是不知道是否异常，二是即使知道异常也未必能够准确描述，这就需要医生的判断。

3. 望诊的客观性 望诊是对患者外在表现的观察，患者的生命活动能力、皮肤色泽、外形、姿态等都是客观存在的，哪怕对于初学者，只要细心观察，基本上能作出正确判断，不同的医生之间也相对容易达成共识。

但是，现代中医临床上存在忽略望诊的倾向，有些医生过多依赖问诊，或盲目地相信仪器检查，丢失了许多重要信息，也给患者造成许多不必要的负担。正如张仲景所批评的"省疾问病，务在口给，相对斯须，便处汤药"。另一方面，由于望诊资料的缺如，往往导致误诊或漏诊。如高血压患者，面色潮红、头晕头痛、形体肥胖、舌红苔黄腻、脉弦数，如果忽略望诊，则可能辨为"肝阳上亢"而遗漏了"痰证"诊断。又如，胃痛患者，表现为胃脘疼痛、胀闷不适、体形矮胖，胃镜检查提示"胃下垂"，如果辨证过程中简单地根据胃镜检查结果辨为"脾虚气陷"，则可能导致误诊。

（二）望诊的局限性

1. 受医生主观影响 望诊主要是依靠医生通过视觉获得与诊断有关的信息。尽管望诊具有较强的直观性，但是，与医者视觉、观察能力和责任心有直接的关系，特别是对于程度的判断。例如，某患者衣服比别人穿得多，是形寒，但常常易被医生忽视。又如，舌偏红或有紫斑或舌歪斜等，都属于异常现象，但医生没有发现。

2. 受患者因素影响 尽管医生在进行望诊时细心、认真，但是由于疾病的特殊性与患者自身因素的影响，仍会造成一定的误诊。例如，临床上某些间歇性发作的疾病（如痫病）在间歇期通过望诊往往难以诊断。又如，由于个体差异，不同人基本面色（主色）会有很大差别，一定程度上影响五色的判断；还有现在的化妆艺术很容易以假乱真，如本来萎黄的面色，经过面部化妆后变成红润的面色；涂抹口红会使苍白的唇色变红，这些都可能影响医生正确诊断。

3. 受客观条件影响 面部色泽可受气候、光线、情绪、饮食等非疾病因素的影响而发生变化，这在一定程度上可能会影响医生的正确判断。如天热时面色可稍赤，天冷时面色可稍白或稍青；黄色灯光下可使我们观察到的颜色偏黄等。

忽略望诊的这些局限性必然导致诊断产生结果偏差。要克服这些影响，就需要我们四诊合参。

二、望诊的方法与注意事项

（一）望诊的方法与技巧

1. 以神会神 望而知之谓之神，培养敏锐的观察能力；医生要与患者的目光交会、交流，通过敏锐的观察，来了解患者的精神意识状态和机体的整体功能状态。望诊强调"一会即觉"，因为望神的最佳时机是在医生刚一接触患者，患者尚未注意，毫无拘谨，没有掩饰，真实表露的时候。要求医生平心静气，冷眼观察，在短暂时间内凭直觉即可获得对患者神的旺衰的真实印象。

2. 三因制宜 望诊时应结合四时、地区、水土、患者的体质、年龄等情况，因时、因地、因人制宜，做到望参四时、望参五方、望参老少、望参体质等。

3. 动态观察 临床上许多患者的病情是不断变化发展的，因此我们要用联系的、动态的眼光观察，才能够全面的把握病情。如每次望舌时应注意患者舌质、舌苔（苔色、苔质）等的变化情况，以及时了解判断病情进退、疗效和预后。

4. 对比参照 望诊时要以常衡变，首先要熟悉正常的生理状态，再从对比中发现异常变化；将局部与整体相互参照；健康部位与病变部位对比观察；对同一观察部位在不同时间的情况进行对比观察以相互参照。具体体现在：一是要前后比较和与同一人群比较；二是要先看健侧再看患侧；三是要将直接观察与间接观察互相参照；四是解剖观察与功能观察相对比。

（二）望诊的注意事项

1. 对条件的选择

（1）光线：望诊由于是用眼睛观察，所以光线很重要，一定要让被观察者面向适宜的自然光源，避免有色光源对望诊结果的影响。

（2）温度：诊室温度应适宜，不宜过冷或过热，以免引起色泽的变化，同时也便于暴露被检部位。

（3）时间：望诊应尽可能选择合适的时间，如患者在远行、运动、大汗等之后，应适当休息后望诊。某些发作性病状，如能在发作时观察，对于诊断有很大帮助。

2. 对患者的要求

（1）充分暴露望诊部位：望诊时应嘱患者充分暴露被观察部位，以及时发现问题，排除假象。

（2）不要化妆就诊：望诊时当怀疑患者化妆时，应主动询问化妆情况，同时指导患者就诊之前不要化妆，以免产生误诊。

3. 对医生的要求

（1）注意望诊的方式方法：首先要求医生必须熟悉望诊的目的、内容和方法，从有意处落目，从无意处发现。望诊要专注、聚精会神，但不能死盯着患者不放，要在自然中发现变化。

（2）注意保护患者的隐私：望诊应尽量在单独、安静的环境中进行，在集体病房中，要记得拉好病床之间间隔的布帘。要尊重患者的隐私，不当面议论患者的特殊表现。

第二节 望诊内容

一、总体望诊

总体望诊是医生通过观察患者的神、色、形、态，而获得对患者的疾病或健康状态总体判断。当患者走进诊室或医生走进病房的时候，从患者的外观，特别是目光、神情、气色、形体、动静姿态，能够对其性别、年龄、职业、病程、体质强弱、精神状态，甚至患病部位、症状特点等有一个大致印象，而这些往往是我们进一步诊察的依据和出发点。因此，总体望诊对于疾病的诊断是十分重要的。事实上，高明的医生通过短暂的观察，便能对患者的健康状态作出初步判断，"扁鹊见蔡桓公"就是一个例子。

（一）望神

神的含义有广义、狭义之分，广义之神是人体生命活动的整体表现，从这一意义上讲，神就是生命，这也是望神的重点。通过望神可以了解正气的盛衰，从而判断病情轻重和预后的好坏。

望神时应注意几点：①强调一会即觉，重视诊察患者时的第一印象，对健康状态作出总的判断。②对危重患者，应镇静自若，力求在短时间内作出判断。同时，还要前后对比，注意重病好转与假神的区别。③对特殊患者，如心理、精神异常患者，应注意全身的状况，尤其是目光的变化，注意鉴别失神与神乱。

1. 望神的内容　望神的内容包括两目、神情、气色与体态，同时应结合神在其他方面的表现，如语言、呼吸、舌象、脉象等，进行综合判断。

（1）两目：主要观察患者两目是否有神，目光、瞳仁是否灵敏。"五脏六腑之精气皆上注于目而为之精"，因此，望目可知脏腑精气的盛衰。

（2）神情：指人的精神意识和面部表情，主要观察患者的神志是否清楚，表情是否自然，反应是否灵敏，以及思维是否有序，对答是否切题。是心神的外在表现。

（3）气色：是指人的皮肤，特别是面部色泽，除了颜色外，更重要的是光泽，是否明润含蓄。气色反映了心肺气血功能的盛衰。

（4）体态：指人的形体外观、肥瘦，动静姿态以及主动或被动体位，动作是否协调灵活等。可以反映肌肉、筋骨和脾、肝、肾等脏腑的功能。

因此，望神可以了解正气存亡和脏腑气血功能盛衰。

2. 神的表现　是指广义之神，是对生命活动状态总的判断。根据神的盛衰一般可分为得神、少神、失神、假神。

（1）得神：是精充、气足、形健、神旺的表现，常见于正常人，或虽病但较轻，正气未伤，预后良好。

表现为神志清楚，对答切题；目光明亮，精彩内含；面色明润含蓄；表情丰富自然；肌肉不削，动作自如，反应灵敏；呼吸平稳，语言清晰。

得神的特点是，健康状态的总体印象好；观察对象（或患者）自我的感觉良好；症状不明显，即使有一些明显症状，如疼痛等，或见表情痛苦、活动受限等，但神志、两目、气色、语言、呼吸、脉象未见明显异常。

（2）少神：是精亏、神气不足的表现，常见于虚证、体弱及疾病恢复期患者，预后尚可。

表现为神志虽然清楚但精神不振，对答虽切题但思维迟钝，两目乏神，面色少华，或肌肉松软，动作迟缓，倦怠乏力，少气懒言。

少神的特点是，患者健康状态的总体印象稍差；患者可能自我感觉不好，有比较明显的疲劳或不适症状，因而表现为精神、两目、气色、体态、语言、舌象、脉象不同程度的异常。

（3）失神：是精亏、气损、形衰、神惫的表现，常见于重病患者，正气严重亏虚，预后不良。

表现为神志不清，精神萎靡；面色无华，晦暗暴露；两目晦滞，目无光彩；形体羸瘦，动作艰难，反应迟钝；呼吸气微或喘促，语言错乱。或突然昏倒，不省人事，目闭口开，手撒尿遗；或循衣摸床，撮空理线等。

失神的特点是，患者健康状态的总体印象很差。急性突然发病的患者往往神志不清，甚至昏迷；症状如发热、疼痛、心悸等表现程度严重；慢性衰竭患者状态极差，患者的自我感觉很不好，有非常明显的痛苦或不适症状，很难恢复；或有些患者症状可能不甚剧烈，没有明显高热、头痛等，但是其病程长，神志、气色、两目、体态、语言、呼吸、脉象生命活动表现衰竭。

（4）假神：是脏腑精气极度衰竭，机体动用最后的物质基础而产生的回光返照现象。见于垂危患者，是临终的前兆，预后很差。

表现为久病重病患者，原本神志不清，精神萎靡，突然神识清醒，想见亲人，交代"后事"，或烦躁不安；原本面色晦暗，突然面色转"亮"，或两颧泛红如妆；原本两目紧闭，目光晦滞，突然睁开双眼，目光转"亮"；原本长期卧床，突然烦躁不安甚至想起床活动；原本不进饮食，突然欲食，且食量大增。

假神的特点是，假神见于危重患者或严重受伤的患者，是临终前的征兆。因此，往往是在失神的基础上，突然出现暂时"好转"的假象，但为时短暂，病情很快恶化，如不加以警惕常导致判断失误。必须说明的是，不同疾病"突然好转"持续的时间是不同的，可能几秒、几分、几小时，甚至1~2天，应仔细观察。

3. 神乱 是指"狭义之神"异常，是精神、意识、思维活动的错乱，常见的有焦虑恐惧、癫、狂、痫。

（1）**焦虑恐惧**：患者面部表情焦虑不安，目光游移，害怕声响，胆小惊悸，稍有动静则上述症状更加严重。多见于心胆气虚，心神失养患者。

（2）**癫**：多表现为神识痴呆，表情漠然沉默，常喃喃自语，语无伦次，哭笑无常，患者总体印象较安静，不打扰他人。多为痰浊蒙蔽心神所致。

（3）**狂**：多表现为神志不清，狂躁不宁，失眠多梦，胡言乱语，打人毁物，患者总体印象躁动多怒。多属痰火扰神所致。

（4）**痫**：是一种发作性神志异常的疾病，俗称"羊角风"或"羊癫风"。多表现为发作性精神恍惚，甚则突然昏倒，两目上视，四肢抽搐，口吐涎沫，醒后如常。患者发病前可有先兆，也可无任何征兆，有些患者清醒后会觉得周身疲乏无力。可能由于风痰闭窍所致。

（二）望色

望色即观察人体皮肤的色泽变化，了解病情、诊断疾病。望色重点是对面部皮肤色泽的观察。色是色调的变化，如红、黄、白等，泽是光泽，是明润度、亮度的变化，中医望诊更重视的是泽。

望色时应注意以下几点：①若患者的面色异常变化，除了查询疾病相关的原因之外，还要注意前后对比，询问患者是否病后变化或一贯如此，确认真正的病色。对着妆就诊的患者，更应注意观察。②注意整体色诊与分部色诊相结合。除了整体面色外，还应注意额心、目眦周围、鼻柱、唇周等局部色泽的变化。如患者面色淡白，应结合其唇色、眼睑、爪甲、舌色等综合判断其为因病所致，还是原本肤色较白。③注意面部色泽的动态变化，如病前与病后、初诊与复诊、一贯与暂时等。要以荣润含蓄或晦暗枯槁为判断病情轻重和估计预后的主要依据。④注意非疾病因素对面色的影响，如光线、昼夜、情绪、饮酒、饥饱等。

根据健康或疾病、正常与不正常，面色可分为常色和病色两大类。

1. 常色 是健康人面部皮肤的色泽，具有明润、含蓄的特点，是精充、气足、神旺的表现。

由于种族、禀赋等不同，不同人面色可以有偏赤、黄、黑、白等差异。通常情况下，我们说某人面色较白，某人面色较黑，这就是个体差异，终身不变，属于基本色，也称为主色。我国正常人面色常描述为，"红黄隐隐，明润含蓄"。黄是黄种人皮肤的基本色，红是血色，润泽是气之外华。

正常面色由于受到四时气候、地理环境等影响而发生变化的肤色为客色，如夏季天热时面色可稍赤，冬季天冷面色可稍白或稍青，生活在沿海地区面色稍黑，而生活在山区面色稍白。望色时首先要掌握正常的色泽，注意主色与客色的不同，再从对比中发现病色的变化。

2. 病色 病色是人体在疾病状态下面部的色泽。病色的特点是晦暗、暴露。晦暗就是望之没有光泽，暴露就是颜色不像是由里向外透发，而是如涂于表面。

不同的病色可以见于全面，但也可以见于局部，身体其他部位皮肤色泽变化，可参照以下"五色主病"内容进行辨证。望色时还要注意异常面色出现的时间、部位、表现的形式、患者是否伴有不适等情况，尤其应注意与被观察者基本色的参照及其他颜色的影响。

（1）赤色：是指整个面部或某些局部，如两颧、鼻头、颈胸部等见有红色。赤色表现为比正常面色略红一些，类似运动（如跑步）后出现的颜色，而非舌头、口唇样的红色。小儿或主色较白的患者，见赤色时比较明显。一般来说，赤色主热证。

高热患者常见满面通红，为里实热证；长期两颧部潮红，午后明显可能是阴虚证；久病、重病患者面色苍白，两颧泛红如妆，游移不定者，可能为阴盛格阳，虚阳上越。

热天或剧烈运动后满面通红多为正常现象；饮酒后面部、颈部、周身赤色，为酒热致脉络扩张。

不同人见赤色其特点可能有所差别，要注意与患者基本色进行参照，如一个肤色较白与一个肤色较黑的人，两者若出现热证，面色表现就有不同。要注意赤色出现的时间，如白天、午后及夜间，或情绪激动、活动、饮酒后等及赤色出现时间的长短。要注意询问患者是否伴有面部及全身发热、口干口渴、出汗等不适。

（2）白色：白色是指整个面部或某些局部皮肤出现白色，白色表现为比正常面色略白一些，缺少血色，而非白睛、牙齿样的白色。

患者长期面色淡白缺少光泽可能是气血虚或慢性失血所致；面色白而光亮虚浮称㿠白，可能为阳虚水泛；面色白而带青称苍白，多为寒邪致面部脉络收缩而凝滞，冬季天冷也常见面色苍白；患者突然面色苍白还可见于大出血，为气血暴脱表现。若突然受到惊吓后可出现面色发白。

要注意结合唇色、眼睑、舌色及面目表情等综合观察。注意白色出现时间的新久，可询问患者是否伴有怕冷、无力等不适。

（3）黄色：黄色是指面部皮肤出现黄色，黄色还可见于周身皮肤。黄色表现为比正常面色略黄、略深一些。

要注意黄色出现的部位，黄色是否有光泽，是否伴有其他颜色，如青色、赤色等。患者长期面色黄而无光泽甚如枯萎树叶称萎黄，可能由于脾虚所致；面色黄而虚浮者称黄胖，可能由于脾失健运，水湿内停所致；患者长期面色青黄相兼为苍黄，可能为肝郁脾虚所致。

患者面色及周身皮肤出现黄色，同时伴有白睛黄染、尿黄称黄疸，黄疸因其色泽的不同有阳黄、阴黄之分，若黄而色泽鲜亮如橘子色（橙黄色）者为阳黄，多属湿热；黄而色泽晦暗如烟熏者（黄中带黑）为阴黄，多属寒湿。

要注意与患者基本色（主色）的参照，如肤色较白的患者若出现气血不足，面色则表现为淡白；而本身肤色较黄的患者若气血不足，面色则表现为淡黄或萎黄。

（4）青色：是指患者面部或某些局部，如额头、眉间、鼻柱、唇周、两颊等见有青色，青色还常见于躯干或四肢的皮肤。一般来说，青色类似于手背"青筋"的颜色，也可能由于个体差异或伴有其他颜色，而见青黑、青紫、苍黄等，或见于身体其他部位而呈青色斑块。

患者长期面见青色可能是肝胆病；冷天或大量冷饮后面青、身痛或腹痛，可能为寒邪侵犯，经脉收引；冬季手指冰冷青紫，亦为寒凝经脉，气血运行不畅；小儿眉间、鼻柱、唇周见青色，常见于惊风或惊风先兆；局部青紫或有外伤史多为血瘀。此外，疼痛患者常见面色青。

（5）黑色：是指患者面部或某些局部，如额头、眼眶周围等出现黑色。黑色表现为比正常面色稍黑、稍暗一些，而非黑色人种皮肤的颜色。由于个体差异，黑色的表现略有不同，主色较白的患者，局部见黑色时比较明显。

患者长期面色黑而晦暗无光泽可能为肾虚；面色灰黑，肌肤甲错者，可能为血瘀日久；患者眼眶周围发黑，可能由于肾虚水饮或瘀血阻滞，也可能为长期睡眠不足引起。此外，剧烈疼痛患者也常见面色黑。

（三）形体的望诊与判断

望形体主要观察患者形体的强弱、胖瘦、体质形态。望形体能了解脏腑的功能和气血的盛衰。

1. 体强 多表现为胸背宽厚，骨骼粗大，肌肉结实，皮肤润泽。体强之人多动作敏捷，力气较大，声音洪亮，精力充沛。

2. 体弱 多表现为胸背狭窄，骨骼细小，肌肉瘦削松软，皮肤松弛无光泽。体弱之人多动作缓慢，力气较小，声音低弱，且容易疲劳。

3. 体胖　多表现为头圆，颈短粗，肩背宽厚，大腹便便，臀部宽大。体胖的判断多以体重明显超重为标准。

4. 体瘦　多表现为头长，颈细长，肩背窄小，胸腹平坦，甚至瘦瘪，臀部窄小，四肢细长，体形瘦长。体瘦的判断多以体重明显减轻为标准。

不同的地区、民族、性别人群的正常体重是有所差别的，而且具有比较客观的标准，如标准体重、体重指数等。但在望形体中，体胖和体瘦是一个相对的概念，主要是与同一人群正常人相比而言，而不应拘于具体的数值。

一般来说，体强之人多气血旺盛，精力较盛，抗病力强；体弱之人多气血不足，精力较差，抗病力弱。注意要将形体的外在表现与内在精气的盛衰（主要表现为脏腑功能的强弱）结合起来进行综合判断。如体胖且食欲旺盛，肌肉结实有力，精力充沛，多属精气充足，身体健康；体胖而食欲不佳，食量较少，肌肉松软，皮肤松弛，时感疲惫乏力，多属阳气不足，多痰多湿；体瘦而两颧潮红，皮肤干燥，多属阴血不足，内有虚火。

5. 注意事项

（1）望诊注意衣着对形体外观的影响，如较深颜色及竖条纹的衣服易使人显瘦；较浅颜色及横条纹的衣服易使人显胖。因此，除了外形观察，常借助体重作为判断标准。

（2）望诊时要注意前后比较，除了外观强弱、胖瘦的观察之外，短时间内形体、体重的变化意义更大，尤其对于突然消瘦的患者，应引起重视。

（3）望形体应注意病变部位与健康部位对比观察，同时结合问诊，如食量、体力等。

（4）对待形体残疾畸形的患者，应一视同仁，充满爱心，绝不能取笑或歧视。

（四）姿态的望诊与判断

望姿态是通过观察患者的动静姿态、体位变化和异常动作来诊察病证的方法。

1. 动静姿态　喜动少静者常自转侧、坐而喜仰、卧时面向外、仰卧伸足。不喜欢加衣被者多属阳、热、实证；喜静少动不自转侧、坐而喜俯、卧时面向内、蜷卧缩足、喜加衣被者多属阴、寒、虚证。

2. 体位变化　患者能够根据医生检查的需要变换体位，称主动体位，属于正常现象。如果患者需要医生或其他人协助才能变换体位，称被动体位，是病情较重的表现。外伤后体位或动作异常，活动受限，提示可能有伤筋或骨折。

3. 异常动作　许多疾病有特殊的动作表现，仔细观察对于判断部位和病情有重要意义。如卒然昏倒、不省人事，或突然跌倒，或手中持物突然落地，伴有口眼㖞斜、半身不遂，多为中风；卒然昏倒、口吐涎沫、四肢抽搐、醒后如常，属痫病。双手捧头、两目紧闭、不敢转动，多为头晕、头痛；以手护腹、表情痛苦，多为腹痛；以手护腰、行动困难，多为腰腿痛。端坐不能平卧、张口抬肩，或鼻翼煽动，为喘病，等等。

4. 注意事项

（1）望诊应从患者迈进诊室开始，注意观察患者行、坐、站等动作与体态。

（2）如患者的某些病理姿态在自然体位时不易觉察，则可根据病情不同，嘱患者做某些必要的动作和体位改变，使病理姿态显露，以明确诊断。

二、分部望诊

（一）头面的望诊与判断

头面望诊的内容包括头部、囟门、头发和面部。主要观察头的大小、有无畸形、有无异常动态；小儿囟门情况；头发的色泽、有无稀疏、脱落。面部是否对称，有无歪斜、肿胀或特殊面容。

1. 望头　主要观察头的外形，多用于小儿望诊。首先是大致观察头面、头身的比例，以及结合各方面发育的情况进行初步的判断，必要时可以测量头围。测量头围用一条软尺（弹性要小），前面经过眉间，后面经过枕骨粗隆最高处（后脑勺最突出的一点）绕头一周即是头围大小。测量时软尺应紧贴皮肤，注意尺不要打折。

（1）头大：头围明显大于正常范围，或前额及头后隆起明显，或颅缝开裂，而见头大面小。头大的小儿多头身比例过大，明显头、身不对称。

（2）头小：头围明显小于正常范围，前额及头后扁平，颅缝过早闭合，而见头小面大。头小的小儿多头身比例过小，明显头小身大。

小儿头颅过大、过小常伴有智力发育的异常多属先天肾精不足，头摇多属动风表现。

2. 望囟门　婴幼儿头顶部可以摸到两处颅骨闭合不紧形成的间隙，称为囟门，由于头皮下没有颅骨，故囟门摸起来很柔软。囟门有前囟、后囟之分。前囟呈菱形，约出生后 12 ~ 18 个月内闭合，后囟呈三角形，约出生后 2 ~ 4 个月内闭合。因此，望囟门一般是观察前囟。正常情况下，囟门是平坦的，外观上看不出来。

（1）囟填：囟门较饱满或微微突起，用手摸时较饱满、坚硬，称囟填，多见于小儿发热、脑部水液停聚等；小儿哭闹、咳嗽、用力或排便时，囟门稍显凸出多为正常现象。

（2）囟陷：囟门凹陷，望之低于周围部分，用手轻触感觉低平或有一个凹陷，称囟陷，多见于吐泻伤津或先天肾精不足小儿。

（3）小儿囟门迟闭：即囟门超过正常闭合时间没有闭合，称为解颅，常兼有"五迟"、"五软"或智力低下，为肾精不足，发育不良。

观察头颅大小、有无畸形主要是针对婴幼儿，应注意头发的长短及遮盖的影响。观察囟门时也应注意头发的影响，必要时测量头围。对成年人而言，头颅畸形可能多由外伤所致。

3. 望头发　头发的色泽、粗细、疏密是健康的标志之一，但个体差异较大。肾其华在发，发为血之余，故头发萎黄、变白、干枯、稀疏、脱落等多与肾以及精血有关。例如，衰老时头发变白、稀疏，容易脱落；小儿疳积，营养不良时发结如穗，枯黄无泽。

此外，观察头发的色泽时要注意患者是否染发。

4. 望面部

（1）面肿：面部肿胀，皮肤略显光亮，多以上眼睑表现明显，称面肿，多见于水肿病，常伴有全身其他部位水肿。

（2）腮肿：多以耳垂为中心，向前、后、下方肿大，边缘不清，触之有弹性感并有触痛，表面皮肤发热但不红，言语、咀嚼时疼痛加剧，并可出现吞咽困难，多为痄腮，为外感温毒所致。男性患儿若伴有睾丸肿胀疼痛,应特别注意。

（3）口眼歪斜:多数患者往往于清晨洗脸、漱口时突然发现一侧面颊动作不灵、嘴角歪斜,露齿时口角向健侧歪斜,患侧面肌松弛,眼睛不能闭合。进食时,食物残渣常滞留于病侧的齿颊间隙内,并常有口水自该侧淌下,多为面瘫因风邪中络所致。若卒然昏倒、半身不遂伴同侧口角歪斜多属中风病。因此,对于口眼歪斜的患者,神志是否清楚、是否伴有半身不遂往往是鉴别诊断的关键。

（二）五官的望诊与判断

1. 望目　重点观察两眼的目神、目色、目形和目态的异常改变,诊察脏腑精气的盛衰。

（1）两目的观察与判断:观察两目时应注意是否目有光彩,转动灵活,反应灵敏,这也是判断有神、无神的重要依据。两目局部颜色的改变可参照目色与五脏的对应关系及"五色主病"来判断,如目赤多属热证,白睛发黄多见于黄疸等。目胞浮肿多为水肿表现;眼窝凹陷多见于虚衰患者;眼球突出多,常兼有颈部肿块,为瘿气;眼睑疼痛,睑缘红肿结节如麦粒为针眼,多属有热。瞳孔缩小甚或如针尖多由中毒或某些药物所致;瞳孔散大多为危重患者死亡征兆。昏睡露睛及胞睑下垂多属脾虚所致。

（2）注意事项:两目发红应注意红的部位（如白睛、两眦、睑缘或全目等）,以及患者是否熬夜,睡眠不足的影响;白睛发黄应注意是否伴有面色黄、周身皮肤黄染及小便黄等表现。目胞浮肿应注意患者睡前饮水情况及头部睡眠姿势不当（如低枕睡眠）等情况的影响;目胞色泽的变化应注意患者是否化妆。观察瞳孔大小时应注意使光源从眼睛一侧缓慢移向对侧,瞳孔散大应注意患者意识情况,是否伴有情绪急剧变化。

2. 望耳　主要诊察肾、肝胆的病理变化,由于耳穴与全身各部有一定联系,因此望耳也能了解全身病变。

（1）两耳的观察与判断:注意耳廓色泽的变化,如耳轮淡白多属血虚;同时应结合耳朵的形态变化进行观察,如红肿多属有热;耳轮干枯焦黑多为肾虚。并应注意耳内的病变,如耳内流脓水多为肝胆湿热。

（2）注意事项:观察耳部的色泽时应结合整个面部的色泽进行比较。耳部发红应注意是否为情绪紧张、激动所致。冬天两耳暴露在外,常见耳轮或耳垂通红,甚或冻疮肿痒。

3. 望鼻　主要诊察肺、脾胃病变。观察鼻部色泽的变化,意义参照"五色主病"的内容;并结合鼻部形态变化和面部其他部位的色泽进行综合判断。

酒渣鼻:表现为鼻子潮红,表面油腻发亮,毛孔粗大,粗糙不平,在进食刺激性食物后或情绪激动时红斑更明显。多因肺胃蕴热所致。

4. 望口与唇　注意观察口、唇颜色及形态的变化,由于脾开窍于口,其华在唇,故望口、唇可以诊察脾胃病变。

（1）**望口**:口角流涎多属脾虚湿盛,中风或面瘫患者由于口角喎斜,也可见口角流涎。

1）口疮:唇内、舌的边缘、颊黏膜、软腭等部位,出现直径2~3mm或更大的圆形或椭圆形浅溃疡,形状是凹陷的,表面呈淡黄色或灰白色,周围高起,红晕,灼痛明显,当接触刺激性的食物时疼痛更加剧烈。如果仅见舌上生疮,称为舌疮,多为心火上炎;如果口、舌皆有溃疡，称口舌生疮，多为心脾有热。

2）鹅口疮：小儿口腔黏膜（颊、腭、唇）或舌面等处见有白色斑片状或奶块样物，不痛，不易擦去，强行剥离后局部黏膜潮红、粗糙，可有溢血。多见于初生儿以及久病体虚婴幼儿。

（2）望唇：唇色红润有光泽是胃气充足，气血和调的表现。唇红多见于热证；唇色淡白多见于血虚；唇色青紫多因于瘀血或寒凝。口唇呈樱桃红色，周围有煤气味，应考虑煤气中毒。唇部干裂多属津伤。唇边生疮，红肿疼痛，多因心脾有热。

望口唇颜色的同时要注意观察面部及舌的颜色，并进行比较；注意患者口唇部是否化妆；口腔内病变是否为牙齿咬合不良影响；口唇干裂患者喜用舌头舔唇部。

5. 望齿与龈 主要观察齿龈色泽、形态的变化，能够反映肾、胃病变及津液的盛衰。

如牙齿干燥多为胃阴已伤；牙齿枯槁、脱落多为肾精亏虚。牙龈淡白多属血虚；牙龈红肿疼痛多为胃火；牙龈萎缩，牙根暴露，牙齿松动多为肾虚或胃阴亏虚。

望齿与龈应注意观察患者是否有义齿，牙龈红肿、萎缩、出血等是否为义齿安装不当引起。牙齿发黄应注意询问患者是否吸烟。

6. 望咽喉 主要观察咽部色泽、形态的变化，望咽喉能够了解肺、胃、肾病变。

若咽部深红，咽后壁凹凸不平，或伴有一侧或两侧喉核红肿肥大，或表面有脓点，咽痛不适者，称为乳蛾，多为肺胃热盛所致；咽部嫩红，肿痛不甚者，多属虚火上炎。一般来说，喉核红肿的越大，或表面有黄白色脓样分泌物者，患者疼痛越明显，且多伴有恶寒发热、咽痛、吞咽困难等症状。如果小儿咽痛反复发作，缓解期其喉核多较正常肥大，但颜色正常。

望咽喉应嘱患者面向光源，尽量张大口，必要时借助压舌板检查。两侧喉核对比观察。

总之，望五官时应注意充分暴露受检部位，以及病侧与健侧的对比，必要时借助器械检查。

（三）躯体的望诊与判断

1. 望颈项 望颈项主要观察两侧是否对称，有无肿物、畸形、动态异常。

（1）瘿瘤：若颈部较正常人粗，有肿物突起，做吞咽动作时，肿物可随吞咽上下移动，此为瘿瘤，多因水土失调，或肝郁痰结所致。有的肿块较小，看起来不甚明显，或被患者衣服遮盖，不易观察；有的肿块则较大，颈前明显突起。肿块可单侧出现，表现为颈部两侧不对称；也可两侧对称性的增大。

（2）瘰疬：颈侧、耳后或颔下出现肿块，如豆粒或小指头大，单个或多个散在，或如串珠状，初起不红不痛，推之可动。有时外面看起来无明显异常，用手可摸到肿块。

（3）项痈、颈痈：颈项部红肿高大，红肿处边界不清，活动度不大，灼热疼痛，逐步发展至按之柔软，有波动感，或溃破流脓，多伴有轻重不同的全身症状，如恶寒、发热、头痛、口干、便秘、尿赤等。多由热毒炽盛，气血壅滞所致。

（4）项强：患者项部僵硬，不能随意转侧仰俯运动，称项强，多由局部经气不利所致。若睡醒后（特别是睡姿不正）项强而痛，活动受限，多为落枕。高热患者，如果出现项强、头痛，或兼呕吐、抽搐等，为热极生风，属急重症。

（5）项软：项部软弱，不能竖立，患者头部常呈低垂姿势，称项软。项软常是"五软"的一部分，可见于佝偻病患儿。久病、重病见之，多为脏腑精气衰竭，属病危。

（6）颈脉怒张：在坐位或半卧位明显见到颈静脉充盈（表现为颈部由锁骨向上延伸至耳垂方向出现一条青筋，小指粗细），多见于心肺疾患的患者。

望颈项部应充分暴露；有怀疑时可嘱患者做吞咽动作；观察颈项部动态时可嘱患者做转头动作看是否灵活；颈项强硬、转头不利时，要注意是否为患者睡眠姿势不当引起。

2. 望胸胁　主要观察两侧是否对称，有无畸形、呼吸运动、心尖搏动、女性乳房情况，望胸胁能够了解心、肺的病变和宗气的盛衰，以及肝胆、乳房疾患。

（1）扁平胸：若患者胸廓较正常人扁平，前后径小于左右径的一半，锁骨突出，上下窝凹陷，为扁平胸，多见于形瘦、虚弱之人。

（2）桶状胸：若患者胸廓膨隆，形似桶状，前后径与左右径约相等，肋间隙增宽，为桶状胸，多见于久病咳喘，肺肾气虚之人。

（3）串珠胸：外观看起来胸壁两侧有肋骨如球状外翻隆起，状如串珠，称串珠胸。多见于佝偻病患儿。

（4）鸡胸：是指胸骨向前明显突出，而两侧肋骨向下向内倾斜下陷，致使胸部变成像鸡、鸟类胸骨一样的形态，称为"鸡胸"。多见于先天畸形或佝偻病患儿。

望胸胁应注意充分暴露观察部位，并注意两侧及前后对比。

3. 望腹部　望腹部主要观察有无膨隆、凹陷、静脉曲张、脐疝等，注意鼓胀与水肿之区别。

（1）若腹部明显凹陷，仰卧时前腹壁明显低于胸耻连线，形体消瘦，多见于体虚患者。

（2）肝病后期，若腹部隆起，腹壁青筋暴露，腹中振水声，四肢消瘦者，多为鼓胀。鼓胀患者卧时腹两侧鼓起明显，坐起下腹部隆起明显。

（3）若腹部隆起，周身浮肿者，多为水肿病。因此，腹部有膨隆时，应注意观察四肢、面部及周身是否有水肿；必要时结合按诊。

（4）若腹部肚脐处有球状物突起，按之柔软，平躺时不明显，坐、立时明显，可随咳嗽、哭闹、排便或用力时发生或加重者，为脐疝。

4. 望腰背部　主要观察脊柱有无畸形、侧弯，腰背部有无活动受限。

（1）龟背：指患者背部隆起，前胸凹陷，脊柱弯曲状如龟背。多属发育异常或脊椎疾病所致。

（2）角弓反张：头和颈项僵硬，向后仰，胸部向前挺，下肢后弯，使身体仰曲如弓状，称角弓反张，常伴有高热、抽搐。多为肝风内动，热极生风。

（3）腰部拘急：患者腰部活动不便，不能随意转侧，常用手撑腰以减轻不适。可因局部气血不畅引起。

为了进一步了解病状，可嘱患者做一些简单的动作，如弯腰、扭腰等以便于判断。

（四）四肢的望诊与判断

四肢的望诊主要观察外形和动态，包括左右是否对称，有无畸形、萎缩、肿胀、水肿，爪甲色泽，有无动态异常等。

1. 外形 四肢望诊首先观察手足、指趾、关节的长短、粗细、大小是否特殊，左右是否对称，色泽是否正常。同时，还要询问是先天还是后天发生的。

（1）萎缩：四肢或某一肢体肌肉隆起处扁平，患侧肢体直径变小，肌肉松软，甚至见皮包骨头，多伴有无力或肢体废用。多因气血亏虚或经络阻滞所致。

（2）肿大：四肢或某一肢体或关节肿胀，患侧直径变大，皮肤紧绷或红肿热痛，多因热盛气壅或湿热下注所致。

（3）水肿：足跗肿胀，皮肤略显光亮，按之凹陷，晨起或下肢垫高后肿胀略消，站立或行走后明显，常伴有肢体沉重感，多因水湿潴留。

（4）畸形：先天性手足畸形如"O形腿"和"X形腿"，多因肾精不足，发育不良。久痹患者膝部肿大，股胫消瘦，形如鹤膝，称为"鹤膝风"；双手指关节肿大如梭、疼痛，常见于尪痹；足趾或手指关节肿大如卵、疼痛、皮色紫暗光亮，有时溃破有白色晶体流出，见于痛风患者。

（5）青筋：血管明显暴露，呈青紫色条索状，可见于手部、腹壁、下肢等处，多为血瘀所致，见于下肢者也可因长期站立所致。

2. 动态 主要观察四肢异常的动态变化，如抽搐、拘急、震颤、蠕动等。

（1）抽搐：肢体或肌肉一阵阵不自主地时伸时缩，无节律性，可伴有肌肉强直，甚者角弓反张，双眼上翻或凝视，神志不清。

（2）拘急：也称拘挛，是患者的自身感觉，肢体、肌肉有一种向一块抽的紧缩感觉，屈伸不利，此时患者意识清楚，能支配自己的行为。其形成原因多为筋脉失养。民间俗称"抽筋"，大多指肌肉拘急。

（3）震颤：肢体或肌肉颤抖不能控制，可能为筋脉失养或动风之兆。

（4）蠕动：是指手足轻微抽动，幅度较小，频率较慢，迟缓无力。为肝风内动的表现，因阴血虚筋脉失养所致。

肢体肿胀时应注意观察具体部位、是否对称或伴有全身浮肿。观察爪甲色泽时要注意患者是否染色。

（五）皮肤的望诊与判断

望皮肤主要观察皮肤色泽、润燥、有无肿胀、结节、斑疹等变化。皮肤色泽变化主要参照"五色主病"。

1. 皮肤干燥粗糙甚至脱屑 多为血虚或津液不足，肌肤失养所致；若伴见面色黑，多为血瘀日久，肌肤失养所致。

2. 斑疹 斑疹皆属皮肤症状，但二者有所区别。

（1）首先从颜色上来看，斑颜色多见深红或青紫，呈斑片状，多与周围皮肤颜色界限清楚，用手按压多无明显变化；而疹颜色多见红色或紫红色，呈颗粒状，突出皮肤，与周围皮肤颜色界限不清，用手按压，可暂时褪色。

其次从形状上看，斑平铺皮下，不高出皮面，而疹则高出皮面。因此，如果闭上眼睛，扪之感觉光滑不碍手者为斑；若扪之感觉有突起碍手者为疹。

从临床意义上讲，深紫或紫红色斑多为外感热毒所致，淡紫或青紫色斑多为脾不统血所致；疹多为外感风热或风邪所致。

（2）温病中，斑疹为热入营血的征兆。若斑疹色红，分布均匀，先出现在胸腹，后出现在四肢，而且随着斑疹的透发，患者一般情况良好（热退、神志清楚，脉平）为顺证；若斑疹颜色深红或紫暗，分布不均，密集成团，先出现在四肢，后出现在胸腹，患者一般情况较差（壮热、神志不清、脉数）为逆证。

总之，望皮肤应充分暴露受检部位，多处病变应对比观察，同时注意诊室内温度（冷、热）对皮肤颜色的影响，适当结合按诊。

（六）小儿指纹的望诊与判断

望小儿指纹是通过观察小儿示指络脉以诊察疾病的方法，用于3岁以下小儿。由于小儿脉位短小，又常哭闹，诊脉不便，因此，常以望指纹代替诊脉。

1. 方法　让家属抱小儿向光，医生用左手拇指和示指握住小儿示指末端，再以右手拇指在小儿示指掌侧前缘从指尖向指根部推擦几次，用力要适中，指纹即可显见（图4-1）。

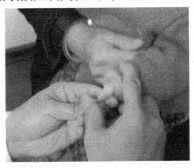

图4-1　诊小儿指纹

2. 内容　注意观察纹位、纹色、纹形、纹态等变化，要点概括为三关测轻重，浮沉分表里，红紫辨寒热，淡滞定虚实。

（1）常纹：正常小儿指纹浅红带紫，隐隐显现于风关之内，单支斜形。一般来说，年幼儿较年长儿指纹明显；较瘦小儿比肥胖小儿指纹显见；另外，天热时由于脉络扩张，指纹增粗变长。

（2）病纹：病理情况下，指纹可能超过风关，甚至直达指端，指纹越长，提示病情越重。指纹颜色较正常略红，多见于外感；若指纹颜色紫红，多属里热；指纹青色多为惊风；指纹淡白多因脾虚、疳积所致；指纹紫黑，提示疫疬或中毒，病情危重。

一般地说，指纹色淡而细，多见于虚证；指纹浓滞而粗、分叉，多见于实证。

3. 注意事项

（1）医生应修短自己的指甲，并使手保持温热，动作轻柔迅速。

（2）若小儿哭闹，医生可用一手轻托患儿的手，另一手从头顶（囟门）顺势往下摸，迅速观察指纹，同时趁患儿张口时观察舌象、咽喉和口腔。

（3）应结合诊室温度、患儿年龄、形体胖瘦等综合判断。

三、典型案例分析

案例一

王某，女，60 岁，2002 年 7 月 28 日就诊。患者平时有腰痛，每因劳累而甚，经诊为"慢性腰肌劳损"。自诉昨晚开始觉右侧腰部疼痛。某医通过问诊得知患者既往病史，同时没有其他明显兼症，因而参照"慢性腰肌劳损"给予常规处理。次日，患者复诊，诉局部疼痛难忍，如烧灼样。于是，做进一步检查发现，右侧腰背部皮肤潮红，有成簇小水疱沿肋间分布，因而诊断为缠腰火丹（带状疱疹），给予相应的治疗而愈。

分析　本病例初诊如能四诊合参，仔细观察便不难发现病之所在。本案之误在于医生的定向思维，诊断中过多地依赖问诊，忽略了望诊的客观性与重要性，因此，丢失了有助于正确诊断的重要信息。

案例二

患者，男，58 岁，3 个月前患者不明原因出现耳鸣、头晕，某医根据"肾开窍于耳"，给予滋阴补肾治疗，症状无明显好转，特来求诊。现症见耳鸣，头晕，肢体困倦，口苦，面红目赤，体胖，舌淡红胖大，苔黄腻，脉弦滑数。辨为肝火亢盛，兼有湿热之证。

分析　本例前医之错在于忽略望诊，落入俗套，一见耳鸣便从肾入手。本案中"面红目赤，体胖，舌淡红胖大，苔黄腻"是辨证的主要依据。如果望诊仅仅局限于舌诊，而对于神、色、形、态和局部望诊置若罔闻，往往容易造成误诊。

案例三

患者，女，39 岁，以"胃脘痛半年"为主诉就诊，经 X 线钡餐检查诊为"胃下垂"，医生根据此检查结果辨证为"脾虚气陷证"，治以补中益气汤加减，症状无明显好转。仔细观察发现，患者胃脘闷痛，食少，口黏，形体矮胖，舌质淡红齿印，苔黄腻，脉滑数。因而辨为"脾胃湿热证"。

分析　本病例医生单纯根据西医检查结果"胃下垂"，不加详查就机械地套用。"脾虚气陷证"，忽略了中医的辨证思维。如果在诊断中重视望诊这一重要的手段，"形体矮胖，舌质淡红齿印，苔黄腻"等症是不难发现的。

第三节　望诊模拟训练

一、训练目的

1. 掌握望诊的技能、方法和注意事项。
2. 掌握总体望诊的基本特征。

3. 熟悉局部望诊的常见内容。

二、训练方法

可以采用以常衡变法和器具辅助法。

三、训练材料

望诊图片、计算机辅助教学系统。

四、训练过程

(一) 多媒体集中示教

1. 望诊的方法和注意事项 以讲解为主，结合课堂讨论。望诊时首先应在自然光线下进行，从患者进入病室开始，注意观察其神情、气色、形体、步态，在短暂的时间内得到一个总体的印象，再进行分部望诊。应嘱患者充分暴露被观察部位，使其面向光源，注意患侧与健侧的对比观察，有疑问时应适当结合问诊与按诊，并告诫患者不要化妆就诊，并注意保护患者的隐私。

2. 望诊的主要内容 包括总体望诊和局部望诊。突出强调临床常用的但又经常被忽略的关键点，尤其是神、色的辨识。

(二) 分组训练

学生按 10～15 人为 1 组进行分组，在老师指导下进行以下模拟训练：

1. 望诊准备 注意体位、光线，采用示教的方法比较不同光线对色泽的影响。

2. 望诊实训 学生自愿者为对象，采用对比的方法逐一进行全身和局部的观察训练。每次选择 5 名学生，分别观察目光、面色、形体的情况，要求把观察结果进行排队。训练的重点在于树立望诊的意识，认真观察的态度和技巧，以及对正常神色形态的把握。同时，对主色、客色的概念有较深刻的理解。

3. 望诊图片筛比训练 由教师提供 50～100 个望诊照片，要求通过筛选、比对逐一识别、讨论，然后由教师进行点评。训练重点在于典型望诊临床表现的识别。

4. 计算机辅助教学系统的应用 由学生在计算机上进行望诊图片识别。

5. 望诊内容的表述 每个学生写出对两名同学望诊观察结果。要求以上每个环节教师都予以讲评。

五、思考与练习

1. 望诊时需要注意哪些问题？常见的误区有哪些？
2. 望诊时为什么要用联系的、动态的眼光观察？
3. 如何理解"以神会神"？
4. 望色时应如何做到整体和局部的统一？
5. 用对比方法观察同组同学的面色。

第四节 舌 诊

舌诊是通过观察患者舌质和舌苔的变化以诊察疾病的一种方法，是望诊的重要内容，也是中医诊法的特色之一。

一、舌诊的重要性和局限性

（一）舌诊的重要性

1. 舌诊能够及时、客观地反映机体的病理变化 舌质能反映脏腑气血的功能，舌苔能反映胃气盛衰和邪气的性质，所以舌诊能够诊断疾病的病位、病性、病势和进退。如舌苔的厚薄反映病位的深浅，薄苔主表证，厚苔主里证；舌苔由薄转厚主病进，舌苔由厚转薄主病退；舌苔润燥反映津液的盛衰，润苔主津液未伤，燥苔主津液已伤；寒证多见淡白舌，热证多见红绛舌等。

2. 舌诊较为直观，相对容易掌握 舌诊主要是对舌的神、色、形、态的观察，相对于其他诊断方法，受医生主观因素影响较少，不同的医生之间容易形成共识，如颜色、大小、厚薄、润燥等较为直观，只要用心体会不难掌握，因此，对于初学者尤其重要。

（二）舌诊的局限性

1. 机体内在因素的影响 舌是内脏功能的一面镜子，舌象反映了机体内部的生理病理变化。舌象与病证间具有一定的对应关系，如薄苔主表证，白苔主表证、寒证，因此从理论上说，表寒证应当见薄白苔，但由于个体的差异以及疾病本身的复杂性，这种证、舌或病、舌的对应关系并不是绝对的。例如，若患者素体阳虚，水湿内盛，其外感风寒，虽有表证却可能见到白厚苔。所以临证应综合分析，特别注意舌的局部与全舌的关系、先天与后天的关系、舌苔的有根无根，以及舌诊与其他诊法的互参。如果对于舌象主病理解过于机械，就可能导致诊断错误。

2. 外部环境因素的影响 舌位于口腔中，直接与外界相通，因此望舌时易受当时光线、温度等外部环境的影响，也易受饮食、口腔等因素的干扰，如在黄色灯光下望舌，白苔往往被误认为黄苔；进食有颜色的食物，舌苔常被染为相应的颜色。这些都将对舌象判断和诊断结果造成一定影响。

3. 望舌方法技巧的影响 由于舌诊主要依靠医生目视观察进行判断分析，对于是非、程度的判断大多不具有量化的依据，如舌苔"厚薄"的判断标准是"见底与不见底"；对于红舌和绛舌的辨别主要依据医生对红色深浅的把握等。同时，诊断的结果亦受医生知识水平、诊断技能的影响。另一方面，初学者往往存在观察不够全面的问题。例如，望舌质时，常忽略望舌的神气、光泽等，以致不能全面了解病情。

因此，对临床见习或实习医师而言，掌握一套规范的舌诊方法显得尤为重要。

二、舌诊的方法和注意事项

（一）舌诊的方法

1. 患者的体位　患者可以采取坐位或仰卧位，面向光源。

2. 伸舌的姿势　自然伸舌，舌体放松，舌面平展，舌尖略向下，舌体充分暴露。

3. 望舌的顺序　首先是总体望舌，对于舌象有整体的印象，如观察整个舌体的色泽、胖瘦、运动等。然后按照舌尖、舌中、舌边、舌根的顺序依次观察舌质、舌苔，最后观察舌下络脉（图4-2）。

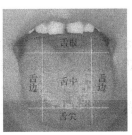

图4-2　舌体分区

4. 望舌的内容　望舌包括望舌质和舌苔两个方面的变化。望舌质主要观察舌质的光泽、颜色、外形、质地、润燥、动态，还要注意有无破溃、疼痛等；此外，望舌质还包括望舌下络脉，主要观察络脉的长短、粗细、颜色、分支及外形等。望舌苔主要观察舌苔的颜色、厚薄、润燥以及是否均匀、有无剥脱等。

（二）舌诊的注意事项

1. 光线　白天以充足柔和的自然光线为宜，夜晚或暗处可在日光灯下观察，但舌色偏淡，必要时次日白天复查。光线应直射舌面，避开有色的墙壁、窗帘等物体反光干扰。不宜在白炽灯、有色灯泡或手电筒照明下观察。

2. 姿势　伸舌过分用力、舌体紧张卷曲，都会影响舌体血液循环而引起舌色改变。例如，望舌时有些患者特意将舌头伸得太长，为的是让医生看得更全面。殊不知舌头伸得太紧太尖，舌色就会发生变化。另有一些患者，由于害羞，只稍稍伸舌；或者牙齿轻咬舌头，只露出短短的舌尖；或者由于舌体过于紧张而卷曲、颤抖，这些都不利于医生观察舌象。因此，望舌时医生应指导患者正确的伸舌姿势，或者示范正确的姿势（图4-3）。

3. 时间　由于伸舌较久舌质的色泽会发生变化，因此，医师望舌时要求做到迅速敏捷，全面准确。一次望舌的时间不宜过长，一般不超过10秒。如果一次判断不清，可令患者休息1~3分钟后，重复望舌一次。

4. 染苔　由于饮服某些食物或药物，使舌苔着色，称为染苔。特征是暂时出现，不均匀分布，与病情不相符。发现疑问时，可询问患者的饮食、服药情况，必要时可用棉签蘸少许清水在舌面上揩抹数次，颜色若能除去或棉签染上相应的颜色则为染苔。例如：①饮用牛奶、豆浆、椰汁等可使舌苔变白；②食花生、豆类、核桃等，在短时间可使舌面附着黄白色

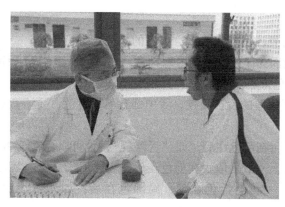

图 4 - 3 望舌姿势

残渣；③食用蛋黄、橘子、核黄素等，可将舌苔染成黄色；④各种黑褐色食品、药品，可使舌苔染成灰褐色、黑色；⑤长期吸烟，可使舌苔染成黄色、黑色，须结合问诊排除；⑥食有色口香糖、冷食或饮料也易染成各色舌苔。

5. 口腔因素 牙齿残缺，可造成同侧舌苔偏厚；镶牙可使舌边留有齿痕；因鼻塞而张口呼吸，或睡觉时张口呼吸者，舌苔偏干燥。这些因素所致的舌象异常，都不能作为机体的病理征象，临床上应仔细鉴别，以免误诊。

6. 就诊习惯 有些患者早晨刷牙时用力用牙刷刮舌面，目的是让医生看清舌象，但恰恰是因为这样，反而让医生看不准确。有些患者在伸舌之前，会特意咽一下口水，吞咽口水则水分减少，这样舌苔就会显得比较干燥。因此，在望舌之前医师应先嘱咐患者精神放松，自然伸舌，不要特意吞咽口水。对有刮舌习惯的患者，应交待其下次就诊前不要刮舌。

三、舌质的诊察与判断

舌质又称舌体。望舌质主要观察舌神、舌色、舌形、舌态、舌下络脉五个部分。

（一）舌神的诊察与判断

舌神是指舌的神气，实际就是舌的荣枯，是医生在短暂观察后对舌的总体印象。舌神的表现是多方面舌象的综合，临床上主要观察舌体的色泽和运动两个方面。

舌色红活明润，舌体活动自如者，判断为有神；舌色晦暗枯槁，活动不灵者，判断为无神。

临床记录舌象时，可以直接描述为"有神"，通常情况下通过对舌的色泽、动态的描述体现出来；对于无神之舌，描述为"舌枯""无华""无泽"，或直接记录为"无神"或"少神"。

一般来说，有神之舌，见于正常人，患者见之说明正气未大伤，预后较好。无神之舌，说明正气已伤，预后较差。

（二）舌色的诊察与判断

舌色是指舌质的颜色，包括全舌的颜色和局部的颜色，但不包括舌苔的颜色。

1. 舌色的观察

（1）望舌色的同时要注意观察齿龈、口唇的颜色，进行比较。

（2）同一舌色可能因为伴见舌形或舌态异常，如齿印、歪斜等，而有所差别，但只要舌的基本颜色符合基本舌色特点，即可判断为相应舌色。

（3）有些舌色由于较厚的舌苔覆盖，舌中部看不见舌色，要注意观察舌边和舌尖。

2. 舌色的描述

（1）舌色表述可以舌在前色在后，如"舌淡红"；也可以色在前舌在后，如"淡红舌"。但舌质后面跟着舌苔时，一般采取舌在前色在后的表述形式，如："舌红，苔黄"。

（2）临床记录时，一般全舌色在前，局部色在后，如"舌淡白有紫斑""舌淡红舌尖红"。

（3）不同颜色同时出现，一般主色在前，次色在后，如"舌绛紫"说明舌色绛中带紫，"舌淡红暗"说明舌色淡红偏暗。

（4）同一颜色的深浅不同，可以根据情况加上"偏""稍""淡"等字，如"舌淡红偏暗""舌尖稍红""舌淡紫"。

3. 常见舌色

（1）淡红舌：淡红舌通常描述为"红白适中"或"白中透红"，事实上，"淡红"色是一个相对概念，只要详细比较，不难掌握。

部分患者舌色可能不均匀，如兼见有紫斑，但只要舌的基本颜色属淡红色，仍应定为淡红舌，可以描述为"舌淡红有紫斑"。有些红舌由于较厚的舌苔覆盖，表现为淡红色，应特别注意，可查看舌边和舌尖的颜色加以确定。

淡红舌常见于正常人，但不是所有的淡红舌都见于正常人，也不是所有的正常人都表现为淡红舌。

（2）淡白舌：淡白舌通常描述为"白多红少"。临床上，只要颜色比淡红舌浅淡，即可判断为淡白舌。

如果全无血色，称为"白舌"或"枯白舌"，应特别注意与齿龈、口唇对比观察。淡白舌由于舌色淡，所以，如果兼有青紫色或紫斑、点，则显得比较明显。此外，淡白舌还应注意与白厚苔鉴别，可通过观察舌尖、舌边的舌色予以判断。

淡白舌主要由于血不荣于舌，故常见于血虚、气虚、阳虚等证。

（3）红舌：红舌通常描述为"红色"或"鲜红色"。临床上，只要颜色比淡红舌红，即可判断为红舌。

红舌可均匀地见于整个舌体，亦可仅见于舌尖、舌两边或舌边尖部。全舌色红者，记录为"舌红"或"红舌"；舌体局部色红者，要写明具体的部位，如"舌尖红""舌边尖稍红"。

红舌主要由于热促血行，舌体脉络充盈，故多主热证。

（4）绛舌：绛舌通常描述为"深红色""绛红色"或"猪腰色"。可见绛舌是深红的舌色，颜色比红舌更深，或略带暗红色。由于红舌和绛舌之间没有严格界线，所以，有时候称红绛舌。

绛舌常较均匀地见于全舌，记录为"舌绛"或"绛舌"。如果舌绛无苔称为"光绛舌"，如果光绛而无光泽如去膜猪腰，称"猪腰舌"。有些患者全舌绛而泛现紫色，此为绛紫舌。

绛舌主热盛，一般而言，从红舌到绛舌，红色越深热越甚。

（5）青紫舌：青紫舌通常描述为"紫色""青紫色"。青紫舌可由于深红或红绛兼蓝黑色而呈紫红或绛紫，称"紫红舌"或"绛紫舌"；也可见淡淡蓝青色而呈淡紫，称"淡紫舌"。紫色或者见于局部而呈斑、点，称"紫斑""紫点"。

青紫舌主要由于血行不畅，见于气滞血瘀，热盛，寒极；紫斑、紫点常见于血瘀证。由于主病有热盛、寒极之分，故应注意辨证区分：①紫舌见于热盛，多呈紫红舌、绛紫舌，多由红、绛舌发展而来，见红中带紫、紫中带红，舌面较干。②紫舌见于寒极，多呈淡紫舌，多由淡白舌发展而来，见蓝多红少，舌面较润，要仔细诊察。

此外，研究发现，妊娠妇女舌面常见有淡蓝色光泽，无明显边界，称"蓝带、蓝斑"，是气血和调，血聚冲任以养胞胎的征象。

部分原发性肝癌患者舌的左侧或右侧边缘呈现紫色或青色，呈条纹状或不规则形状的斑块、黑点，境界分明，偶尔也可以见于左右两侧，称"肝瘿线"，提示肝郁血瘀。

现举例如下。

周某，男，76岁，教授，素体肥胖。近3年来，常头晕，走路步态不稳，健忘，左侧肢体麻木。查CT示"多发性腔隙性脑梗死"。现症见头晕，走路步态不稳，健忘，左侧肢体麻木，纳少，睡眠欠佳，舌绛，有裂纹，舌左侧有一紫斑，苔黄腻，脉弦滑。

患者素体肥胖，苔腻，脉弦滑为痰湿内阻之象；舌绛，有裂纹，苔黄，则提示痰湿已郁而化火伤阴；舌左侧有一紫斑，提示瘀血阻滞；痰湿瘀血内阻，清阳不升，脑窍失养，故头晕，走路步态不稳，健忘；痰湿瘀血阻滞经络，致左侧肢体麻木。所以治疗时除了健脾化痰之外，还应注意活血通络，清热养阴。从此案例可以看出，舌象的判断在辨证过程中起到了重要的作用。

（三）舌形的诊察与判断

舌形是指舌质的形状，包括老嫩、胖瘦、点刺、裂纹、齿痕等方面的特征。其中，老嫩、胖瘦为全舌的形状，点刺、裂纹、齿痕多为舌体局部的变化。

1. 舌形的观察

（1）望舌形的同时要注意观察口裂的大小，进行比较。

（2）同一舌形可伴见不同的舌色、舌态，如胖大舌可见红舌，也可见淡白舌，但只要舌的形状符合基本舌形特点，即可判断为相应舌形。

（3）有些舌形的判断需要结合舌色、舌苔，如老、嫩舌的判断需结合舌色，裂纹舌的判断需结合舌苔。因此，望舌形时还要注意观察舌色、舌苔的变化。

2. 舌形的描述

（1）舌形表述可以舌在前形在后，如"舌胖大"；也可以形在前舌在后，如"胖大舌"。

（2）临床记录时，一般舌色在前，舌形在后，如"舌淡胖大"。

（3）不同舌形同时出现，一般全舌形状在前，局部形状在后，如"舌胖大边有齿痕"。

3. 常见舌形

（1）老、嫩舌：老与嫩是相对而言的。老舌通常描述为"坚敛苍老"，嫩舌通常描述为"浮胖娇嫩"，可见，舌质老、嫩是舌形和舌色的综合表现。

舌质纹理粗糙，坚敛苍老，舌色较暗者，判断为老舌；舌质纹理细腻，浮胖娇嫩，舌色浅淡者，判断为嫩舌。

记录舌象时，老舌可以描述为"老"或"苍老"，嫩舌可以描述为"嫩"或"娇嫩"。

老舌主实证；嫩舌主虚证。

（2）胖、瘦舌：舌体胖通常描述为"胖大""肿大""肿胖"；舌体瘦通常描述为"瘦薄""瘦小"或"瘦瘪"。实际上，舌体胖、瘦主要指舌体的大小和厚薄，但还应注意观察口裂的大小并与之进行比较。

舌体比正常舌大而厚，判断为胖大舌；舌体比正常舌小而薄，判断为瘦薄舌。如果舌体肿大满嘴，甚至不能闭口，不能缩回，称为肿胀舌。

舌体胖、瘦的程度可有差异，根据情况可以加上"偏""稍""略"等字，如"舌体偏胖""舌体稍胖""舌体略瘦"等。

临床上，肿胀舌色多红绛或青紫。

胖大舌多主水湿痰浊内停。若舌淡胖大多为脾肾阳虚，水湿内停；舌红胖大多为脾胃湿热或痰热内蕴；肿胀舌多主心脾热盛或中毒。瘦薄舌主虚。若舌淡瘦薄多见于气、血虚；舌红瘦薄多见于阴虚。

（3）齿痕舌：齿痕舌通常描述为"齿痕"、"齿印"。齿痕舌的判断相对容易，只要舌体边缘有牙齿压迫的痕迹，即可判断为齿痕舌。

齿痕多见于舌边部或尖部，其深浅可有不同，可以根据情况加上"轻微"等字，如"舌边有轻微齿痕"。

齿痕舌多与胖大舌同见，但胖大舌不一定都有齿痕，齿痕舌也不一定都见胖大。临床上，胖大舌兼有齿痕时，描述为"舌胖大边有齿痕"。

齿痕舌主脾虚，或水湿内盛，但亦可见于部分正常人。齿痕舌与胖大舌并见时，主病同胖大舌。正常人见到齿痕舌，表现为舌质淡红，舌体不大，舌边有轻微齿痕，多为先天性齿痕舌。

（4）点、刺舌：点舌通常描述为"红点""红星"；刺舌通常描述为"芒刺"。事实上，点、刺主要指舌面乳头肿大或高突的病理特征。

舌面上有突起的红色或紫红色星点，判断为点舌，大者为星，称红星舌，小者为点，称红点舌；舌乳头突起如刺，摸之棘手，呈红色或黄黑色点刺，判断为芒刺舌。点舌和芒刺舌常并见，因此，通常合称为点刺舌，而不刻意区分是点舌还是刺舌。

舌面见有点刺，状如草莓，故又称"草莓舌"。

点刺多见于舌尖部，有时也见于舌边、舌中部，其数目多少可有不同。

临床上，点刺舌多与红、绛舌并见。

一般而言，点刺舌主脏腑热极，或血分热盛，点刺愈多，邪热愈甚。

（5）裂纹舌：裂纹舌通常描述为"裂纹""裂沟"。临床上，裂纹舌的判断要结合舌苔，只要舌面上有裂纹、裂沟，无论沟裂中有无舌苔覆盖，均可判断为裂纹舌。

舌上裂纹可多少不等，深浅不一，形状各异。裂纹可见于全舌，亦可仅见于舌体局部。

若舌面上长期有裂沟、裂纹，沟裂中有舌苔，且无不适症状，则为先天性裂纹，不属病理。

一般而言，裂纹舌主热盛伤津、阴液亏虚、血虚不润。

现举例如下。

周某，男，46岁，干部。两个月前体检发现"轻度脂肪肝"。素体肥胖，喜食油腻，平素无不适症状。查体：舌淡红、胖大、边有齿痕，苔白略厚，脉缓。

患者仅体检发现"轻度脂肪肝"，无不适症状，似乎陷入无症可辨的困境，然从素体肥胖，喜食油腻，舌胖大、边有齿痕，提示患者属痰湿内盛的体质，这给我们的治疗提供了一个思路。

（四）舌态的诊察与判断

舌态是指整个舌体的动态。常见的病理舌态包括痿软、强硬、歪斜、颤动、吐弄、短缩等。

1. 舌态的观察 望舌态的同时要注意观察面部的表情、动态，结合患者言语，进行判断。

2. 舌态的描述

（1）舌态表述可以舌在前态在后，如"舌歪斜"；也可以态在前舌在后，如"歪斜舌"。

（2）临床记录时，一般舌色、舌形在前，舌态在后，如"舌淡胖大歪向左侧"。

（3）不同舌态同时出现，记录时一般不分先后。

（4）同一舌态的异常程度可有不同，可以根据情况加上"轻微""稍"等字，如"舌体轻微颤动""舌体稍歪向左侧"。

3. 常见舌态

（1）痿软舌：舌体软弱无力，不能随意伸缩回旋者，判断为痿软舌。痿软舌多见于重症患者，患者张口无力，舌体软而没有张力，不能主动伸舌，或轻轻将舌夹出后不能回收。

痿软舌多伴有语言障碍、语声低微。

一般而言，痿软舌多主伤阴或气血俱虚。

（2）强硬舌：舌失柔和，板硬强直，屈伸不利，或不能转动者，判断为强硬舌，亦称"舌强"。

强硬舌多伴有语言謇涩。

强硬舌多主热入心包，或高热伤津，或风痰阻络。常见于中风、中风先兆和中风后遗症。

（3）歪斜舌：歪斜舌通常描述为"喎斜""偏斜""偏歪""舌歪向一侧"或"舌偏向一侧"。临床上，歪斜舌的判断相对容易，只要伸舌时舌体歪向一侧，或左或右，即可判断为歪斜舌。

舌歪斜的程度可有差别，根据情况可以加上"轻微""稍"等字，如"舌体轻微歪向左侧""舌体稍歪向左侧"。

临床上，歪斜舌多与语言謇涩、口眼歪斜、半身不遂或偏身麻木同时出现。

歪斜舌多主中风、喑痱。常见于中风、中风先兆和中风后遗症。

（4）颤动舌：颤动舌通常描述为"颤抖"、"震颤"、"舌战"。临床上，舌体震颤抖动，不能自主者，判断为颤动舌。轻者仅伸舌时颤动；重者不伸舌时亦颤动难宁。

颤动舌应注意与因伸舌紧张而舌体轻微颤抖鉴别。

颤动舌主肝风内动。

（5）吐弄舌：舌较长时间伸于口外，不立即回缩者，称为吐舌。舌反复微露出口，立即收回，或舌舐口唇四周，掉动不宁者，称为弄舌。

吐弄舌多主心脾有热，痴呆或小儿智力发育不良。

（6）短缩舌：舌体卷短、紧缩，不能伸长，称为短缩舌。患者往往张口比较吃力，望之舌体短，或仅见舌前面部分，舌体不能伸出口外。

短缩舌还应与先天性舌系带过短相鉴别，后者多属先天性，舌伸长有困难，但大多能伸出口外，由于舌系带过短，所以伸舌时舌尖被后拉而向下回卷。

短缩舌多主病情危重。

现举例如下：

李某，男，60岁，工人。平素嗜食烟酒，急躁易怒。发现高血压病20余年，每日坚持服用降压片（具体药物及药量不详），血压控制在（120～135）／（70～85）mmHg。近2日，时有舌体麻木，说话不流利，遂来就诊。现症见面红，舌红，伸舌不利，舌体略显强硬，苔白腻根黄，脉弦。测血压：145/100mmHg。

患者高血压病日久，平素嗜食烟酒，急躁易怒，提示肝火旺盛；舌红，苔白腻根黄，脉弦，提示风痰内盛，痰郁化热；而舌体麻木，说话不流利，伸舌不利，舌体略显强硬，为风痰阻络之中风先兆，应及时给予治疗。

（五）舌下络脉的诊察与判断

舌下络脉是指舌系带两侧纵行的大络脉。望舌下络脉有规范的伸舌姿势、观察内容、临床表现及意义（图4-4）。

1. 患者的伸舌姿势　先让患者张口，将舌体向上腭方向翘起，舌尖轻抵上腭，勿用力太过，使舌体自然放松，舌下络脉充分显露。

2. 舌下络脉的观察时间　由于伸舌时间过久，舌下络脉的色泽、长度、粗细等会发生变化，因此，一次观察时间一般不超过10秒。如果一次判断不清，可令患者休息1～3分钟后，重复望舌一次。

3. 舌下络脉的观察内容　主要观察舌系带两侧大络脉的色泽、长度、粗细、形态以及舌下小血络的颜色、形态等变化。

4. 舌下络脉正常的表现　管径一般不超过2.7mm，长度不超过舌尖至舌下肉阜连线的3/5，颜色暗红。脉络无怒张、紧束、弯曲、增生，排列有序。络脉两侧各有一条，大多数

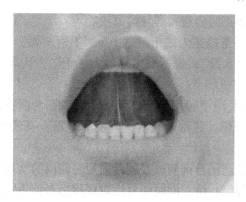

图 4 - 4 望舌下络脉

为单支，极少有双支出现。

5. 舌下络脉异常及其临床意义 舌下络脉粗胀，或呈青紫、绛、绛紫、紫黑色，或舌下细小络脉呈暗红色或紫色网络，或舌下络脉曲张如紫色珠子状大小不等的结节，均为血瘀的征象。

四、舌苔的诊察与判断

望舌苔主要观察苔质和苔色两方面的变化。

（一）苔质的诊察与判断

苔质是指舌苔的质地和形态，包括舌苔的厚薄、润燥、腻腐、剥落、偏全、真假等方面的改变。

1. 苔质的观察 望苔质的同时要注意询问患者就诊前短时间内的饮食、饮水等情况，如就诊前饮水过多，会影响舌苔的润燥。

2. 苔质的描述

（1）苔质的表述可以苔在前质在后，如"苔薄"；也可以质在前苔在后，如"薄苔"。

（2）临床记录时，一般舌质描述在前，舌苔描述在后。

（3）不同苔质同时出现，一般厚薄描述在前，润燥、腻腐、剥落等描述在后，如"苔薄干燥"说明舌苔薄而干燥，"苔厚中剥"说明舌苔厚而舌中部苔剥脱。

3. 常见苔质

（1）薄、厚苔：舌苔薄、厚是以"见底""不见底"作为衡量标准的。所谓"见底"，即透过舌苔能隐约见到舌质。若舌苔能见底者，判断为薄苔；不能见底者，则判断为厚苔。

苔厚的程度可不同，可以根据情况加上"稍""偏""略"等字，如"舌苔稍厚""舌苔偏厚""舌苔略厚"。

临床上，舌苔的分布可能不均匀，若薄苔和厚苔并见，则定为厚苔，即只要舌体局部出现舌苔增厚，就可判断为厚苔。在记录舌象时，若全舌苔厚者，直接记录为苔厚；若舌体局部苔厚者，则要具体记录厚苔的部位，如"舌中部苔厚"或"舌根部苔厚"。临床上，常见到全舌苔厚，或舌中、舌根部苔厚。

舌苔薄、厚主要反映邪正的盛衰和邪气的深浅。

（2）润、燥苔：润苔通常描述为"干湿适中""不滑不燥""润泽"；滑苔通常描述为"水分过多""伸舌欲滴""水滑"；燥苔通常描述为"干""干燥""干裂"；糙苔通常描述为"粗糙"。

临床上，舌苔润泽有津，干湿适中，不滑不燥者，判断为润苔；舌面水分过多，伸舌欲滴者，判断为滑苔；舌苔干燥，甚则干裂者，判断为燥苔；苔质粗糙或如砂石者，判断为糙苔。

观察舌苔润燥时，应注意结合询问患者就诊前短时间内的饮水情况，如有些患者由于口渴而不断喝水，舌苔可能偏润、滑。同时还要注意观察患者伸舌前，是否刻意吞咽口水。

临床记录时，可以根据润、燥的程度不同，加上"偏""稍"等字，如"舌苔稍滑""舌苔偏干"等。

润、燥苔主要反映体内津液的盈亏和输布情况。

（3）腻、腐苔：腻苔通常描述为"如油腻状"，腐苔通常描述为"如豆腐渣"，二者的共同特点是苔比较厚。

若苔质致密，颗粒细小，融合成片，如涂有油腻之状，中间厚边周薄，紧贴舌面，揩之不去，刮之不脱，则判断为腻苔，其特点为苔质致密细腻，望之滑腻，舌中苔比较厚；若苔质疏松，颗粒粗大，形如豆腐渣堆积舌面，边中皆厚，揩之易去，则判断为腐苔，其特点为苔质疏松，望之不均匀。

腻、腐苔可见于整个舌体，亦可仅见于舌中、舌根或舌边部。临床记录时，局部苔腻或腐者要描述具体的部位，如"舌中根部苔腻"。

腻、腐苔皆主痰证、湿证和食积，但腻苔以痰证、湿证多见，腐苔以食积多见。

（4）剥（落）苔：剥（落）苔是指全舌或舌体局部舌苔脱落，脱落处光滑无苔。

舌苔剥脱的部位和范围大小可有不同，可单处剥脱，亦可多处剥脱，范围可大可小。

根据剥苔的部位和特点不同，有不同的名称，如舌前半部苔剥脱者，称前剥苔；舌中部苔剥脱者，称中剥苔；舌根部苔剥脱者，称根剥苔；舌苔多处剥脱，舌面仅斑驳残存少量舌苔，称花剥苔；小儿舌苔不规则地剥脱，界限清楚，形似地图，部位时有转移，称地图舌，为花剥苔的一种形式；舌苔全部剥脱，舌面光洁如镜，称镜面舌，又称光剥苔或无苔。另外，若舌苔剥脱处，仍有新生苔质颗粒，隐约可见薄苔，称类剥苔。

剥（落）苔主胃气不足，胃阴枯竭或气血两虚。小儿地图舌多见于虫积。

（5）偏、全苔：舌面上舌苔的分布可以不均匀。舌苔遍布舌面，称为全苔；舌苔仅布于前、后、左、右之某一局部，称为偏苔。

临床记录时，全苔者，就具体描述苔质、苔色，而不刻意写"全苔"。偏苔者，要具体描述舌苔分布的部位，如"舌苔偏于舌尖部""舌苔偏于舌中部"。

全舌厚苔，多为实邪阻滞；舌苔偏于某处，则根据舌面脏腑分候的部位进行辨证。

（6）真、假苔：真、假苔的判断要借助刮舌法。真苔通常描述为"有根苔"，假苔通常描述为"无根苔"。所谓"有根"是指苔有根蒂，即舌苔与舌体不可分离；"无根"是指苔无根蒂，舌苔浮于舌面，刮后无垢。因此，若舌苔紧贴舌面，刮之难去，刮后仍留有苔迹，不露舌质者，则判断为真苔；舌苔不紧贴舌面，似涂于舌面，苔易刮脱，刮后无垢而舌质光洁者，则判断为假苔。

一般而言，真苔主胃气未伤，久病见之，说明胃气尚存；假苔主胃气衰败。

现举例如下。

陈某，男，4 岁。患儿 3 个月来发热、咳嗽不时发作，发时即服用抗生素及退热药，药后热退，但数日后再起，至今已用抗生素数种，而咳嗽未见明显好转。今日咳嗽加重，前来就诊。查体温 37℃，现症见咳嗽，痰少色黄而黏，夜间气急，无恶寒，头汗多，口渴，纳少，大便干结，二日一行，面色淡白，舌红，苔薄白，左侧剥落，脉细。

患儿发热、咳嗽已 3 个月，且无恶寒，不属表证；从痰少色黄而黏，头汗多，口渴，大便干结，舌红，可判断属热证；然到底是属实热还是虚热，则可以结合舌苔左侧剥落，脉细判定属阴虚内热，因而诊断为肺阴虚证。

（二）苔色的诊察与判断

苔色是指舌苔的颜色，包括全舌的舌苔颜色和局部的舌苔颜色，但不包括舌色。

1. 苔色的观察　望苔色的同时要注意询问患者就诊前短时间内的饮食及服药情况，以鉴别染苔。

2. 苔色的描述

（1）苔色表述可以苔在前色在后，如"苔白"；也可以色在前苔在后，如"白苔"。

（2）临床记录时，不同苔色同时出现，一般主色在前，次色在后，如"苔黄根灰黑"、"苔白中黄""苔黄白相兼"。

（3）临床记录时，一般苔色在前，苔质在后，如"苔白厚而干燥""苔黄腻"。但描述薄苔时，一般"薄"在前，色在后，如"苔薄白""苔薄黄"。

（4）同一苔色的深浅不同，可以根据情况加上"淡""微""浅""深"等字，如"苔淡黄""苔微黄""苔浅黄""苔深黄"等。

3. 常见苔色

（1）白苔：舌苔呈现白色，即可判断为白苔。

白苔为舌苔之本色。正常舌苔为均匀薄白苔。病理情况下，全舌或局部苔色可发生变化。因此，临床上，白苔可布满全舌，亦可与黄苔、灰黑苔相兼出现。

若舌面满布白苔，颗粒疏松，如厚厚的白粉铺于舌上，扪之涩而不燥者，称为积粉苔。

临床记录时，全舌苔白者，描述为"白苔"；局部苔色变化者，要具体描述局部的苔色变化，如"苔白中黄"、"苔白根黑"。

白苔可为正常舌苔，病中多主表证、寒证、湿证，亦可见于热证。

（2）黄苔：舌苔呈现黄色，即可判断为黄苔。

苔黄的程度可有差别，若舌苔呈浅黄色，即可描述为"淡黄苔"或"微黄苔"；舌苔黄厚而深，描述为"深黄苔"或"正黄苔"；若深黄苔中夹有灰褐色苔，描述为"焦黄苔"或"老黄苔"。深黄苔、焦黄苔多与厚苔并见。

黄苔是由白苔转化而来，同时，黄苔还可以转化为灰黑苔。因此，黄苔可与白苔、灰黑苔相兼出现。

临床记录时，全舌苔黄者，描述为"黄苔"；局部苔黄者，要具体描述黄苔的部位，如"舌中苔黄"。

一般而言，黄苔主热证、里证。苔色越黄，提示邪热越甚，因此，黄苔多与红、绛舌并见。

（3）灰黑苔：舌苔呈现灰、黑色，即可判断为灰黑苔，其中色浅者称灰苔，色深者称黑苔。灰黑苔可见于全舌，也可见于局部，可见淡淡灰色，也可见深黑如墨。

灰黑苔主阴寒内盛，或里热炽盛。二者病情均相对较重，因此如何鉴别就显得十分重要。

阴寒内盛者一般都有寒证的病史，灰苔多由白苔转化而成的，而见淡淡灰色边见白苔，舌苔湿润，舌色多淡白。

里热炽盛者一般都有热证的病史，灰黑苔大多由黄苔转化而成，灰黑苔周边可见焦黄苔，舌苔干燥，舌色多红绛。

现举例如下。

李某，男，57 岁，干部。素体肥胖，喜食辛辣油腻。反复发作眩晕 5 年，每次发作少则 1 天，多则 1 周，眩晕呈天旋地转状，伴恶心，呕吐，眼球震颤，卧床不得行动，也不能睁眼。昨日眩晕再次发作，症状较重，舌质暗红，舌苔白腻中夹黄苔，脉弦滑。

患者素体肥胖，喜食辛辣油腻，提示脾虚湿盛；痰湿内阻，清阳不升，而发眩晕。舌苔腻，脉弦滑，为痰湿内阻之征；而舌质红，舌中苔黄，提示痰湿已郁而化热。因此，治疗时除健脾化湿外，还应清热化痰。

五、舌诊的综合应用

（一）证舌关系

一般认为，舌质的变化主要反映脏腑的虚实、气血津液的盛衰；舌苔的变化主要反映病邪的性质、邪正的消长、胃气的存亡。因此，舌质和舌苔的变化所反映的生理病理意义各有侧重。"舌是人体的一面镜子"，人体的各种病理变化能够通过舌反映出来。但是，由于先天禀赋、气候环境等因素的影响，特别是疾病的复杂性和个体的差异都可以对舌质和舌苔产生影响。因此，临床诊病时，不仅要注意证舌之间的对应关系，还应结合舌质、舌苔的主病特点进行综合分析。

1. 证舌相应　通常情况下，证与舌是相对应的，反映了疾病过程中望舌诊病的一般规律。例如：①舌质淡红，苔薄黄：提示风热表证。②舌质淡胖嫩，苔薄白：提示阳气虚衰。

2. 证舌不相应　在某些特定情况下，证与舌是不相应的，这应当引起重视。例如：外感初起的表证，本来应见薄苔，却见厚苔，这主要是因为患者素体痰湿偏盛或原有其他疾病，复感外邪。

（二）舌质与舌苔的关系

1. 舌质和舌苔变化一致　一般情况下，舌质和舌苔变化是一致的，提示病机相同，主病一致。例如：①舌质红绛，苍老，舌尖有芒刺，舌苔焦黄干燥：主里实热证（热盛津伤）。②舌质淡胖嫩，边有齿痕，舌苔白润：主里虚寒证（阳虚水湿内停）。

2. 舌质和舌苔变化不一致 在某些特定情况下，舌质和舌苔变化是不一致的，反映了病情的复杂性，一般说来，舌质反映了体质或正气的盛衰，舌苔反映了胃气存亡和邪气的性质。例如：①舌质淡嫩，苔黄腻：提示正气虚伴有实邪（平素脾胃虚寒，复感湿热之邪）。②舌质绛紫，苔白腻：提示热盛血瘀伴有寒湿内阻。

（三）舌象的动态观察

在疾病的发展过程中，舌象会随着疾病的发展而发生相应的变化。通过对舌象的动态观察，可以了解疾病的进退、顺逆等病变势态，为早期诊断、早期治疗提供重要依据。

1. 舌质的动态变化

（1）淡红舌（正常）→红舌（热）→绛舌（热盛）→绛紫舌（热盛气壅）。

（2）淡红舌（正常）→淡白舌（气血渐虚）→淡紫舌（阳虚寒凝）。

2. 舌苔的动态变化

（1）（邪退）薄苔⇆厚苔（病进）。

（2）（津来复）润苔⇆燥苔（津已伤）。

（3）（胃气渐复）有苔⇆无苔（胃气渐虚）。

（4）薄苔→厚苔→薄苔（顺证、好转）。

（5）薄苔→厚苔→骤无（逆证、恶化）。

3. 典型案例

案例1：林某，男，61岁，干部。慢性胃炎病史10年。昨晚因天气突变感寒，今日晨起即感恶寒，发热，身痛，鼻塞，遂来就诊。查体温37.8℃，现症见：恶寒，发热，身痛，鼻塞，胃脘不适，食欲减退，舌红、胖大，边有齿痕，苔黄腻，脉滑数。

辨证分析：根据病因及患者的症状，可以诊断属风寒表证。然风寒表证本应见到淡红舌、薄白苔，而患者由于有10年的慢性胃炎病史，脾胃湿热素盛，故舌象表现为舌红、胖大，边有齿痕，苔黄腻。此案例提示临床辨证应注意疾病的复杂性，不可机械理解舌诊主病。

案例2：黄某，男，68岁，工人。黑便2天，色黑量多，伴头晕，乏力，出冷汗，四肢发凉，面色苍白，大便一日4~5次，呈柏油样便，血压90/50mmHg。有10年十二指肠球部溃疡病史，平素嗜酒，每日必饮100~300mL白酒。舌质淡白，舌苔焦黄而腻，脉虚数。

辨证分析：平素嗜酒，胃有积热，酒热戕胃，助火动血，而发便血紫黑，量多；年高失血，气随血脱，气血两亏，而见头晕，乏力，出冷汗，四肢发凉，面色苍白，舌质淡白，脉虚；湿热内蕴，而见舌苔焦黄而腻，脉数。因此，舌质淡白，舌苔焦黄而腻，体现气血两虚为本，伤酒湿热为标。

案例3：王某，男，35岁，职员。

一诊：昨日下班时淋雨受凉，当晚自觉恶寒，咽痒不适而微咳。今晨起床后咳嗽加重，咳痰稀白，咽痒，恶寒发热，鼻塞，流清涕，身痛不适，遂来诊。体检：T37.8℃，咽红，舌淡红，苔薄白，脉浮。

二诊：虽经治疗，但因工作繁忙，未能很好休息。现咳嗽加剧，咳痰黄稠，胸痛而闷，咽痛，壮热汗出，口渴喜冷饮，食欲欠佳，小便短黄，大便干结。体检：T39℃，神清，烦躁，面赤，颚弓、咽喉红赤，咽后壁滤泡，扁桃体肿大，色紫红，舌质红，苔黄厚，脉洪数。X线检查示：急性支气管炎。

辨证分析：一诊患者外感风寒，症见恶寒发热，苔薄，脉浮，属表证；从咳痰稀白，鼻流清涕，无咽痛、口渴等症，可以判断属风寒表证。二诊舌质由淡红变红，舌苔由薄白转黄厚，脉由浮变洪数，说明表邪已入里化热；咳痰黄稠，咽痛，壮热汗出，口渴喜冷饮，小便短黄，大便干结，均为肺热炽盛的表现。

案例4：刘某，男，65岁，干部。患者咳嗽气短10余年，每于冬季尤易感冒发作，每次迁延日久不愈，咳嗽，咳痰，色白，晨起量多。1周前又外感风寒，现症见咳嗽，咳痰不爽，白色泡沫状痰，胸闷憋气，食纳不香，舌质微暗红，有裂纹，舌苔白厚滑。

辨证分析：患者咳嗽气短日久，又易感冒，为肺气虚的征象。1周前复感外邪犯肺，肺气失宣，故咳嗽、咳痰、胸闷。舌苔白厚滑，提示痰湿内盛。痰湿困脾，脾失健运，故食纳不香，痰湿复生。而舌质微暗红，有裂纹，提示患者素体阴虚。因此，治疗时宜宣肺化痰，健脾化湿，还应注意养阴润肺。

六、舌诊模拟训练

（一）训练目的

掌握舌诊的方法和常见舌象的辨识。

（二）训练方法

可以采用以常衡变法和器具辅助法。

（三）训练材料

舌诊图片、舌诊仪、计算机辅助教学系统。

（四）训练过程

1. 多媒体集中示教

（1）舌诊的方法和注意事项：以讲解为主，结合示教。

（2）舌诊的主要内容：包括舌质和舌苔的诊察与判断，结合讨论。

2. 分组训练

学生按10~15人为一组进行分组，在老师指导下进行以下模拟训练：

（1）舌诊准备：训练的重点在于掌握正确的望舌体位和伸舌姿势：①老师分别面向光源、侧向光源、背向光源坐位并正确伸舌，让同学观察舌色是否一致，并指出正确的体位及对光线的要求。②老师分别示范各种伸舌姿势，由学生判断正确与否。

例如，用力将舌头伸得长长尖尖的；只稍稍伸舌；牙齿轻咬舌头，只露出短短的舌尖；

舌尖上翘；舌体向中间卷曲；舌体轻微颤抖；伸舌之前，特意咽一下口水。

（2）舌诊实训：学生自愿者为对象，采用对比的方法开展舌诊观察训练。每次选择2～3名学生，分别观察舌质的神、色、形、态；舌苔的色、质；舌下络脉的颜色、形态、长短、粗细、舌下小血络等情况。训练的重点在于舌诊的方法，认真观察的态度、技巧，以及对正常舌象的理解。

（3）舌诊图片筛比训练：由教师提供50～100个舌诊照片，要求学生从中筛选出若干指定舌象的照片，逐一进行讨论，然后由教师进行点评，同时指出同种舌象在其他方面可具有不同的舌象特征。例如，淡红舌只是从颜色上概括舌质的特征之一，所以淡红舌可以伴见不同的舌形、舌态、舌苔。训练重点在于不同舌象的识别。

（4）计算机辅助教学系统的应用：由学生在计算机上进行舌诊图片识别。

（5）舌诊内容的表述：要求每个学生按照舌象分析表的项目，全面记录对两名学生舌诊观察结果，最后再总结描述舌象特点（表4-1）。

表4-1　　　　　　　　　　　舌象分析表

项目		部位			
		舌尖	舌中	舌边	舌根
舌质	舌神				
	舌色				
	舌形				
	舌态				
	舌下络脉				
舌苔	苔色				
	苔质				
舌象特点、拟诊结果					

（6）舌诊仪的使用：介绍舌诊仪的使用方法，让学生进行操作。

（五）思考与练习

（1）望舌应着重观察哪几方面表现？

（2）腻苔和腐苔的舌象和主病有哪些异同点？

（3）通过观察你发现同学中间最常见的异常舌象有哪几种？

第五章

闻　诊

闻诊包括听声音和嗅气味两个方面的内容，是医生通过听觉和嗅觉了解由患者发出的各种声音和气味，以诊察疾病的方法。在临床上闻诊应在较安静适宜的环境中进行，医生在进行其他诊法的过程中，还应当用心听患者所发之声音和嗅患者发出的气味，必要时应结合问诊以进行资料的补充。现代中医临床上存在着忽视闻诊的现象，例如，患者叙述病史的过程中，时时叹气（太息），医生却没有注意。又如，咳嗽患者咳声的强弱、高低对于辨证有重要的指导意义，但是未能引起医生的高度重视，这样必然会影响四诊资料的完整性。所以，要求医生除了"口勤""手勤"外，还要"耳灵""鼻灵"。

第一节　听声音

听声音，就是听患者发出的各种声音，以了解病情，诊断疾病。首先要了解正常声音和病变声音的区别，确定为病变声音后，要鉴别其归类和属性，从而为辨证提供依据。

一、正常声音

常人于安静状态下，可无声音发出，或仅有轻微的呼吸之声。开口说话，则构成语声。正常语声虽存在个体差异，但至少应具备以下基本要素，即发声自然、应答切题、语音清晰。由于性别、年龄、身体等形质禀赋之不同，可有所差别，男性多声低而浊，女性多声高而清，儿童则声音尖利清脆，老人则声音浑厚低沉。例如，我们在接听电话过程中，虽然没有看见对方的容貌，但是，从语声中大致可以判断出对方的性别、年龄、情绪，甚至地区。此外，声音还受其他因素的影响，如情志的变化（如生气时发声忿厉而急，悲哀则发声悲惨而断续），职业的影响（如果患者长期在嘈杂的环境下工作，平时说话声则较高亢有力）。这些变化都属于正常范围，与疾病无关。

二、病变声音

病变声音，指疾病反映于声音上的变化，表现为患者语声异常或出现本不该有的声音。听诊的内容主要包括患者言语、气息，以及咳嗽、呕吐、呃逆、嗳气等声音的高低、强弱、清浊、缓急等的变化。

一般来说，起病急，病程短，声音大而有力，语声连续，前轻后重者多属实证、热证；

起病缓，病程长，声音低微无力，语声断续，少言而沉静，前重后轻者多属虚证、寒证；若声音重浊，语带鼻音，如从瓮中发声，多是外感风寒湿诸邪，或鼻窍不通。

（一）发声异常

1. 音哑与失音 声音嘶哑称音哑或声嘶，语而无声者称失音，二者有轻重之别，临床发病往往先见音哑，病情继续发展则可见失音。音哑与失音病因病机基本相同，病位在肺，急性、实证属"金实不鸣"，慢性、虚证属"金破不鸣"。

2. 鼻鼾 是指熟睡或昏迷时鼻喉发出的异常呼吸声，俗称"打呼噜"。正常人特别是劳累后在熟睡时亦可闻鼾声，不属病态。鼻鼾多见于形体肥胖及鼻咽部疾患之人，常为痰气交阻，息道不畅所致。若在昏迷状态下鼾声不绝，多属危证，则要引起注意。

3. 太息 太息又称"叹气"，是指患者自觉胸中憋闷而长嘘气或发出响声，嘘后胸中觉舒的一种表现，情绪郁闷时常出现，为气机不畅所致。以肝郁多见。

4. 惊呼 指患者突然发出惊叫声。阵发惊呼多由于骤发剧痛或惊恐；小儿睡时惊呼、夜啼，多见于受惊；成人惊呼多因惊恐或精神失常。

（二）语言异常

"言为心声"，故语言异常多属心的病变。

1. 谵语与郑声 神志不清时出现的语言异常可有谵语与郑声。

谵语的特点是胡言乱语，声高有力，往往伴有身热烦躁等，多属实证、热证；而郑声表现为语言重复，低微无力，时断时续，多属虚证。谵语与郑声均为病情危重，是失神的不同表现。

2. 夺气、言謇、独语和错语 神志清醒时出现的语言异常可有夺气、言謇、独语和错语。

（1）夺气：表现为身体极度虚弱，语声轻而低微，语速慢，时断时续，是宗气大虚之征。

（2）言謇：表现为患者思维正常而说话含糊不清或吐字困难，可见于因习惯而成的正常人、舌系带过短之人或中风后遗症患者。

（3）独语和错语：独语表现为说话无对象，喃喃自语，首尾不续，见人便止。错语表现为语言错乱，或言后自知，常欲自纠。独语和错语均有虚实的不同，实证多因痰浊、瘀血，但多见于老年人或久病体弱之人，为神气不足所致。

3. 狂言 精神错乱者可闻及狂言，表现为哭笑无常，胡言乱语，喧扰妄动，烦躁不安等，主要见于狂证，俗称"武痴""发疯"。

（三）呼吸异常

呼吸异常是肺病常见的症状。可由外邪侵袭或其他脏腑病变影响于肺，使肺气宣降失常而致，主要有喘、哮、短气、少气等表现。

1. 喘 又称"气喘"，是指呼吸急促困难，甚至张口抬肩，鼻翼煽动，端坐呼吸，不能平卧，可见于多种急慢性肺脏疾病。喘有虚实之别，新病气喘，声高息粗，呼出为快者，多见实证；久病气喘，声低息微，吸入为快者，多见虚证。

2. 哮　是以呼吸急促，喉中痰鸣如哨（或如水鸡声）为特征，多反复发作，不易痊愈。患者往往因季节转换、气候变化或过食酸咸生冷等突然复发，发作前常有先兆症状，如鼻痒、咽痒、胸闷、咳嗽等，发作过后常进入缓解期。根据发作的季节、诱因、咳痰等不同情况，可分为冷哮和热哮。哮不同于喘，主要区别是喘以呼吸困难为特征，而哮以哮鸣音为特征，二者可同时出现，故古人有"喘不兼哮，哮必兼喘"之说。

3. 短气　是以呼吸短促，不相接续为特点，表现为"呼吸频率加快，深度变浅"，其症似喘而不抬肩，气急而无痰声。以自觉短促为主，虽有虚实之分，但以肺气不足为多。

4. 少气　是以呼吸微弱，语声低微无力为特点，表现为"呼吸频率正常，深度变浅"，患者多伴有倦怠懒言，面色不华，于谈话时自觉气少不足以言，常深吸一口气后再继续说话，为诸虚劳损之象。

（四）咳嗽

咳嗽指气向上升至喉间，声道关闭突然开放而发出的"咳、咳"声，是肺病中最常见的症状，是肺失宣降，肺气上逆的表现。听咳嗽的声音除了依据前述区分声音属性的方法进行判别以外，还要结合咳声特点以及其他诊法的内容进行分析。例如，咳声紧闷重浊、音调低沉、痰白稀者，多属寒证；咳声清脆、音调高亢、痰黄稠者，多属热证；咳声响亮、声高有力者，多属实证；咳声低微、声低懒言者，多属虚证。

除此以外，还有两种特殊咳嗽：一种见于顿咳（百日咳），表现为咳嗽阵作，咳声短促连续，痉挛性发作，咳后有鸡鸣样回声，其特点是以5岁以下的小儿多见，多发于冬春季节，其病程较长，不易速愈，多因风邪与伏痰搏结，郁而化热，阻遏气道所致。另一种见于白喉病的咳嗽，特征是咳声如犬吠，声音嘶哑，喉间有白膜生长，擦破流血，随之复生，呼吸困难，为肺肾阴虚，疫毒攻喉所致，属急性传染病。

（五）呕吐、嗳气与呃逆

呕吐、嗳气与呃逆均为胃气上逆所致。由于导致胃气上逆的原因不同，要根据所发出的声响大小、伴随气味以及兼见症状区分疾病的寒热虚实。

1. 呕吐　是指食物、痰涎或气从胃中上涌，由口中吐出的症状。有声有物为呕吐，有声无物为干呕，有物无声为吐，现统称为呕吐。

2. 嗳气　俗称"打嗝"，是气从胃中向上出于咽喉时发出的声音。嗳气频作，嗳后脘腹胀减，提示胃中气滞，常见于肝气犯胃；嗳声低沉，时时而发，兼有神疲、纳呆等，提示脾胃气虚。但饱食或饮用碳酸饮料之后偶有嗳气，不属病态。

3. 呃逆　是指喉间呃呃连声，声短而频，不能自制的一种症状，是胃气上逆动膈所致。呃声高亢有力，多为实证；呃声低沉无力，多为虚证。久病、重病之人呃逆不止，为胃气衰败的表现。正常人在刚进食后，或遇风寒，或进食过快均可见呃逆，往往是暂时的，大多能自愈。民间也有人把呃逆称作"打嗝"，容易混淆。嗳气是有气上升，可以有声也可以无声；呃逆是呃呃连声，没有气上升，应注意区别。

第二节 嗅气味

嗅气味，主要是通过嗅患者病体、排出物、病室等的异常气味，以了解病情，诊断疾病。重点是闻患者呼出的以及身体上的气味。嗅气味时，应注意排除其他非疾病因素的干扰，比如患者刚进食气味较重的食物，长期吸烟或身上抹香水，这就需要结合问诊进行鉴别。另一方面，由于条件限制，许多情况下，异常气味是由患者直接告诉医生的，也应参照闻诊的内容进行辨证。

一、病体气味

口气是指患者张口时，口中发出臭秽之气，或称口臭。正常人说话时没有口气。口气多见于口腔本身的病变或胃肠有病之人。

汗气指汗液的气味，汗有腥膻味，属风湿热久蕴皮肤所致。

鼻臭是指鼻腔呼气时有臭秽气味。如伴见流浊涕经常不止的为鼻渊；如口鼻呼出之气带有烂苹果味，是糖尿病酮症酸中毒；若呼气带有大蒜味，可能见于有机磷中毒；若呼气带有尿臊气，甚则身体也发出此味，多见于肾衰尿毒症。

排出物的气味，患者能自觉。因此，对于排出物如痰涎、大小便、妇人经带等的异常气味，可以通过问诊得知。一般而言，湿热或热邪致病，其排出物多混浊而有臭秽、难闻的气味；寒邪或寒湿邪气致病，其排出物多清稀而味腥或无特殊气味。

二、病室气味

病室的气味由病体本身及其排出物等发出。瘟疫病开始即有臭气触人，轻则盈于床帐，重则充满一室。室内有血腥味，多是失血证。室内有腐臭气味，多为疮疡溃烂腐败。室内有尸臭气味，是脏腑败坏。室内有尿臊气味，多见于遗尿患者或肾衰尿毒症。室内有烂苹果气味，多见于糖尿病酮症酸中毒。此外，病室的气味有时候对于判断病因也是十分重要的，例如煤气中毒、农药中毒等，通过对病室气味的了解，就能作出大致判断。

总之，病体、病室气味或是分泌物、排泄物的气味，都应结合问诊和望诊进行判断，若臭味比较明显，分泌物、排泄物色黄黏稠，不易排出者，多为实证、热证；反之，臭味不明显，分泌物、排泄物色白清稀，容易排出者，多为虚证、寒证。

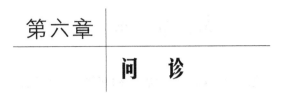

问诊是医师进行有目的、有步骤的询问病情，以了解疾病的现状与历史，从而为辨病、辨证提供依据的一种诊察疾病的方法。在临床工作中，问诊对了解患者症状、判断患者病种与病证有着极为重要的作用。但是，不重视问诊、问诊内容不全面、问诊方式不当等情况时常出现，这些势必会影响医师对患者病情的全面了解与判断，从而影响治疗方案的制定和疗效。学习问诊的核心是掌握"问"，包括"问什么"和"怎样问"两方面的内容。问诊技能单靠理论学习是无法掌握的，需要结合实践进行不断地锻炼才能逐渐完善、提高。

第一节　问诊概述

一、问诊的目的和意义

对于绝大多数医师来说，问诊是进行临床工作必须具备的基本技能，是正确诊断疾病的首要步骤和方法。医学功底扎实、临床经验丰富的医师，通常在问诊过程中就能对大多数患者病情做出大致或相对准确的判断。与其他诊法相比较而言，问诊具有更加明显的特殊性、不可替代性。

通常情况下，问诊是其他诊法的先导，可以使医师迅速了解病情，从而有针对性地采用其他诊法或理化检查。问诊不仅是收集资料的过程，还是理性认识的过程。医师通过询问各种症状的有无及其特点，可进行鉴别诊断与排除，从而将感性认识上升到理性认识，实现"症-病-证"的认识飞跃。可以说，问诊贯穿于其他诊法之始终，其他诊法所得资料也可以弥补问诊的不足，为问诊提供新的线索。

（一）问诊与其他诊法的关系

1. 问诊与望诊的关系　在临床工作中，医师往往是先看到患者，而后再进行询问的，患者的神、色、形、态时常能为判断病情提供重要的信息。所以，中医学中有"望而知之谓之神"之说。但是，最初的观察往往是大致的、笼统的，所观察到的患者的外在表现也未必与客观病情本质完全吻合。若要进一步有重点的进行详细望诊检查，依然有赖于仔细询问病情，而后再重点望诊。此外，还有一些患者的症状是一些自觉症状，其神、色、形、态及体征没有明显的异常表现，这时要了解患者的病情，最便捷的方法就只能是问诊了。

2. 问诊与闻诊的关系　对医师来说，患者所发出的声音、气味对了解其病情均有一定作用。但是，患者的异常声音未必都是在医师诊察时出现的，如嗳气、咳嗽、喘、哮、干呕等，除了当场注意倾听外，欲进一步了解其声音与气息的高低、强弱、清浊、缓急、加重和缓解的因素等信息，往往需要依赖问诊。气味也是如此，病房、患者躯体等异常味道有时可以直接嗅得，但分泌物、排泄物的异常气味也往往需要通过询问来了解。

3. 问诊与脉诊的关系　脉诊是中医临床不可或缺的诊察步骤，可为诊断病证提供重要依据。但是，脉象只是疾病表现的一个方面，有时典型，有时不典型，如"香港脚"、"鸡眼"、"痛经"等疾患以及患者的病史主观感觉等在脉象上的变化往往不一定十分典型，需要以问诊引导其他诊法逐步明确病情。此外，躯体部位的切诊通常也需要结合问诊，如局部按压时患者的感觉、拒按、喜按等。

（二）问诊与辅助检查的关系

1. 问诊是辅助检查的先导　在疾病的诊断过程中，辨证与辨病不可偏废。辅助检查对辨病具有极为重要的作用。但是，我国的医疗资源和群众的经济承受能力都十分有限，每个患者不可能进行所有相关的物理、生化检查。因此，通常以问诊为先导，根据问诊所得信息进行有针对性、有重点、合适的检查。

2. 辅助检查可补问诊不足　在临床上，有些患者就诊时不一定有典型的证候表现。这时，辅助检查对明确诊断、辨病辨证的作用就尤为重要了。也有患者各项检查结果无异常，但患者却有种种自觉症状，这时的辅助检查对排除器质性病变、辨病辨证同样有着不可或缺的重要作用。

（三）问诊与辨证的关系

1. 问诊资料是辨证的重要依据　问诊所得资料是辨证的主要信息来源之一，加上问诊对其他诊法、辅助检查来说具有先导性，这直接影响了病情资料的系统性、完整性。因此，问诊资料的准确和全面与否直接影响了辨证的层次性与准确性。临床上的误诊事件有相当一部分就是因为问诊不全面、不准确而造成的。例如有的患者不了解各种症状的确切含义，因咳嗽伴有咽干、痰多而自述"干咳"，若医师不以"有没有痰"、"痰多不多"等问题进行询问、核实，势必会形成漏诊、误治。

2. 辨证思维对问诊有指导作用　在问诊时，除了要问得全面之外，还要问得系统，要根据患者主诉等病情资料来进一步询问、分析，判断其病因、病性、病势、病位、正邪关系。这种以主诉为核心逐步问得相关资料，确定其病情并与其他情况鉴别的认识过程，正是在辨证思维的指导下实现的。医师需要了解患者腹痛的轻重、久暂、部位、特点来判断病势的缓急、涉及的脏腑、病痛的具体性质。

如患者腹痛，上腹部疼痛病多在胃，脐周痛病多在肠，小腹痛病多涉及胞宫、膀胱等，少腹痛多涉及肠腑与肝经，询问患者腹痛的具体部位有助于了解病变所涉及的病位。而且，腹痛伴有恶心呕吐、嗳气等症状者病变多在胃或与胃相关；腹痛不在上腹部，与饮食无关，无食欲异常、恶心呕吐等症状者，其病多不在胃。通过这样的思考与询问、核实，医师对患者腹痛病位的了解就会更深入、准确。

对患者腹痛病性的了解同样需要在辨证思维指导下询问。疼痛剧烈、起病急者多为邪气盛，病情急；疼痛不剧烈、症状缠绵反复者多属正气亏虚不足，病情缓。通过了解患者的起病缓急、痛势特点有助于判断其腹痛虚实病性。腹痛揉按加剧多为邪气盛，若腹痛喜揉喜按多为正气虚，这些又可以为判断其病性提供佐证。

但是，临床情况复杂，虚有气虚、血虚、阴虚、阳虚、精亏、津液不足等多种情况，实有食积、气滞、血瘀、寒凝、结石、虫积等诸多不同，有的还会出现表里同病、虚实夹杂、寒热错杂的情况。要明确诊断结果，还要再询问患者导致发病的可能起因、症状的具体表现和特点，结合兼症，综合分析，进而判断其病性。如因寒凉、生冷而发作者多为阳虚或寒凝，因情志而出现者多为肝郁气滞、气机不畅所致，腹痛喜冷者其病多为热盛。在辨证思维的指导下进行询问，逐步根据所问得的内容不断地调整、细化诊断方向并进行鉴别诊断，患者病情就会逐渐全面而详细地呈现出来。

二、问诊的方法和注意事项

问诊是医师与患者沟通的重要方式，医师通过问诊可以了解患者的病情，而患者也可以通过医师的问诊了解医师的性格、态度、工作能力。有经验的医师和初涉临床的医师问诊获得的信息和问诊时患者的配合程度是不一样的。因此，要注意问诊的方式、方法和各项要求。

（一）问诊的方法

在问诊的时候，医师既要全面问诊，尽可能客观、详细地获得患者病情资料并做好记录，又要懂得分析判断患者所提供的各种信息，初步概括出当前病情的主要矛盾可能有哪些，进而结合其他诊察手段进行逐步核实、排除。在问诊过程中，门诊问诊和病房问诊在询问顺序和询问内容方面均有所不同。

1. 问诊的内容与顺序　在问诊时，因为门诊问诊和病房问诊、初诊和复诊的情况不同，问诊的内容和顺序也有差异。

（1）门诊问诊：在门诊初诊问诊时，患者通常需要填写门诊手册封面，内容应包括患者姓名、性别、年龄、工作单位或住址、药物过敏史等项目。因此，医师在询问时往往以"怎么不舒服了""什么时候开始不舒服的，前后有多久了"等问题开始询问主诉，并围绕主诉询问起病情况、病变与治疗经过、现在症状，而后再询问既往病史、根据病情有目的的询问个人史、婚育史、女性患者的月经史和家族史等相关内容。复诊时，则主要询问治疗后主诉和病情的变化、辅助检查的情况，或者是否出现新的症状，既往病史、个人史、家族史等内容则无需重复询问。治疗后的病情变化，除了对疗效判断有意义外，对于诊断正确性的判断同样具有重要意义。

（2）病房问诊：在病房问诊时，医师通常需要按照一定的顺序进行详细询问，除一般情况、既往史、个人史、婚育史、女性患者的月经史、家族史外，病房问诊的主诉、现病史等内容应比门诊问诊更为系统、全面和详尽，尽量不要出现缺项、遗漏。

2. 问题的开放与封闭　常用的询问方式有开放式询问和封闭式询问，问诊时要注意二者相结合，合理运用。

（1）开放式询问：开放式询问的问题一般采用诸如"哪里""怎么""什么"等疑问词，这种提问没有可供选择的答案，只是引导患者总结、回忆某些方面的情况，让患者按照时间顺序，用自己的表达方式和观念来叙述，不受医师的思考范围和思维方式的限制。

开放式问诊没有限制，没有思维定式，可避免问诊时出现暗示、诱导的情况，能让患者尽可能地叙述病情，提出疑惑，有利于从中捕捉有助于诊断的信息。但是，由于专业知识、认知能力等因素影响，患者的表述可能存在主次不分、本末倒置、不懂详略取舍，甚至漫无边际等情况，因而有可能耗费过多时间。

（2）封闭式询问：封闭式询问的问题通常采用"是……还是……""有没有……""是不是……"等询问方式，其询问有明确的对象、特定的答案，患者只能在有限的答案中进行选择。常用于询问症状和体征以及核实相关情况。

封闭式问诊的优点是单刀直入，直接针对需要了解的问题，能得到确切的答案并节省时间，对处理急症患者尤为合适。但是，其提问可由于所涉及的范围太狭窄，容易限定患者的思维；或由于医师考虑不周而产生疏漏，甚至错误地引导患者，因而难以获得全面、详细的资料，也不容易了解患者的真实感受。

在实际临床工作中，开放式问题往往需要与封闭式问题相结合，这样才能使询问过程充分发挥患者的主观能动性，有利于医师把握问诊的进程，迅速了解重点，尽可能全面地认识病情。一般来说，用开放式问题引发患者陈述病情后，医师应注意倾听、记录，在患者不离题太远的时候尽量不要打断患者，在患者陈述完后再用封闭式问题对相关内容逐一进行核实、排除、甄别、确定。

3. 问诊的思路和思维　医师在问诊时，除了可按照一定的顺序进行询问之外，还应当充分发挥自己的主观能动性，以辨证思维指导问诊。例如，患者出现怕冷的症状时，往往提示患者可能是恶寒、畏寒、恶风等情况中的某一种，而恶寒与恶风多为新病，畏寒多为久病，恶风多有汗出，恶寒常不因环境条件改变而减轻，畏寒常因环境暖和而缓解。通过进一步的询问患者症状特点和兼症，无疑能为辨证提供强有力的支持。因此，在询问的同时，医师要注意分析所获得的病情相关资料，根据患者出现的症状体征和未出现的症状体征进行鉴别、排除，做到边问边辨，边辨边问。

（二）问诊的注意事项

1. 语气与心态　在问诊中，融洽而有效的沟通是确保问诊效果的重要条件，沟通的双方是平等的。因此，医师要注意调整自己的心态，致力于医患合作，以达到消除或减轻患者病痛的目的。

在积极运用专业知识了解患者病情的同时，医师还要注意自己对患者的亲和力，视情况进行一些问诊前的交流，使用拉家常的语气，语言口语化，避免审问式的询问；在语气、态度方面做到和蔼、认真，问诊时要细心、耐心；在患者讲述的时候注意倾听，注意患者的感受和心理状态变化，把握好问诊的方向，以免离题太远；注意要帮助患者提高战胜疾病、克服困难的信心，避免给患者带来不良刺激。

例如，在门诊工作时，有时患者会很多。所以，医师要注意患者的感受，保护患者的权利，尤其在问及患者隐私的时候，要注意为患者创造适宜的环境，尤其是不要当面嬉笑或议论患者生理缺陷或隐私。此外，还要注意工作的准确性和高效性，问诊首先要抓住重点与核心，即主诉，而后根据主诉了解其各种兼症、可能的病因，以及治疗经过、病情变化经过、既往病史。

2. 准确与规范　在问诊的时候，医师既要避免使用让患者难以理解的专业术语，注意使用简单、明了，患者易于理解与接受的口语化语言，力求患者能够准确回答，又要充分明白患者表达的意思，并进行核实。经确认后，用规范的专业术语，准确记录下来，为进一步的检查以及辨证、辨病、鉴别诊断提供相关资料和依据。因此，"术语－口语"之间的转换是否准确，"口语－术语"之间的转换是否规范，是实现有效沟通，准确获得患者病情资料的重要保障。例如，"里急后重"大多数患者不理解是什么意思，医师需要向患者解释，而当患者描述"拉完还想拉，肛门坠坠的、沉沉的"，医师记录时要转化成"里急后重"。

3. 全面与详尽　问诊资料的全面与详尽对正确诊断有着很重要的意义。因此，医师要对问诊的各部分内容进行全面的询问，尤其对辨病、辨证以及鉴别诊断能够提供有效帮助的内容更需要深入、详尽地询问。对于新入院的患者，问诊内容要更为全面、详尽，在记录方面的要求也更多。因此，尽管问诊的内容较为繁杂，但医师必须熟悉问诊的大致程序，询问时做到心中有数，避免遗漏。此外，对于危重患者，应扼要询问其现病史、既往史，不强求面面俱到，以免延误抢救时机，详细全面的问诊可待病情缓解后进行。

4. 问诊易犯的错误及原因　初涉临床的医师常常在问诊的时候头绪混乱、丢三落四，会对自己熟悉的方面询问得详细、深入，对自己不熟悉的方面避而不谈或一掠而过，有时还会出现词不达意、言语唐突等情况，具体可表现为以下几点：

（1）问诊时出现项目遗漏、资料不全，无法顺利完成"入院记录"的规范书写，需要反复找患者询问、核实。

（2）问诊时考虑不全面，对自己熟悉的病证询问详细，诊断意向不断向这些病证靠拢，忽视其他情况，形成主观臆断，出现医师擅长看什么病，患者就"是"什么病的失误。

（3）问诊时不重视阴性症状，同样造成了诊断资料不全，导致误诊、漏诊。如患者腰不痛，口不渴，不喜冷饮，无口臭及口苦的症状，可能提示患者肾虚不明显，无热象或热象不明显等。这一点对于鉴别诊断尤其具有重要的参考意义。

（4）问诊时不注意深入核实，根据患者陈述随手记录。临床上不乏此类案例，如医师问："大便怎么样，成形不成形？"患者回答："不成形。"而继续问"大便呈什么样"时，患者答："一粒一粒的。"而医师在听到"不成形"后，未经细究，随手写下"便溏""大便稀"的字样，就可能导致误诊。

将问诊中出现的问题进行总结，究其原因，除了紧张之外，往往是专业素质不过硬，对问诊的各部分具体内容不熟悉，面对患者感觉茫然，不知该从何问起、该问什么、如何询问；问诊方式不合适；对类似症状和类似病证的鉴别不熟悉；对辨证的基本方法未掌握、问诊思路不清晰、不懂得在辨证思维的指导下进行问诊等。

第二节　问诊的内容

医师进行问诊，总的目的可以概括为了解病情，而为了实现这一个目的，又需要把它分解细化成若干个小纲目，按一定顺序分别进行有步骤的询问。因此，问诊时需要分成若干个方面，按照一定顺序，系统、完整地进行并随时记录。通常问诊都需要按照一般情况、主诉、现病史、既往史、个人生活史、家族史这样的顺序进行询问，并一一记录。

一、一般情况的询问

一般情况通常是问诊的第一项内容，包括姓名、性别、年龄、籍贯、婚否、民族、职业、工作单位、家庭住址等。这些问题看似简单，但对临床诊断却有重要意义。例如，有些疾病男、女发病率不同，有些病只见于女性；不同年龄段的患者发病倾向不同，小儿外感病常表现出容易发病、传变迅速、易康复的特点，而老人往往正气不足，其病多虚，恢复较慢；某些职业、工种可能引发职业病；不同地域和民族与地方性疾病或遗传病有关；而结婚与否对了解与生殖相关的情况十分重要。住址、通讯类的资料对于做好随访工作也是必不可少的。

询问这些问题不仅有利于医师了解患者大体情况，有时还能获得一些对诊断十分有意义的资料。

门诊患者在初次就诊时往往需要购买一份门诊病历本，并在病历本封面上就姓名、性别、年龄、婚否、对何种药物过敏、职业、工作单位、家庭住址、联系方式等各项内容进行填写。除了一些对相关疾病诊断比较重要的信息或一些比较特殊的患者外，门诊医师通常只抓住主要信息询问患者的一般情况，如年龄、婚否、药物过敏史、职业等。

在病房中，医师需要就一般情况的各项内容对新入院的患者进行逐一的询问、了解，并在病历的首页中真实地记录下来，不可出现遗漏、杜撰。患者刚进入病房的时候，由于不熟悉病房情况和各项医务工作流程，或出于对自身病情的担忧，尤其在问诊医师和接诊医师不是同一个人，或参与人数较多、问一般情况又大量涉及个人信息时，往往容易产生紧张、怀疑等心理。因此，医师在询问前应主动自我介绍，通过简单的自我介绍，说明自己的身份和目的，从而获得患者的积极配合，避免产生误会。

此外，医师在进行询问时要注意患者的感受，注意询问语气和方式，可以用聊家常的形式获得所需资料，做到关心、细心、耐心，减缓患者的精神压力，从而实现"问者不觉烦，病者不觉厌"。如果是两个医师（实习医师）一起询问患者，还应注意医师间的互补与配合，避免出现遗漏或两个医师重复询问同一问题。

二、主诉的询问和记录

（一）主诉的询问与确立

主诉是患者在就诊时最明显或最感痛苦的症状、体征及其持续时间，是疾病主要矛盾的体现，也是认识和分析疾病的重要根据。其中，症状是指患者主观感受到的痛苦和不适，如头晕、口苦等；体征则是指疾病在患者身上客观表现出来的征象，是医师可检查发现的，如舌红苔黄、脉数等。中医学把症状和体征合称"症"，所以主诉又称为主症。通过询问主诉，医师可以了解病情的轻重缓急，病程的长短，确定询问或检查的主次和顺序，大致判断出疾病的病位、病性、类别，而且，主诉还是划分现病史和既往史的最主要依据。

问诊一般是从询问主诉开始的，主诉是问诊的核心内容。在询问主诉的时候，通过一些简单的问题，如"怎么不舒服了？""这样多长时间了？""以前有没有这样？"，就可以搞清楚主诉的两个要素，即促使患者前来就诊的症是什么，持续的时间有多久。

但是，有些患者的病情会比较复杂，出现的症也会比较多，尤其一些年老体弱的患者。当患者具有很多症状、体征，叙述的时候次序凌乱、主次不分时，只要牢记主诉的构成要素，有针对性地询问，不难确立主诉。诸如"什么最不舒服？""哪里最难受？""这次最想解决的问题是什么？"对我们的判断会起到积极作用。

要注意的是，对于病情复杂的患者，医师在询问的时候不可草率确定其主诉，在询问过程中要注意倾听、记录，要善于抓住其中的主要症状，将其部位、性质、程度、持续时间询问清楚，再进行归纳、整理，综合分析，进而判断出主诉。

（二）主诉的记录

主诉在记录时要遵循一定的书写格式要求，做到简洁规范、重点突出，有利于得出第一诊断。具体来说，应注意以下几点：

1. 简洁规范　主诉的记录书写要运用规范的书面语、医学术语，只能写症状或体征，而不能用病名、证名代替症状、体征。主诉症状的确切部位、性质、程度等尽可能描述清楚。如患者腹痛呈"右少腹阵发性灼痛"时，不宜简单描写为"腹痛"，也不宜使用文学性太强的修辞。在表达上要简洁明了，在字数上通常不超过20个字。

2. 重点突出　主诉强调的是患者最感痛苦的、最主要的症状或体征，要有利于得出第一诊断，不可强求全面而把无关紧要的症状和体征列入其中。通常主要的症状、体征只允许有1~3个；相对次要的伴随症状可在现病史中进行描述。

3. 时间准确　每一主诉都必须有明确的时间，如年、月、日、时、分钟等。一般而言，病史在1年以上者以年为计，1年以内者精确到月或周，1个月以内者精确到天。尤其是急诊患者，应精确到小时或分钟。时间的记录应使用阿拉伯数字，不用汉字数字。对于两个症状以上的复合主诉，应按其症状发生时间的先后顺序排列，如"反复咳嗽30年，气喘10年，伴发热5天"。对于慢性病急性发作，除了写明发病的时间外，还要写明加剧时间，如"反复头痛10年，加剧3天"。

此外，在某些特定情况下，由于当前无明显症状、体征表现，诊断资料、治疗目的又十分明确，例如患者1周前体检时做B超发现胆囊内有结石，现要求入院进行手术治疗，可用以下方式记述主诉，即"发现胆囊结石1周，入院手术"。

三、现病史的询问和记录

现病史，即目前患者所要治疗的最主要疾病的病史，包括此疾病从起病之初到本次就诊期间病情演变与诊察治疗的全部过程，就诊时的全部自觉症状。在问诊中，现病史是所要询问的主体部分，包括患者疾病发生、发展、演变的全过程，具体可分为发病情况、病变过程、诊治经过、现在症四方面的询问。

要注意的是，在实际的临床工作中，现病史的询问往往是按照患者发病、诊治的时间顺序来进行，即按照初次发病的表现与就诊结果、其后的表现与就诊情况、此次发病的表现与就诊情况来询问、记录，而不是机械地按照上述四方面内容分别询问。

通过了解上述病史资料，医师基本上就可以从整体上了解患者所患疾病发生、发展与变化的大致轮廓，为进一步的诊疗提供依据。

有的患者病程短，病情不复杂，此次发病即为初次发病，其问诊相对简单。有的患者病程长、就诊经历多，如一些年老久病的患者，往往长期在门诊就诊，这样的患者不必询问其每次就诊时的详细情况，只要了解其主要的病情变化即可，如症状变化、治疗效果、治疗方案的调整等。

（一）初病情况的询问

医师询问患者的初次发病情况时，要全面了解患者初次发病的时间、原因或诱因、当时的各种症状表现、有无就诊等内容，若患者初次发病后有诊疗经历，还需要进一步了解其就诊的地点、诊断依据和结果、治疗手段与效果等内容。

1. 询问初次发病的时间 了解患者初次发病的时间对判断患者所患疾病的病性会有所帮助。通常新病者多以实证为主，病久者多以虚证为主或虚实夹杂。

2. 询问初次发病的症状 中医临床辨证强调的是辨现在证，但要了解患者疾病的来龙去脉，还是要详细了解患者初次发病时的症状表现与变化、重要的阴性症状，以便由此了解患者当时的病性、病位、轻重缓急等病情资料。疾病是一个动态发展、不断变化的过程。有的患者此次就诊即为初次发病，但其就诊时的症状与就诊前的症状也会有所不同。因此，要全面的了解疾病发展，就必须了解患者初次发病的症状与变化，进而分析现在症状和证的由来。这对医师把握某种疾病发生、发展、变化的整体规律和提高自身诊疗水平都有着重要的作用。

3. 询问发病原因或诱因 许多疾病发作时都有明显的原因或诱因，如气候变化、环境改变、情志过极、饮食失调、跌扑扭挫等。但应注意，有时不同的病因会导致相同的症状，应当明辨，以免误诊、误治。如腹痛，由暴饮暴食而引发者多为饮食停滞，常需消食导滞；因感寒或过食生冷而发者多为寒邪凝滞，常需温中散寒。

4. 询问具体诊疗的情况 面对患者要考虑到其诊疗经历可能有所不同。如患病后，有的已自行简单治疗处理，有的属于首次就诊，而有的则有多次就诊经历。这些情况均应询问了解，以便确定下一步的询问。

若患者在初次发病时未经医师诊查而进行了自行处理，医师则需要了解患者当时的处理方法及效果等。这些可为诊疗提供一定的参考。如患者的自行处理有一定效果，说明其判断与处理相对正确、合理；若其自行处理无效，也可为医师排除某些情况提供支持。

若患者初次发病时有诊疗经历，医师则要详细了解患者就诊的医疗机构名称、诊查方法和诊断结果及具体治疗方法，应用药物的名称、剂量、疗程、效果和身体反应如何等病史资料。这些资料可帮助医师了解患者的病情，为本次诊断与治疗提供参考依据。但是，患者就诊的医疗部门级别与资质不同，其诊察手段与结论的可信度也会有所差别，可为此次诊断提供参考依据的作用也不同。医院级别越高往往也意味着其整体诊疗条件与水平越高，其诊疗资料的参考价值也相对较高。

医师在询问患者诊疗经历时，患者以往的治疗效果也是不可忽略的内容。医师要充分了解治疗后患者的症状是否发生变化，这不仅对医师把握患者疾病发生、发展、变化的整个过程有重要意义，对目前治疗方案的确立也有积极的参考作用。经过治疗，患者的病痛有所减轻，多表明诊断正确、治疗得当。若经过治疗，患者的病痛未见缓解，甚至加剧，则需要重新审视诊断结果、治疗方案及用药。

（二）病情演变的询问

对于初次发病即来就诊的患者，问清楚其初次发病的情况也就了解了患者的病情演变过程。但是，对于一些久病未愈的患者，其病变过程往往比较复杂，需要结合症状变化、诊疗经过进行询问和总结。

从临床实际情况来看，患者疾病出现的变化有两种，即向好转的方向演变，原有症状减轻或消失，未出现其他明显不适；向加重的方向转变，原有症状加重或恶化，出现了其他的不适。患者症状出现好转时往往提示病情在缓解、身体在康复、治疗有效。反之，新症状出现、原有症状出现加重或恶化，这多提示疾病在加重，原先的治疗无效，而患者多会再次就诊或转到高一级医院求治。

在询问久病患者疾病演变过程时，医师要按照时间顺序从发病开始询问，内容包括从初次发病到初次就诊时病情发展演变的主要情况，包括症状的改变与增减，症状的性质与程度，呈持续性还是间歇性，哪些因素导致好转或加重，性质有无变化，其变化有无规律性等。若患者有多次就诊经历，医师仍需询问清楚患者历次就诊的医疗机构是什么，诊断的方法和结果是什么，采取的治疗方法，应用药物的名称、剂量、疗程、效果和身体反应如何等病史资料，以便把握疾病的演变过程。

医师在记录的时候要注意倾听并记录，对比、分析病情演变过程和诊治经过，必要时须进一步询问，避免患者在陈述病史资料的时候出现遗漏或残缺。

（三）现在症状的询问

现在症状简称现在症，是指患者就诊时所感到的所有痛苦和不适以及与病情相关的全身情况。现在症是现病史中的重点内容。症状是内在病理变化的具体反映，患者就诊时候的病理概括必须依靠现在症才能总结出来。所以，现在症不仅可以使医师了解疾病当前的主要矛盾所在，还能全面分析疾病的原因、性质、部位、发展趋势、正邪关系，是临床辨证论治的重要依据。

历代医家对问现在症都很重视，为了便于初学者掌握，张景岳将问现在症的内容总结成《十问歌》，陈修园又将其略加修改补充而成为"一问寒热二问汗，三问头身四问便，五问饮食六问胸，七聋八渴俱当辨，九问旧病十问因，再兼服药参机变，妇女尤必问经期，迟速闭崩皆可见，再添片语告儿科，天花麻疹全占验。"《十问歌》的内容言简意赅，尤便于初学者记忆，可作为问现在症时的参考。通常可采取以下方法询问：

1. 问主症特征　几乎每种疾病都有其特定的主要症状，而且同一种病在不同的病理阶段其症状表现特点也各不相同。因此，详细询问主症的特征，对于辨病、辨证均有重要意义。在询问主症特征的时候，一般围绕主症的部位、性质、程度和发生时间、持续时间，以及有无明显原因、诱因，症状加剧或缓解的条件等进行询问。

2. 问伴随症状　伴随症状即除主要症状之外的兼症，这些伴随症状常可为鉴别诊断提供极大的帮助。询问各伴随症状出现的时间、特点及与主症之间的关系，对于辨病与辨证都有重要意义。因为不同的疾病可以出现相同的症状，而仅仅凭借这一个症状却无法明确判断病证，只有将主症与伴随症状进行相互参照，才有可能使辨证辨病有据可依。如头晕，若兼有面赤耳鸣、口苦咽干者，多为肝阳上亢所致；兼见头昏沉、胸闷呕恶痰多者，多属痰浊中阻；若过劳或突然起立则甚，兼面白舌淡、心悸失眠者，常因气血不足。

在问诊中患者所出现的症状都很重要，但是当某一症状按一般规律应出现的伴随症状而实际上没有出现时，也应将其记录于现病史中以备进一步观察，因为这种阴性症状往往具有重要的鉴别诊断意义。如患者咳嗽新作但没有发热恶寒、恶风等情况出现，往往提示表证已罢或非为表证。

3. 问全身情况　人是一个有机的整体，病理上亦相互影响、相互传变，所以在询问主症与兼症的同时，还应注意了解一些并非病痛所在的全身情况，如饮食、睡眠、出汗、二便等方面。虽然这些未必都是患者的病痛所在，但它们对综合分析病情、判断病证及预后都十分有益。对于大多数的疾病，饮食、睡眠不佳往往会加重病情，反之，提示病情得到改善，或预后较好。因此，在围绕主诉询问的同时，可参照《十问歌》的内容进行询问。

（四）现病史的记录

现病史是指患者本次疾病的发生、演变、诊疗等方面的详细情况，医师首先应当完成必要的询问及检查，然后再按疾病发生、变化的时间顺序，用规范的书面语记录。若是对住院患者进行询问时，为避免遗忘，可简单地记录患者所述，完成诊察后再按疾病的时间顺序整理成规范的书面语记录。现病史的记录内容包括发病情况、主要症状特点及其发展变化情况、伴随症状、发病后诊疗经过及结果，现在症状以及与鉴别诊断有关的阴性资料等。

1. 初病情况的记录　记录现病史时，应从初次发病开始记录，写明患者主要症状出现、加剧、发展的时间历程，按时间顺序进行记录，而并非按照患者讲述症状的先后记录。

记录时，患者病史长、以年为单位者，应精确到年或月，如"患者 1998 年……""患者 2001 年 5 月……"；病史 1 个月以内者精确到天，如"患者 2007 年 9 月 29 日……"；若患者病史在 1 天以内且病情较重者，时间记录应精确到时或分，例如发病于上午 10 点 30 分左右，则应记录为"患者 2007 年 10 月 9 日上午 10 点 30 分左右……"。

医师在记录患者发病的原因或诱因时，不可轻易就写"无明显诱因"，要认真询问后根据实际情况记录，记录时注意避免出现带有主观臆断色彩的表达，如"因……出现……"，应根据实际情况记录为"在……后出现……"。

记录症状时要注意认真核实与鉴别。有些患者在回答医师问题时，受到认识水平、表达能力等条件的影响，其回答未必符合事实情况，甚至还会出现随意联想。医师需加以科学地归纳、排除，确实弄清与患者主要疾病有关的方方面面，切忌人云亦云，将患者的话不假思索地记录下来。如有的患者将脐腹部的疼痛描述为"膀胱痛"，医师若不加以辨别而直接将其记入病史，很有可能会导致错误的诊断和治疗。

医师在记录患者初病的症状时，除了记录患者所出现症状外，还要记录下其症状出现、加剧或缓解、消失的过程，以及促使其症状加剧或缓解的因素。患者未出现的症状，即阴性症状，也应当记录下来，为鉴别诊断提供依据。如患者"咳嗽，伴吐大量清稀白痰，无发热恶寒，无头痛、鼻塞、喷嚏、流清涕、自汗等症状"的记录中，所列出的阴性症状就有利于医师排除病位在表、兼有表证的情况。

2. 病情演变的记录　若患者此次就诊即为初次发病，医师在记录患者最初发病后的病情演变时，也应当按照症状发生、变化的时间先后顺序进行记录。

在记录患者以往求治的医院时，应尽量写明医院的名称，而不宜写"当地医院"或"某医院"，以便于评估其检查、治疗水平及可靠程度。其他医院的诊断结果，治疗应用的药物名称、剂量、使用方法均应详细记录，其内容宜加引号。

若患者确实无法描述诊治情况，无法提供相应的病历资料以供查询时，可记录为"具体诊断与治疗不详"，"具体药物、用法、用量不详"。历次治疗后的症状变化均应详细记录，这不仅可为判断上次诊治的正确与否提供依据，又可为本次的诊断与治疗提供参考。

3. 现在症状的记录　现在症状是指患者此次就诊时的症状。在记录现在症状时，应当将最主要的症状放在首位，按照主次顺序依次记录。具有鉴别诊断意义的主要阴性症状也应当在现在症状中有所体现。现在症状的具体内容参考本章第三节。

此外，若患者就诊时患有多种疾病，与本次求治疾病虽无紧密关系，但仍需治疗的其他疾病，可在记录完所求治疾病的病史资料后，另起一段予以记录。

四、既往史的询问

既往史即患者既往的健康状况、所患疾病的情况，这些常常与患者目前病情有一定联系，对判断病因、病性、病势、正邪关系和确立相应的治则有着重要的意义。如既往健康者，其病多为实证；素体虚弱多病者，所病多为虚证或虚实夹杂，病情常缠绵反复；既往疾病为肝病者，则其肝病多易影响到脾而出现脾病，每宜实脾；患有哮喘病者，常因气温降低或接触某些物质而发病，且表现为时发时止的特点，或具有一定的规律性，发作时常需以驱邪为主，缓解期又宜以扶正为治。

在询问既往史的时候主要需要了解以下内容：患者既往健康状况，平素是健康还是体弱多病；曾患过何种疾病，诊治效果如何；有无对药物和其他物品的过敏情况，有无外伤史，是否经历过手术、输血治疗；可曾接触过传染病患者及预防接种情况等。

上述各项内容在询问时均不可忽略，尤其在患者表述"平常身体还不错"时，不可想当然地认为患者无过敏、外伤、手术、输血经历，要对这些项目逐一询问、核实，并完整记录。

在询问和记录的时候要正确区分现病史和既往史。二者的时间界定主要是以主诉所述病证及其时间为准。属于主诉所述的主要病证及其持续时间之内者，为现病史的内容；在主诉所述时间以外的其他病证，则属既往史的内容。通常情况下，曾经患病，但经治疗痊愈者，可记录为既往史，而目前尚未痊愈，又与主诉的病证密切相关的，也应归入现病史。切不可根据西医的系统分类来划分现病史和既往史。

五、个人生活史的询问

个人史又称生活史，它包括患者的生活经历和精神情绪、饮食嗜好、劳逸起居、工作情况等。在询问、记录个人生活史的时候，应注意按照时间顺序平铺直叙，不宜前后倒置。

1. 生活经历　应询问出生地、居住地及生活时间较长的地区，尤其要注意是否到过有地方病或传染病流行的地区、是否曾与传染病患者有过接触，这对于了解是否患有某些地方病、传染病有一定意义。生活经历还应包括生活各个方面的因素，如精神状况如何，是否受过较大精神刺激，近期情绪状态等，避免某些情志致病的误诊、漏诊。

2. 饮食嗜好　应询问有无偏嗜，如喜食肥甘、过食辛辣和烟酒嗜好等，以及嗜食生冷、热食滚烫等。喜食肥甘、醇酒者多易化生痰湿，过食辛辣煎炙者常易化燥生热。嗜食生冷者常有热盛，或可损伤中阳；偏爱热食滚烫者多中阳不足。但是，由于地域、气候条件的差别，各地饮食习惯差异较大，应当根据具体情况区别对待。此外，对于烟酒嗜好者应进一步了解其持续时间、日消耗量等。

3. 起居劳作　居于阴冷潮湿之地易生寒湿之患，居于嘈杂之地每多烦扰不宁，粉尘、油漆、噪音等环境因素都可以导致某些疾病产生，所以，家居、工作环境均应了解清楚。过劳或过逸与疾病发生也有关系，应注意询问。

如生活艰辛、操劳过多者，多见劳伤病证；好逸恶劳，终日无所事事者，反致气机郁滞，血脉失宜。临床上需要注意过劳与过逸的区别，过劳者动则耗气，故不欲动，且每于劳作后深觉疲惫，病痛加重，感觉痛苦；过逸者虽不欲动但活动后常气血周转改善，感觉改善。

4. 小儿患者　应注意询问小儿出生前后情况。如新生儿（出生后 1 个月以内），应注意了解产妇营养健康情况、疾病、治疗用药、难产、早产情况；婴幼儿（1 个月至 3 周岁）应注意询问喂养情况，坐爬立走、出牙、学语的迟早。

六、过敏史的询问和记录

过敏史是指患者以往有无对药物、食物或其他物品过敏的经历，这对判断本次发病的原因、指导治疗和护理都有重要的意义。如有过敏经历则应对致敏物质的名称、症状表现进行详细询问，并应根据事实情况逐一进行准确记录。若无过敏经历，亦不可在本栏目内简单地填写一个"无"字，而应完整地表述为"未发现药物、食物或其他物品过敏史"或"否认对药物、食物或其他物品过敏"。

七、婚育史的询问和记录

婚育史应询问是否结婚，若已婚还应当询问结婚年龄、配偶健康状况、生育情况。

对女性患者还应询问经、带、胎、产的情况，如月经方面的初潮年龄、月经周期、行经天数以及行经感觉、经量色质、闭经年龄，带下的色、量、质、味。

育龄妇女尚须了解妊娠分娩情况，如妊娠次数，生产胎数，有无流产、早产等。有些内容还有其特定的记录格式，如女性月经时间须按照"初潮年龄、行经期（天）/月经周期（天）、闭经年龄或末次月经时间"的格式来记录。例如，$13\dfrac{4\sim5}{28\sim30}7$ 月 25 日，表示 13 岁月经初潮，月经周期为 $28\sim30$ 天，每次行经天数为 $4\sim5$ 天，最近一次行经时间为 7 月 25 日。而 $13\dfrac{4\sim5}{28\sim30}50$，则表示 50 岁绝经。

八、家族史的询问

家族史，是指患者直系亲属或者与患者本人生活有密切关系的亲友等人的健康和患病情况，特别要注意是否患有传染性疾病或遗传性疾病。

许多传染病的发生，与生活密切接触有关，如肺痨等。有些遗传性疾病则与血缘关系密切，如癫病、狂病等，或者近亲结婚而出现体质衰弱、精神异常、痴呆等。在询问的时候应当注意询问的方式，避免引起患者的反感。

在记录家族史时，应具体记录家族中主要成员的健康状况，若已经去世的则应当注明是自然死亡还是因其他原因死亡。家族中无论有无传染性疾病或遗传性疾病病史，均应当据实记录。

第三节　现在症的询问

现在症指的是患者就诊时候所感受到的不适或异常表现，包括和病情有关的全身情况。患者的异常感觉是临床诊断时的重要依据。但是，由于医师询问方式、患者理解与表达能力、医师对患者表达意思的理解存在差异，使得患者的真实感受不能被医师真正理解，从而影响到诊断和治疗。因此，医师对患者所描述症状必须进一步询问、鉴别、核实，从而为诊断和治疗提供详细真实的依据。

一、问寒热

问寒热是指询问患者有无怕冷或发热的感觉。由于怕冷和发热的情况多种多样，而患者大多对此一无所知或知之甚少，所以，即使患者在初始时否认有发热或怕冷的症状，也要进一步观察、询问，加以核实。

（一）患者对"寒"的描述

"寒"是指患者自觉怕冷的症状，可出现在全身或局部，是一种主观感受。但是，由于文化程度、表达习惯、病情的轻重不同等差异，患者的描述会存在很大差异。患者对"寒"的描述最常见的是"怕冷"，其他的还有"感觉很冷""冷得发抖"；"手脚很凉""脊背上很冷""穿很厚身上还是很冷"；"怕风吹""风一吹就很难受""坐在家里，门窗都关着，还是感觉有风"等。

有时，患者还会表述为"天一冷就很难受""一到冬天毛病就犯了""怕沾凉水""皮肤一沾凉水就感觉痛""一沾凉水就拉肚子"。

这些情况往往都是"寒"的表现，由于不同类型的"怕冷"，如恶寒或畏寒，在中医学中有不同的诊断辨证意义，所以，医师要认真倾听、领会，并需要核实患者的描述与自己的判断有无出入。

（二）患者对"热"的描述

"热"是指发热，包括患者体温升高或体温不高但自觉全身或局部发热两种情况。但是，患者往往不理解发热的概念，在描述自身症状时经常混淆这两种情况。如患者自测体温升高时会说自己"发烧"，脸上觉得热但体温不高时也会说自己觉得"发热"、"脸上发烧"，等等。患者对"热"的常见描述有，"我发烧了""身上很烫"或"体温很高"；"感觉自己很热""很烦""手心很热""手脚很热""脸上很热"；"每天下午都感觉到一阵一阵的热""一到晚上就觉得很热""每天都会热一阵"；"我比别人怕热""感觉有点'上火'了""这一段'虚火'很大""感觉浑身很烫"等。

患者这些"热"的感觉可能是全身的，也可能是局部的，有时描述不当还会引起医师的误解，因此，医师要仔细询问、综合评断，不能凭自己的感觉主观臆断。

（三）医师对"寒"、"热"的询问和判断

1. 医师对"怕冷"与"发热"的询问　患者自诉感觉"怕冷"或"发热"症状时，医师要注意询问其"怕冷"或"发热"症状的由来和演变过程，以及目前的具体症状表现，如"怕冷"或"发热"是如何开始的，是否有体温的改变，"怕冷"或"发热"症状出现的时间有多长，这些症状是否存在某种使其加剧或缓解的因素，"怕冷"与"发热"症状是同时出现，单独出现还是交替出现，"怕冷"与"发热"症状有何特点，"怕冷"或"发热"之外是否伴有其他的症状等。

例如，当患者表述有"怕冷"的时候，医师通常要询问"多久了"，"什么时候开始觉得'怕冷'的"等以了解症状出现时间的长短；同时，还要询问"是否喜欢添加衣服或被子"，"添加衣被后怕冷是否明显缓解"，"怕冷的同时有没有发热"，等等，以明确患者"怕冷"症状特点和伴随症状等情况。

当患者表述有"发热"症状存在的时候，医师通常要询问"'发热'多久了"，"什么时候开始'发热'的"等问题以了解发热症状出现时间的长短；同时，还要询问并检查患者的体温，了解是一直都在"发热"，还是只有一段时间"发热"，来进一步核实其"发热"症状出现的时间；如果患者只是在病程中的某段时间"发热"，则还需要询问"现在还有没有'发热'"，并通过"是一天到晚都在'发热'，还是一天中只有某段时间'发热'"

等问题来明确患者"发热"症状发作时持续时间的情况。

2. 医师对"怕冷"与"发热"的判断　　"怕冷"往往是因为阳气的温煦功能出现了异常，常见于寒盛、阳虚和阳郁。"发热"常见于阳偏胜、阴偏衰或正邪交争剧烈等情况。"怕冷"或"发热"症状的轻重不仅和患者所感受的病邪性质和病邪轻重有关，和患者的体质状况也密切相关。

患者"怕冷"或"发热"症状出现时间较短，在数天以内者，常见于外感，多属实证；凡症状反复而且持续时间较长，甚至长达数月或数年者，多见于内伤，多属虚证。但是，临床疾病复杂，仅凭新病、久病来判断疾病的性质显然太过于草率，而临床上也有平常就"怕冷"并且短期内明显加重的情况，可见于素有内伤复感外邪者，也可见于气候变冷导致原有疾病加重者。

因此，医师临床问诊时需要从整体着眼，了解患者的"怕冷"或"发热"有哪些特点，如部位是全身还是局部，伴随"怕冷"或"发热"一起出现的兼症有哪些，从而为进一步诊断提供充分的依据。临床常见的寒热情况有四种，即但寒不热（如畏寒、恶寒、恶风）；恶寒发热（如恶寒重发热轻、恶寒轻发热重）；但热不寒（如壮热、潮热、微热）；寒热往来。

（1）但寒不热：患者只有怕冷的感觉而不伴有体温升高或自觉发热的症状为但寒不热。常见的但寒不热有以下三种：

1）畏寒：有些患者在改善保暖或取暖措施后，"怕冷"症状可以得到明显改善，称为畏寒，如"天一冷就很难受""一到冬天毛病就犯了""皮肤一沾凉水就感觉痛""一沾凉水就拉肚子"等，此类"怕冷"情况多属畏寒。老年人或久病体弱穿衣服明显比别人多，称为形寒，也是畏寒的表现之一。畏寒患者"怕冷"症状除了伴有喜温喜暖、得温症减、得寒病剧等特点外，还可以长期存在，可以表现为全身畏寒，也可以表现为局部畏寒。

全身畏寒者，多伴有整体机能下降或减退等诸多表现为不足的症状，通常为阳气虚衰所致。局部畏寒者的全身症状不一定很明显，往往是突出表现在身体的某个部位，如胃脘部、腰部、四肢、背部等，多由于脏腑阳气不足，局部的阳气敷布出现了异常。

2）恶寒：有些患者在改善保暖及取暖措施后，其"怕冷"缓解不明显，此类"怕冷"称为恶寒。恶寒患者的"怕冷"症状除了具有增衣或得温不减的特点外，通常出现的时间较短，在问清楚患者"怕冷"症状持续时间、特点之外，还要询问患者恶寒的过程中有无发热症状，询问其恶寒症状可能的病因与诱因，如有无感受风寒、冒雨涉水等经历。

此外，还要询问患者除了"怕冷"症状之外，还有哪些伴随症状。如是否兼有头身疼痛或鼻塞流清涕、咳嗽等。若患者单纯恶寒，没有明显发热症状，可见于表寒证初期，感受寒邪较重的患者。

3）恶风：有些患者的"怕冷"与周围环境温度高低相关不明显，患者自觉"怕风"，称为恶风。恶风的患者有时可以作出"怕风吹""风一吹就很难受"之类的表述，但有时需要医师主动询问"风吹是否觉得难受"之类的问题，结合兼症以明确患者是否有恶风的症状，恶风常常是因为腠理疏松、感受风邪。

（2）恶寒发热：患者恶寒与发热（自觉发热或体温升高）的症状同时出现称之为恶寒

发热。若患者恶寒症状出现的时间较短，病程中伴有发热症状，多见于表证。这时，除了要询问患者有无感受风寒、接触过类似患者等经历外，还要询问其发热的具体情况如何。如"怕冷的时候体温高不高，有没有自己觉得热"，"有没有口干、咽喉肿痛"，等等。常见的恶寒发热有三种：

1）恶寒重发热轻：即患者恶寒明显，伴有体温稍高或稍微觉有自身发热感的症状，常见于表寒证。有时患者可因为"怕冷"明显而忽略了伴体温稍高、自觉有热的感觉，医师应注意询问，避免漏诊。

2）恶寒轻发热重：患者自觉发热或体温升高时，同时兼有轻微怕冷的症状称之为恶寒轻发热重，也叫做发热重恶寒轻，多见于风热表证。若患者有口干、咽痛等热象的症状而稍有恶寒，则有可能属于外感风热或外寒内热、表里同病的情况。

3）恶寒发热并重：即患者出现明显的恶寒症状，同时伴有明显的发热感觉或体温升高的症状，多为病邪较重的表现。如患者出现邪毒内陷等情况时，可明显地"怕冷"，甚至时作寒战，体温较高而没有明显的自觉发热感。

有时，患者还会出现不加衣被则怕冷，加衣被则自觉发热或出汗的症状，这种情况往往见于表证兼有里热，需要结合病情资料进行综合分析、询问。

（3）但热不寒：患者只有体温升高或自觉发热而没有怕冷感觉为但热不寒。这种症状既可以出现在全身，也可以出现在局部，往往是阳偏盛或阴偏虚等原因所致的里热证表现。常见的类型有壮热、潮热、微热。

1）壮热：即患者体温达39℃以上，恶热喜冷而不恶寒，发热持续不退的症状，常见于某些外感表证、里实热证。有些发热患者在汗出较多后体温下降，但其体温可能很快会再次升高。

2）潮热：患者的发热症状有一定的时间规律，定时发作或加重，称为潮热，可由阴虚、阳热内结、湿热、瘀血等原因导致。

如阴虚潮热表现为午后或夜间发热，多伴有盗汗、五心烦热、面部发热或潮红等症状。湿温潮热也可表现为午后热甚，因湿热为患，患者可出现自觉发热，以手抚按患者皮肤，初时不觉热，稍久即觉灼手的症状，称为身热不扬。阳明潮热表现为下午3~5时潮热，因邪热与饮食糟粕结于肠腑，患者多伴有腹部胀满而痛、大便不通、喜冷恶热等症状。

此外，瘀血积滞也可见午后或夜间发热，温病热入营分也可见发热夜间加重，因此，尽管不同原因引起的潮热有其时间特点，但临床上不能单纯以发热的时间判断其病因，需要根据兼症来综合分析。

3）微热：即体温稍高，在38℃以下，或仅自觉发热的症状，称为微热。微热大多持续时间较长，可因于气虚、血虚、阴虚或气郁。临床工作中可结合其发热加重或缓解的因素来判断其原因，如果发热每因情志不舒而发作或加重者多属气郁发热；发热因劳累而发作，兼有体虚乏力、易汗出等症状者多属气虚发热。

患者的"发热"症状有时可呈现不同的热型，如邪热结于肠腑既可表现出体温高于39℃，又可表现出午后申时热势加重，兼有壮热和潮热的特点；又如阴虚，既可以表现出午后或夜间发热，又可表现为体温在38℃以下或仅自觉发热，因而同时具有潮热和微热的特点。有时，有些患者可表现出与一般规律不同的特点，如气虚发热多见热度不高，但有时可见热度较高者。因此，在问诊时，医师需要结合兼症，整体审查，综合分析其病情。

（4）寒热往来：即发热与恶寒交替出现，恶寒时不发热、发热时不恶寒，常见于少阳证或疟疾。因此，若患者出现"一会儿觉得热，一会儿觉得冷"时，须注意询问其是否为发热的时候不恶寒、恶寒的时候不发热，如果发热与恶寒交替出现，称之为寒热往来。

二、问汗

问汗主要是了解患者有无汗出异常，包括询问患者有无汗出、汗出时间、部位、主要兼症的特点。"阳加于阴谓之汗"，汗与津液、阳气（阳热）蒸腾、汗孔开阖有关。所以，汗是反映人体津液的盛衰，以及津液的输布、循行、代谢状况的重要指标。通过了解汗的异常情况，不仅可以了解津液状况和影响津液的各方面因素，还可以了解寒热和气血阴阳盛衰。在临床工作中，大多数患者对自己的汗出无法作出客观、规范的描述和判断，因而需要医师深入询问。

（一）患者对汗的描述

患者对无汗的情况大多能做出客观的描述，有的患者则会表述为"出汗正常"。

大多数患者对各种异常汗出缺乏正确的认识，会将某种异常汗出当成正常汗出，从而得出"会出汗，出汗正常"的结论。对各种异常汗出，常见的表述还有，"睡觉的时候会出汗，醒的时候没有汗"；"汗比较多""很会出汗""比较容易出冷汗""稍微一动就出汗"；"有的地方出汗，有的地方不出汗""手脚汗都比较多""一半身体会出汗"；"一会儿冷，一会儿出汗"；"出黄汗""汗会把衣服染黄"。

（二）医师对无汗的询问和判断

当患者表示没有出汗的时候，医师除了询问"白天、晚上都没有出汗"之类的问题进一步核实之外，应重点询问其兼症，从而为判断其无汗属生理性还是属病理性提供依据。

无汗与感受病邪的性质、内在的津液输布情况密切相关。若患者的兼症表现为各种寒象时，常为寒证，可见于表寒证和里寒证。若患者的兼症表现为口咽干、鼻干、皮肤干等各种干燥症状时，常为汗源不足、伤津之证。若兼有水肿表现时，常为津液的输布出现了异常，如肾虚水泛等。

（三）医师对各种汗的询问和判断

当患者表示其病程中伴有汗出时，医师应进一步询问"出汗多久了""都在哪些时候出汗""睡觉的时候出不出汗""什么时候汗出得厉害""出汗时汗出得多不多""有哪些部位出汗""出汗的时候还有哪些不舒服"。大多数患者对病理性汗出了解不多，即使患者表达"出汗正常"时，医师也应进一步询问、核实，了解患者汗出的真实情况。

此外，医师应当注意，正常人在进食辛辣、情绪激动、周围环境较热、衣被较厚或进行较多体力劳动后均会出现汗出，属生理现象，不属于病态。

1. 问汗出症状的病程　通过询问患者"出汗多久了""什么时候开始出汗的",等等,医师可以了解患者汗出症状的久暂。

长时间的汗出异常多见于里证,如气虚、阴虚、湿热内蕴等。

新近出现的汗出异常多见于表证中的风邪袭表证、风热表证,也多见于里实热证,少数的里虚证也可见到,如短期过劳造成的气虚即可见患者自汗。

2. 问汗出症状的特点　询问患者汗出症状的特点和伴随症状,是判断患者汗出类型的重要依据。

若患者表述平素"汗比较多""很会出汗"时,要注意询问"都在哪些时候出汗""睡觉的时候出不出汗""什么时候汗出得厉害"等问题。

(1) 盗汗:出汗表现为睡觉时出汗而醒时无汗出者,称之为盗汗。有些患者出现盗汗时往往不自知,常常是家属在观察过程中发现患者睡时出汗,有的患者则是醒后发现衣服或床单、被褥等被汗水浸湿。盗汗常见于阴虚,多兼有潮热、五心烦热等虚热症状。少数实热证也可见盗汗。

(2) 自汗:平素即汗出较多,且伴有乏力、易疲劳,劳作、运动后汗出更多者,称之为自汗,常见于气虚、阳虚。有些患者不仅白天汗多,睡时出汗也多,为自汗兼有盗汗,多为气阴两虚。

(3) 战汗:出汗前先恶寒战栗、表情痛苦,几经挣扎而后汗出,称之为战汗。战汗是正邪交争的表现,往往也是疾病发展的转折点。

有的患者的出汗情况仅表现为局部出汗,医师除了要询问其具体的出汗部位外,还需要进一步询问同时出现的各种兼症。

(4) 绝汗:又称脱汗,为危重患者出现大汗不止,或见冷汗淋漓、面色苍白、四肢厥冷、脉微欲绝,或见汗出如油、躁扰烦渴、脉来急疾,是亡阳或亡阴的表现。在问汗的时候要注意,这些危重患者往往难以回答医师问题,具体情况需询问其陪护者。

(5) 黄汗:汗出色黄,可使浅色衣物明显被黄染的症状,称之为黄汗。汗水的正常颜色为无色透明,通常不会令衣物染上黄色,而黄汗患者则出现汗出后衣物被汗水染黄。黄汗多为其体内湿热熏蒸所致。

(6) 头汗:头颈部出汗、其他部位没有汗出,称之为但头汗出,也称作头汗,多见于上焦热盛、中焦湿热蕴结等情况。进食辛辣、饮酒、热汤水时也可见头汗,为阳气鼓舞、热蒸于上所致。

(7) 半身汗:汗出时,表现为左右某一侧汗出或上下某半身汗出,称之为半身汗,除可见于偏瘫、截瘫等情况外,也可见于一些营卫不和的患者,为气血周流失常所致。

(8) 手足心汗:天热或情绪紧张、激动时,手足心可见汗出,多为生理表现,很快就可恢复正常。手足心汗出较多且呈持续状态者,多属病态,严重者甚至会出现天气不热、无情绪激动而手掌汗出欲滴的情况。手足汗出过多者多见于脾虚、热盛等证。

三、问疼痛

问疼痛是指医师通过询问患者疼痛情况以了解病情,诊断疾病的方法。问疼痛的内容包括患者有无疼痛的症状，疼痛的部位、性质、程度、时间、加剧或缓解的因素等。

（一）患者对疼痛的描述

疼痛是临床上最常见的症状之一，特点多样，患者也时常无法准确描述自己的疼痛性质与特点。因此，需要医师仔细询问。患者对疼痛的常见描述有，"感觉胀胀的疼""闷痛闷痛的"；"像针扎一样痛"；"天一冷就痛""一受凉就痛""痛的地方比较凉"；"火辣辣的痛""痛的地方很烫，冰一下会好些""痛得像火烧一样"；"浑身不得劲儿，很重的感觉""头痛、头重，像戴帽子似的"，"两腿很重，抬不起来，像灌了铅似的"；"酸痛"某个部位"感觉酸酸痛痛的"；"疼得很厉害，像刀绞一样""疼得像压榨一样""痛得像刀割一样"；"隐隐约约的痛""痛得不厉害，但总是痛""不舒服，有点痛又不怎么厉害"；"一会儿这里痛，一会儿这里不痛了，其他地方又痛""痛的位置不固定，到处跑"；"痛的时候会往其他地方传""痛的时候其他地方也会跟着痛"。

对于多数患者来说，日常生活中比较常见的疼痛如酸痛、固定痛、刺痛，描述起来大多没有太大困难。生活中较少见的、从前没有经历过的疼痛，如重痛、空痛、掣痛等，患者往往难以准确描述。因此，患者有时候会描述为，"说不出来的一种难受""不知道是什么样的痛""说不上来的痛""反正就是很难受，也不知道是不是痛"。在这种情况下，医师难以了解患者的疼痛类型，往往需要全面询问其兼症，综合分析判断其病因、病性。

（二）医师对各种疼痛的询问和判断

疼痛的病机往往是因为"不通则痛"或"不荣则痛"。如空痛、隐痛等多属于"不荣则痛"，绞痛、刺痛、灼痛等多属于"不通则痛"。但是，临床病情多有虚实夹杂，对疼痛的定性往往需要诊法合参，综合分析。

1. 医师对疼痛性质的询问和判断

（1）**疼痛拒按**：疼痛具有痛势剧烈、较难缓解，触按时导致疼痛加剧而引起患者拒绝被按压者，称为疼痛拒按，简称为拒按，多为实证引起。如患者腹胀腹痛且拒按，兼有日晡潮热、便秘者，为热结肠腑证。

（2）**疼痛喜按**：疼痛具有通过揉按可获得减轻、舒适感者，称之为疼痛喜按，简称为喜按，多为虚证的表现。疼痛拒按者大多病程时间较久，痛势较轻而时痛时止，绵绵作痛，由于按之痛减，故患者身体常向痛处屈曲，或常常用手按在疼痛部位。如食少、腹胀、脘腹隐痛、喜温喜按，多为脾阳虚证。

（3）**胀痛**：痛而且胀，胀甚于痛，或以胀为主，称为胀痛，发生在胸胁脘腹的胀痛，多见于气滞证。患者经常描述为"感觉痛痛、胀胀的""闷闷的痛"，胀痛的特点为疼痛的部位不固定，常因情绪波动而加剧，因嗳气、矢气而缓解。所以，有的患者会告诉医师"肚子痛，胀胀的，痛有时在左边，有时在右边，有时高一些，有时低些"。

气滞证的原因主要见于情志不舒、病邪阻滞、脏气虚弱三方面。因此，医师需要注意询问患者其胀痛的发作、缓解和情志因素有无关联，有些腹部的胀痛还可因嗳气、矢气等因素缓解；注意询问患者的胀痛是否伴有无力症状、某脏腑功能减退的症状，当脏气虚弱时，气行乏力，也可出现气机阻滞，表现出胀闷疼痛。

临床上，有些疼痛患者可能胀的感觉不明显，有些患者仅表现为胀而没有痛，但只要符合胀痛的基本特点，均可以参照胀痛辨证治疗。

（4）刺痛：疼痛较尖锐、明显，表现为"像针扎一样痛"或"像刀割一样痛"，称之为刺痛，多见于血瘀证。刺痛的特点是痛处固定不移、疼痛昼轻夜重，同时还可能兼有面色、局部皮色紫暗或血瘀证的舌、脉特点。由于瘀血可能与外伤有关，因此，刺痛还应了解是否有外伤史以及疼痛部位和外伤部位是否一致等。

（5）冷痛：疼痛且有寒冷的感觉，或因寒而痛甚，称之为冷痛。常描述为"天一冷就痛""一受凉就痛""痛的地方比较凉""喝冷的更痛"，可见于寒证。询问时要注意了解疼痛的程度、病程的长短、疼痛是否随冷暖而增减、有无感寒之因、平素是否畏寒、有无脏腑机能减退症状等。

冷痛患者大多喜暖，具有得温痛减、遇寒痛剧的特点。其中，实寒之冷痛多起病急、痛势剧烈，常有明显的感寒之因；虚寒之冷痛多病程长、痛势较缓，平素畏寒、伴有脏腑机能减退症状。

（6）灼痛：疼痛且有灼热感，遇寒痛减，得热痛甚，称之为灼痛，多见于热证，患者常描述为，"火辣辣的痛""痛的地方很烫，冰一下会好些""痛得像火烧一样""喝热的更痛"。灼痛患者痛时其疼痛部位多喜凉恶热，可见于实热，也可见于虚热。

医师要注意询问患者灼痛症状可能的诱因、疼痛病程的长短、疼痛的剧烈程度、疼痛的各种兼症，从而为进一步的判断提供依据。如患者胃脘灼痛发作于过食辛辣后，其痛多为辛辣化火、阳热过盛所致。

（7）重痛：疼痛不剧烈，兼有沉重感，称之为重痛。患者常描述为"浑身不得劲儿，很重的感觉"，"感觉头痛、头重，像戴帽子似的"，"两腿很重，抬不起来，像灌了铅似的"，多因湿邪或痰浊困阻所致。

（8）酸痛：若患者疼痛伴有酸软的感觉，称之为酸痛。患者出现酸痛时需询问有无过劳经历及伴随症状。剧烈运动后的肌肉疲劳和肾虚的骨髓失养均可使患者表现出酸痛症状；若伴随沉重感，则须考虑是否属湿邪侵袭肌肉、关节所致。

临床上，有些患者的疼痛可能以酸的感觉为主，有些患者仅表现为酸而无痛，可以参照酸痛辨证治疗。

（9）绞痛：表现为疼痛剧烈，突然发作，难以忍受，多发生在胸部或腹部。患者常常表达为，"疼得很厉害，像刀绞一样""疼得像压榨一样""揪着痛"，往往是绞痛，常因邪实阻滞气机的情况较严重而引起，可因寒凝、结石、蛔虫或饮食不洁等原因导致。须注意询问相关病因，并结合必要的切诊与辅助检查。

（10）空痛：疼痛兼有空虚感，痛势不剧烈，有欲得填充感、喜按者，称之为空痛。患者常描述为，"肚子感觉空空的"、"脑子里面空空的"、头部或腹部"感觉像缺了什么东西一样"。多由脏腑经脉失养引起，属于"不荣则痛"，可见于气血亏虚等证。如胃中空痛常觉易饥，得食痛减。

（11）隐痛：疼痛不明显，不剧烈，时发时止，若有若无者，称之为隐痛。若患者表示

"隐隐约约的痛""痛得不厉害，但总是痛""不舒服，有点痛，不怎么厉害"，多为隐痛，常见于头、胸、脘、腹等处，也是由脏腑经脉失养引起。

空痛和隐痛均多见于经脉失养，这两种疼痛在询问时都要注意了解患者有无全身或某脏腑的机能减退、有无血虚等不足的症状，并需结合望色、望舌、切诊等诊察，以分辨虚证类型。

（12）走窜痛：疼痛部位不固定，具有游走性。患者常描述为"一会儿这里痛，一会儿这里不痛了，其他地方又痛""痛的位置不固定，到处跑"。询问时要注意询问疼痛所涉及的范围，走窜痛主要指四肢关节疼痛走窜不定，多见于风邪偏胜的行痹。胸胁脘腹疼痛且走窜不定，可参照"胀痛"辨治。

（13）掣痛：若患者"痛的时候会往其他地方传""痛的时候其他地方也会跟着痛"，多属于掣痛，也可称之为引痛、彻痛。可由经脉失养或经脉阻滞引起，注意询问引起疼痛的诱因、疼痛的部位和疼痛延及的部位。

在临床上，有的患者对自身的疼痛无法进行详尽细致的描述。在医师仔细询问后无法将患者病痛与常见疼痛相类比时，医师不可勉强患者说清其疼痛的性质，以免患者随口敷衍，或造成患者被诱导、暗示。医师可从其疼痛可能的诱因、疼痛加重或缓解的因素、疼痛的部位、病程的长短、疼痛是拒按还是喜按、疼痛时的其他兼症等方面认真询问，结合其他必要的检查，综合分析其病因、病机。

2. 医师对各部位疼痛的询问和判断　患者对疼痛部位的描述一般问题不大，但是，由于语言表达的差异，有时会出现类似患者把胃脘部的疼痛说成"心窝痛""心口疼"，上腹部的灼痛说成"烧心"的情况，如果不认真询问、检查，极易出现对患者表达的误解。因此，问疼痛部位的时候医师需要患者指出其疼痛的具体位置，同时还需要结合按诊作进一步的检查。

患者疼痛时，医师可通过"怎么开始痛的"，"是什么样的痛"等问题，了解诱发疼痛的原因、疼痛性质，也可以通过"具体是哪里痛，能不能指出来"，"什么时候会好一些，什么时候会更严重"，"除了痛，还有哪些不舒服"等问题了解疼痛的具体部位、影响因素、兼症，为辨证、辨病提供依据。

（1）头痛：若患者出现整个头部的疼痛或某些部位的疼痛，称之为头痛，可由外感或内伤引起脉络绌急或失养，导致清窍不利而发生。针对头痛，医师要了解患者头痛的具体程度、部位，如询问"痛得厉害吗"，"怎么痛"，"是整个头都痛，还是哪个部位痛"。

头痛因于外感、外伤者，大多疼痛较重，而因于气虚、血虚、肝肾阴虚者多疼痛程度较轻。头痛呈重痛者，多因于痰湿；跳痛者，可见于肝火；胀痛，或伴眩晕者，可因于阳亢；隐痛或空痛者，为正虚失养。通过询问患者头痛的兼症，不难确定其病性。

此外，要特别注意询问头痛的部位，因为这往往也是我们辨别病位的依据之一。例如，可通过询问疼痛在前额还是在后枕、在两侧还是在头顶来判断病邪是在阳明经还是太阳经、在少阳经还是在厥阴经。若患者头痛无明显的部位特点，则需要通过询问各种诱因、影响因素、兼症来做深入的了解。

如风寒头痛多有感寒之因，疼痛多遇风寒则甚，多伴恶寒发热；风热头痛多有发热恶风、口干咽痛、热象明显；肝阳上亢之头痛多眩晕而痛，多伴有烦怒，或有胁痛、耳鸣、口干面红等症状；气虚头痛者常与过劳有关，伴有无力诸症。

要注意的是，头痛是临床上极为常见的症状，可发生于多种急慢性疾病，有时还是相关疾病加重或恶化的先兆。临床应根据病史、部位、头痛性质及兼症、辅助检查等综合分析。

（2）胸痛：患者胸部某一部位疼痛的症状称之为胸痛，多与心肺病变、胸壁病变、外伤等因素有关。临床问诊时，应注意了解其疼痛可能的诱因、疼痛的性质与特点、具体部位、影响因素、兼症等。

通常需询问患者"胸痛时有咳嗽吗"，或"是不是咳得厉害时胸痛"。胸痛伴有咳嗽者，其痛多与肺的病变有关，可见于肺热炽盛、痰热壅肺等证，临床上肺痈、肺痨、肺癌等病以及急性热病中的一些病证均可表现出胸痛症状。

若胸痛无外伤、咳嗽，需询问"是表面痛还是里面痛""是左边痛还是右边痛"，若疼痛在心脏部位、疼痛部位较深，多为心的病变。

若心前区疼痛隐隐，时轻时重，活动或劳累后加重，常伴心悸，神疲乏力等者，多属心气虚。若心胸憋闷疼痛，痛引肩背内臂，时作时止，畏寒肢冷，神疲乏力者，多为心阳不足，胸阳不振。若胸痛剧烈，胸痛彻背，背痛彻胸，伴有面色青灰，手足青冷者，多为真心痛。若心胸疼痛以刺痛为主，兼有瘀血舌脉，多为瘀阻心脉。若心胸憋闷疼痛，伴体胖痰多，身重困倦，多为痰阻心脉。若痛势剧烈，甚则痛彻肩背，发作急，得温痛减、遇寒加剧，伴畏寒，多为寒凝心脉。若心胸疼痛以胀痛为主，发作常与情志有关，或伴善太息，胁胀，多为气滞心脉。

如为胸壁病变、外伤等因素造成的胸痛，疼痛的位置多比较表浅、明显，除了要详细询问病史外，还需要结合望诊、按诊等诊法做进一步诊察。

（3）胁痛：胁部也称之为胁肋部，指的是侧胸部，即胸部两侧，为腋下至十一、十二肋骨端的区域，这些区域的疼痛称之为胁痛。

患者常会描述为"上腹痛""胆囊痛""肋骨下面痛"等。医师往往需要让患者自行指出疼痛的范围，进而确定其疼痛是否属于胁痛。临床上，胁痛可发生在一侧或两侧，由于病因、病性、病程的不同，其疼痛的性质也不同，兼症也有所差别。

由于两胁均为肝胆经循行所过的部位，胁痛多与肝胆病变有关，因此，胁痛患者要着重询问疼痛的性质、发作的时间、是否与情绪变化有关。例如，胁肋胀痛伴有"很烦、很容易发脾气""一生气就加重"者多因于气滞；胁痛"像针扎一样"者，多因于血瘀。

（4）胃脘痛：上腹部、剑突下，胃所在部位的疼痛称之为胃脘痛。临床上，胃脘痛患者对胃脘痛的描述比较多，常见的有"肚子难受""上腹痛""胃痛""心口痛""一饿就痛"等，问诊时要注意询问其疼痛可能的诱因、影响因素、疼痛性质与程度、饮食情况、各种兼症。

胃脘痛往往和饮食起居不慎、劳逸失调等因素有关系，问诊时需要通过"怎么开始痛的""饮食有没有规律""吃什么不干净的东西了吗"之类的问题来了解其病因。在询问影响因素时，要注意其胃痛的喜恶，"什么情况下痛得厉害，什么情况下会减轻"；饮食方面"胃口怎么样"，"喜欢吃什么样的东西，吃什么东西会难受，吃什么东西会舒服一点"，注意有无恶心呕吐、嗳气、泛酸等兼症。

临床上，除了需要根据胃脘部位疼痛的性质来了解病情外，还需要询问疼痛的各种影响因素。胃脘痛在进食后加剧者多属实证，在进食后缓解者多属于虚证。患者喜热食、不喜生冷时多为寒证，喜冷食不喜热食时多为热证。

需要特别注意的是，少数心脏病变的疼痛也会表现出靠近胃脘部位的疼痛，容易导致误诊。医师可通过询问其疼痛"会不会向其他地方放射"，"左边肩膀和胳膊内侧、背会不会一起痛"，"痛和吃饭有没有关系？嗳气或矢气后有没有减轻"等问题作初步鉴别，有条件的话还要结合辅助检查来做进一步的鉴别。

（5）腹痛：患者出现除胃脘部以外的剑突以下、耻骨联合以上的部位疼痛称为腹痛。腹有大腹、小腹、少腹之分。脐以上为大腹，属脾胃；脐以下至耻骨联合的部位为小腹，属膀胱、大小肠、胞宫；小腹两侧为少腹，是足厥阴肝经循行的部位。患者对腹痛的常见描述有"肚子痛""小肚子痛"等。

当患者腹痛时，通常要注意询问患者腹痛与食欲、食量、饮食好恶等情况的关系，注意了解大、小便等方面的情况。若腹痛伴有明显的饮食、大便异常，多为脾胃病变所致，若二者无明显关联，则多为其他脏腑病变。

若患者腹痛呈持续或阵发性加剧，需注意询问是否有腹胀、呕吐、便秘、矢气减少，甚至消失等兼症，考虑各种原因所导致的胃肠腑气不通，可借助腹部听诊和辅助检查进一步明确诊断。

若患者腹痛剧烈，伴有频繁的恶心呕吐、腹泻，多由饮食不洁引起，需注意询问其发病前摄入食物的具体情况、一起进餐者是否发病、病情如何等。

若患者腹痛为脐下正中部位疼痛，称之为小腹痛，多与膀胱、小肠的病变有关。若患者为女性，小腹疼痛兼有月经不调、痛经、带下、漏下等症状，多为胞宫与冲任二脉的病变，育龄女性还要注意了解其婚育、停经情况，排除其异位妊娠的可能。

若患者腹痛为脐下偏左或偏右处疼痛，称之为少腹痛，多与肝经病变有关。若脐外侧及下腹部突然剧烈疼痛、绞痛，疼痛向大腿内侧及阴部放射，伴尿血者，多为结石所致。若疼痛发生在脐部、腹正中，或腹股沟，并伴有肿物突起，应考虑疝气。

急性胃痛患者，要注意询问有无右少腹痛及恶寒发热，检查右少腹有无压痛，以排除肠痈病证。

在临床上，腹痛病因复杂，涉及内科、外科、妇科等科，需要问诊与按诊相配合，查明疼痛的确切部位，判断病变部位所在的脏腑，然后根据病史，结合疼痛的性质及兼症，确定疼痛的原因。

（6）腰背痛：指患者腰背部位的疼痛。患者躯干后部上平大椎，下至季肋的部位出现疼痛称之为背痛，躯干后部以下、髂嵴以上部位出现疼痛为腰痛。

患者对腰背痛常见的描述有"腰痛""背痛""岔气了""闪着腰了""腰酸"等。腰背痛应着重询问病程、特点、发病原因、工作体位等。如"是不是一天到晚都痛"，"有没有受伤、扭着、闪着或累着"，"有没有受凉？脖子后面有没有不舒服"，"做什么工作的？有没有长期伏案或在电脑前工作"，等等。

腰痛病程短者多为外感或外伤，病程长者多为内伤或慢性劳损。外感者常有淋雨或受凉的病史，表现为背痛伴有项部不适、恶寒，多因风寒湿邪客于足太阳膀胱经所致；外伤者常有扭伤或姿势不当的病史，表现为疼痛酸楚，随体位变化而甚，多因脉络损伤、筋骨失和。内伤者常见于年老、体弱，脏腑功能失调，尤其是腰痛、腰酸，常因肾虚所致，故见腰痛以酸软为主，遇劳更甚，卧则减轻，喜揉喜按，伴有下肢无力，反复发作。慢性劳损者，因长期体位不正，筋肉损伤而见疼痛反复，劳累而发。

此外，腰部疱疹初起时也可出现局部皮肤烧灼刺痛感，随后还出现局部皮肤发红、后见成簇水疱，此即"缠腰火丹"，也有"串腰龙"之称。

（7）四肢痛：患者四肢的肌肉、筋脉和关节等部位的疼痛称之为四肢痛。患者常描述为"胳膊痛""腿痛""肩膀痛""四肢酸痛"等。询问时需注意了解有无外伤、劳损的经历，疼痛是否与天气变化有关，是否伴有酸、麻、皮肤感觉异常等情况。

患肢发凉，遇寒疼痛加剧者多为寒证，多由寒湿为患；患肢发热，或有红肿，多为湿热所致。四肢关节游走疼痛，多因于风邪，为行痹。

若患者肩关节及其周围的肌肉筋骨疼痛，称之为肩痛；肩后部疼痛往往连及胛背，称为肩背痛；肩痛而影响上臂甚至肘、手部位的，称肩臂痛。因其均以肩痛为主要临床表现，故可统称为肩痛。

若病程短，疼痛程度较轻，疼痛性质为钝痛或隐痛，或伴有肩部感觉发凉，得暖或抚摩后疼痛可减轻者，多为风寒之邪侵袭。有明显肩部跌撞、闪扭外伤史者，多为瘀血肩痛。

此外，肩痛常与肩不举相伴出现。肩不举指肩关节功能活动障碍，上肢不能抬举，又称肩凝、漏肩风、老年肩、冻结肩。如果没有及时治疗，肩关节疼痛和功能障碍可日益加重，甚至影响日常生活中梳头、穿衣等动作。

（8）周身痛：患者感觉头身、腰背及四肢等部位均出现疼痛的情况称之为周身痛。询问时注意了解病程的长短，新病者多实证，常见于外感风寒、风湿或湿热疫毒。久病者多虚，多为营血亏虚。此外，也可见于跌打损伤，临床应注意询问病史、疼痛的性质及兼症。

四、问头身胸腹

问头身胸腹是指医师通过询问，了解患者头身、胸腹除疼痛以外的其他不适或异常。这些不适或异常往往只有患者自己才能感觉到、表述出来，是患者的自觉症状，有着重要的诊断价值。在临床诊察时，常需要结合按诊做进一步的了解。

（一）问头部不适

1. 患者对头部不适的描述　常见的头部不适除头痛外，还有头晕、头重、头胀、头麻等，患者常描述为"头晕""头晕脑胀的""头昏昏沉沉的""头重重的""头很胀""头都快撑炸了"等。

2. 医师对各种头部不适的询问和判断　在询问各种头部不适时，除了要弄清患者头部不适的具体性质、部位外，还要注意其诱因和加重、缓解的因素，结合各种同时出现的症状进行综合分析。

（1）头晕：患者感觉头部旋转发晕称为头晕。头晕是临床的常见症状，患者常描述为"头晕""头昏"。如果"头晕眼花""感觉天旋地转""感觉看见的东西都要倒下来了""感觉周围的东西都在转"，甚至头晕而无法站立，需卧床休息，出现"晕得站不起来"，称为眩晕。了解患者头晕症状时，除了需要询问头晕本身的症状特点外，还要问清楚患者的神志状况、伴随症状等来做进一步的了解。

在询问头晕时，可通过询问"闭上眼睛会不会好些"，以了解其程度、特点。一般来说，头晕较轻者可以通过闭目而缓解，头晕重者感觉自身或眼前景物旋转、不能站立，恶心呕吐，闭目不可缓解。

头晕伴有烦躁易怒者，多为热证，可见于肝火上炎、肝阳上亢等证；头晕伴有神疲乏力、劳作则甚者，多为虚证，多为气血亏虚或肾虚；若头晕伴有沉重感者，多为痰浊、湿邪所致。

（2）头胀：患者自觉头部发胀称为头胀。有时头胀会和头痛、头晕、头重相兼出现。

若头胀且痛伴有烦躁易怒，口干口苦者，多为肝火引起。若头胀且伴有沉重感，胸闷腹胀，不欲饮食，肢体困重者，多因湿邪为患。有时，睡眠不足或醉酒可导致头胀，休息后多可缓解。

（3）头重：头重是一种自觉头部沉重的症状，患者常描述为"头很重，像戴帽子似的"。

若患者以头重为主，身体酸困，或有阴雨天症状加剧者，多为湿邪阻碍气机。若头部沉重，兼有身热面赤、心烦胸闷、不欲饮食者，多属湿热为患。

（4）头麻：患者自觉头部或头皮发麻，或面部麻木、紧束感，或感觉迟钝，称为头麻。

头麻常由于脉络阻滞或脉络失养，如果头麻伴有口眼歪斜，为风痰阻络，如果头麻日久，有蚁行感或面部肌肉瞤动，多为血虚生风。

（二）问胸部不适

1. 患者对胸部不适的描述　　胸部不适指的是胸部除疼痛以外的各种不适，常见的不适症状有胸闷、心悸、气喘等。患者常描述为"感觉胸很闷""胸口像被压着一样""总感觉喘不过来气""总会心慌""心动不动就跳得很厉害""呼吸很困难""气不够用，会喘""胸口很难受"等。

2. 医师对各种胸部不适的询问和判断　　医师在询问各种胸部不适时，要注意询问其不适的部位和兼症，这对了解疾病的病位、病性有很重要的作用。如胸壁的病变其不适多位置表浅，心脏病变其不适多位于左胸，位置较深，而肺脏病变多兼有气喘、咳嗽等呼吸异常。各种胸部不适很多，常见的有胸闷、心悸、气喘等。

（1）胸闷：胸闷指患者自觉胸部胀闷如堵的不适症状。当患者表现有胸闷症状时，需询问是否伴有咳嗽、气喘、心悸、呼吸不畅、乏力等症状。

胸闷伴有咳嗽、气喘、呼吸不畅等症状时，多为肺的病变，可见于痰饮停肺、痰热壅肺、寒邪客肺等证；胸闷伴有心悸、胸痛、脉律异常者，多为心的病变，如心气虚、心阳虚等；胸闷、喜太息与情绪波动有关，多为肝郁气滞。

（2）心悸：心悸指患者自觉心跳不安、心慌，甚则出现心跳剧烈难平的症状。对于心悸，患者常表述为"心慌""心跳得很厉害""心跳得很难受"等。

心悸常见于正虚和邪扰，询问时需注意询问患者有无易受惊吓、过劳、久病等情况。通常，心悸病位多在心，且多为虚证，可见于气虚、血虚、阴虚、阳虚等证；亦可见于实证，如阴寒、水湿诸邪影响到心脉畅通等。

（3）气喘：简称喘，是以呼吸急促为特征的一个临床症状，严重时可出现张口抬肩，鼻翼煽动，不能平卧。

喘可见于多种急慢性疾病过程之中，如患者在喘未发作时就诊，医师需注意询问其起病情况和各种兼症；如患者在喘发作时就诊，医师需注意运用望诊、闻诊。通常发病急骤、病程短者，多为实喘，多在深呼气时感觉舒适；病程较长、反复发作者，多为虚喘，患者常在深吸气时感觉舒适。

（三）问腹部不适

1. 患者对腹部不适的描述　腹部不适是临床非常常见的症状，包括脘痞、嘈杂、腹胀、吞酸、恶心等。患者常描述为"肚子很难受""肚子很胀""肚子里面堵堵的""胃里面很酸""胃里面酸水很多""总会呕酸、吐酸水""很恶心，很想吐""经常干哕""总想反胃"等。

2. 医师对各种腹部不适的询问和判断　医师在询问各种腹部不适的时候，要注意了解导致腹部不适的诱因，加重和缓解的因素，不适的部位和各种兼症，问诊时往往需要结合按诊。女性患者还要注意询问经带胎产方面的情况。

（1）脘痞：指患者自觉胃脘部位满闷不舒但不痛，或如有气堵闷塞感，胃脘部按之柔软，多为脾胃病变。常见于胃气虚、胃阴虚、饮食停滞等。

若患者脘痞伴有乏力、不思饮食，多属胃气虚；若患者脘痞伴有虽感饥饿但不欲进食的症状，多为胃阴不足；若脘痞伴有嗳气酸馊难闻者，多为饮食停滞胃脘。

（2）嘈杂：是胃部感觉不适的一种常见症状，呈胃中空虚，似饥非饥，似辣非辣，似痛非痛，莫可名状，时作时止。患者通常难以准确描述，常表达为"是一种说不出来的难受"。

嘈杂常与吞酸、胃脘痛兼见。若胃中嘈杂而常有灼热感，口臭、吞酸，多为胃热。若胃中嘈杂，口泛清水而酸，且症状遇冷或进冷食加重、得热饮热食可减缓，多为胃寒。

（3）腹胀：是患者自觉腹部胀满的症状。腹胀有几种不同的情况，一是患者自己感觉到胀，一是腹部外观饱满，甚至蹲坐、弯腰困难，或二者兼而有之。

若腹胀时轻时重，喜暖喜按或进食温热饮食时自觉舒适，或兼有神疲乏力者，多为虚证。若腹部胀满，按之不减，食后胀甚，多为实证。

（4）吞酸：胃中酸水上泛至咽喉，称为泛酸。如果不及时吐出，反而咽下称为吞酸。多见于肝火犯胃、食积胃肠、寒湿中阻等证。

若患者"吐酸水"时伴有胃中灼热，兼见口苦咽干、胸胁不舒、心烦易怒者，多为肝火犯胃。若患者"酸水往上冒，恶心，想吐"，伴厌食腹胀、嗳气或矢气酸馊难闻，多为饮食停滞所致。若患者"胃里凉凉的，往上涌酸水也是凉的"，兼有不思饮食、胸腹胀闷，吞酸清冷，多为寒湿之邪影响脾胃。

（5）恶心：患者时欲吐，欲吐而吐不出，欲罢而又不止称为恶心，常常是呕吐的前期症状，可伴随吞酸、嘈杂等症状同时出现，也可单独出现。

若患者"时不时地想吐，但吐不出来"，伴胃中清冷上泛、困倦、食少，得暖舒适，遇寒则症状加剧者，多为胃寒。若患者恶心兼有胃中酸热上泛，口臭，溲赤便干者，多为胃热。此外，若患者为育龄女性，晨起恶心或呕吐，需注意询问其婚育、月经情况、饮食有无改变，以了解是否属妊娠反应。

（四）问腰部不适

1. 患者对腰部不适的描述　腰部不适指的是腰痛以外的各种不适，常见的有腰酸、腰冷重，患者常会描述为"腰酸""腰酸背痛""腰很凉""腰很怕冷""天一冷腰就不舒服"等。

2. 医师对各种腰部不适的询问和判断　医师在询问腰部不适时要注意了解症状的具体性质与特点。有的时候腰部不适与腰痛是难以截然分清的，患者可能将腰酸表述为腰痛；有时腰部不适会与腰痛并存，呈现腰部又酸又痛的特点。

（1）腰酸：腰部酸楚不适，绵绵不已，或虽有腰部轻度疼痛，但以酸楚不适感为主者，均称为腰酸，多见于肾虚、劳损等情况。

若患者腰酸伴腿脚无力，或肢酸膝冷，或足跟疼痛，或生殖机能减退，多为肾虚。若患者腰酸常固定于腰部某一部位，腰部酸楚症状因劳累加重，而卧床休息不能明显缓解，且晨起症状较重，轻度活动后可感觉症状减轻者，多为劳损。

（2）腰冷重：腰部感觉沉重发凉的症状称为腰冷痛。腰冷重常伴有腰痛，多见于寒湿侵袭、肾阳虚等情况。

若患者感觉身体沉重，腰和腰以下部位发凉，甚至腰冷如浸冷水，下腹部常感沉重发胀，或伴腰痛，多为寒湿所致。这种腰冷痛患者多有居处寒湿、冒雨、汗出浴冷水或未及时更换湿衣等病史，问诊时应留意询问。

若患者腰凉重坠绵绵不已，如有冷风吹入，伴有四肢凉、畏寒、膝软无力、阳痿、月经不调等症状者多为肾阳虚损所致。若患者腰冷重，周身困重，伴有下肢浮肿、屈伸不利或关节烦痛、恶风等症状，多为水湿内盛复感风湿之邪。

（五）问周身不适

1. 患者对周身不适的描述　周身不适的种类较多，常见的有身重、疲乏等，患者常描述为"浑身不舒服、不得劲""身上很困，没有力气""浑身没劲，不想动""很累""总是休息不够""总感觉身上没有力气，提不起来劲"等。

2. 医师对各种周身不适的询问和判断　周身不适可见于外邪侵袭、经气不利，也可见于正虚失养、经脉不荣。医师在进行询问时，要注意不适症状的诱因、兼症和加重与缓解的因素。这些对鉴别病性的虚实有重要作用，如患者周身不适、无力，在活动后症状加重者多为正虚，在活动后症状缓解者多属邪实。

（1）身重：指自觉身体沉重、活动不利，甚则难以转侧的症状，可见于虚证，如气虚、阳虚；也可见于实证，如湿邪侵袭。

若患者身体沉重，兼有疼痛、发热恶寒、头痛头胀如裹等症，多为湿邪侵袭肌表。若患者身重起病迅速，伴有面目浮肿、小便不利，或恶寒发热，或肢节酸楚，多为风水相搏，泛溢肌肤。若患者身重不痛而伴有浮肿，且以下肢浮肿最为明显，按之凹陷不起，伴神疲肢冷、纳呆便溏者，多为阳虚水肿。

（2）疲乏：指精神困倦、肢体懈怠的临床症状，临床极为常见。可见于虚证和湿证，临床需注意询问病史、病因和各种兼症，注意和身重鉴别。

若患者暑天发病，以疲乏为主，伴精神萎靡、少气懒言或身热汗出、心烦口渴，多为暑热伤气。若患者疲乏兼有身重、纳呆、便溏、脘腹胀闷，多为脾虚湿困。若患者疲乏兼少气懒言、动作无力、面白唇淡，或伴自汗、眩晕者，多为气血虚。

五、问官窍

人体的官窍不仅是感觉器官，还可直接或间接与脏腑相连，分别与脏腑、经络有着密切的联系。因此，问官窍不仅可以了解官窍本身局部的病变情况，还可以了解相关脏腑的情况，反映整体的状况。因官窍的症状繁多，仅选临床常见者列举。

（一）问耳

1. 患者对耳部不适的描述　耳部不适的常见症状有耳鸣、耳聋、重听、耳胀、耳流脓等，其中又以耳鸣、耳聋较为多见。患者常自述"会耳鸣""总感觉有虫子在耳边叫""耳朵里面会响""耳朵有点聋了""听力下降了""耳朵里面嗡嗡叫""耳朵里面堵得慌，听不清楚"等。

2. 医师对耳部不适的询问和判断　耳部不适临床上主要以耳鸣、耳聋较为多见，其症状可为一侧，也可为两侧。耳鸣指患者自觉耳内鸣响的症状，耳聋指听力减退，甚至完全丧失的症状。耳鸣、耳聋二症关系较为密切，有时，耳鸣为耳聋之渐，耳聋为耳鸣之甚，二者不可截然分开。询问时要了解症状出现的久暂、特点及相兼症状。

通常，若耳鸣、耳聋为骤然发作，声音响亮者，多为实证，可见于肝火炽盛、肝阳上扰、风热侵袭。若耳鸣、耳聋为逐渐发作，病程较长，声音较细者，多为虚证，可见于肝虚、脾虚、肾虚诸证。此外，要注意询问耳鸣、耳聋的伴随症状，如耳鸣伴头晕腰酸者多为肾虚，耳鸣伴口苦胁痛可为肝火炽盛。

（二）问目

1. 患者对目不适的描述　常见的目不适有目痒、目羞明、目干涩等。患者常描述为"眼睛很痒""总感觉眼里面有东西，很痒""眼睛很怕光""光亮的地方眼睛睁不开""眼睛很干、很涩"等。

2. 医师对目不适的询问和判断　临床中，导致目不适的原因较多。在询问时，要注意了解病因，如"睡眠够不够""有没有过度用眼"等。除此之外，还要注意询问同时存在的其他症状，综合判断。

（1）目痒：指眼睑边缘、目眦内出现痒的症状，甚则连及睛珠、痒极难忍。临床上用眼过度、风火、湿热诸邪侵袭都可引起目痒，轻者痒处不定，清洁面部、轻轻揉拭或可缓解，重者痒极，或伴涩痛，症状难忍。

若目痒时作，症状较轻，揉拭可止，止后又可反复发作，两目干涩不适，面白唇淡者，多为血虚失养所致。

若目痒难忍或痒若虫行，伴灼热感，多为风热或火邪为患。风热者多发于春季；火邪为患者伴有明显的白睛发红、口干口苦、便干溲赤等症状。

（2）目羞明：俗称怕光，指眼睛畏避明亮光线，遇光线稍强即眼睛不适，甚则痛涩、闭目难睁的症状，正虚和邪实均可导致本症状出现。

若目羞明涩痛，白睛明显红赤，多泪，多属风热为患；若一眼先发作而后累及另一眼，具有传染性，常累及他人，多为"天行赤眼"的表现。

若羞明程度较轻，伴两目干涩不舒，白睛稍赤痛，视物昏花，自觉倦怠而两目喜垂闭不喜睁、头晕耳鸣、口燥咽干，多属气阴两虚，失于濡养所致。

（3）目涩：指两目干燥滞涩，易感疲劳的不适症状，可见于用眼过度、阴精亏损、津液损耗等。

若目内干燥少津、滞涩不爽，视物易觉疲劳，伴面唇爪甲色淡、失眠多梦者多为血虚；伴五心烦热、潮热盗汗或腰酸遗精者多为阴虚。若目涩干燥伴有热感、口鼻干燥、干咳少痰等，多为燥热伤津。

（三）问鼻

1. 患者对鼻不适的描述　鼻不适的常见症状有鼻塞、鼻痒、鼻衄等，患者常描述为"鼻塞""鼻子不通气""鼻子堵了""鼻子里面很痒，总想打喷嚏""鼻子里面很痒，像是有东西却抠不出来""流鼻血了""火气很大，经常流鼻血"等。

2. 医师对鼻不适的询问和判断　鼻不适的症状可由外感六淫之邪或内生五邪引起。医师需要了解鼻塞发作的病因、病程的长短、症状特点和全身情况。一般来说，鼻塞、鼻痒等症状多由外感引起，鼻衄多由内生五邪引起。

（1）鼻塞：指呼吸时空气通过鼻腔受阻的症状，可呈单侧发作，也可呈双侧发作，还具有发作性或持续性出现等不同表现。

如患者鼻塞突发，伴有流清涕、打喷嚏，或恶寒发热者，多为风寒侵袭，肺窍不利。若患者鼻塞新起，流黄涕，伴发热、头痛、恶风或稍恶寒、口渴、咽痛等症状，多为风热侵袭所致。

若患者鼻塞日久，呈间隔性或持续性发作，鼻涕黏黄，或伴头胀、记忆力减退等，可由肺经郁热引起。若患者鼻塞缠绵日久，伴有涕多、黄浊而臭，嗅觉、记忆力减退，咽干口苦、目昏耳鸣等，多为肝胆湿热所致。

（2）鼻痒：指鼻腔内作痒，常见于外感病，某些鼻部病变也可出现鼻痒。

若患者鼻痒，喷嚏，鼻塞时轻时重，流涕黄稠且伴有发热、恶风、头咽痛等症状者，多为风热犯肺、肺窍不利所致。若鼻痒而鼻孔干燥、口咽干燥、呼气灼热，多为燥热犯肺。

（3）鼻衄：指鼻中流血。外伤、邪热内炽而迫血妄行、气虚而失于固摄均可导致鼻衄。

若患者鼻衄出血量多色红，伴有口鼻干燥、口渴口臭、多食易饥、便干溲赤等症状，多为胃火炽盛所致。若鼻衄常由情绪激动诱发且反复发作，伴有心烦易怒、胸胁苦满、口苦咽干等症状，多由肝火炽盛所致。

若患者鼻衄出血不止，血色淡红，伴有神疲乏力、面色无华、口淡无味、食欲不振等症状，多属脾不统血。

（四）问咽部

1. 患者对咽部不适的描述　咽部常见的不适有咽干、咽痒、咽痛等，患者常会描述为"很渴""喉咙很干""嗓子很干，总是想喝水""咽痒""喉咙很痒""感觉嗓子里面有东西"等。

2. 医师对咽部不适的询问和判断　咽部不适是临床常出现的症状，新起者多由外感六淫之邪引起，病久者病情多较复杂，可见于阴虚等证。临床除详细问诊外，需注意结合咽部望诊进行诊察。

（1）咽干：指患者自觉咽喉干燥的症状，咽干常见于热证，也可见于燥邪侵袭。

通常，若患者新近"嗓子很干"且伴有灼热痛痒、发热、恶风或微恶寒者，多为风热为患。若患者感外邪后出现咽干、口苦、心烦、恶心呕吐、恶寒发热交替发作，多为少阳证。

若患者咽干，烦渴欲饮冷，咳嗽、气喘、大便干燥、小便短黄者，多为肺热炽盛。若患者"长期嗓子很干"，伴有声音嘶哑者，多为金破不鸣，由肺窍失于濡养所致。

（2）咽痒：指患者自觉咽部发痒的症状，常伴随咳嗽等症状。因咽痒引起的咳嗽，咳声表浅，称为咽咳。

若患者咽痒、咳嗽、鼻塞、流清涕，或恶寒发热，多为外感风寒。若患者咽痒而干，咳嗽，语声不利，或有咽痛、发热等症状，多为风热侵袭，也可因于感受温燥之邪。若患者咽痒，伴口咽干燥、五心烦热、盗汗等症状，多为肺阴虚。

（3）咽痛：指咽喉部位的疼痛，也称作咽喉痛、喉咙痛，常由热邪引起。

若患者咽痛新起，疼痛明显，吞咽时加重，有外感之因，伴有发热恶寒、咳嗽、头痛者多为外感风热之邪；无外感之因而有过食辛辣煎炸或情志过极者，多为火热内生所致。

若患者咽喉干痛而欲饮，伴有潮热、盗汗、五心烦热、便干溲赤等症状，多为阴虚失于凉润、濡养所致。

六、问睡眠

睡眠与人体气血的盛衰、心肾等脏腑的功能活动有着密切的关系。通过询问睡眠时间的长短、入睡的难易程度、有无多梦等情况，有助于了解机体阴阳气血的盛衰，心神是否健旺安宁等。睡眠的异常主要有失眠和嗜睡。

1. 患者对失眠的描述　失眠是指患者经常不能获得正常睡眠，包括不易入睡，或睡而易醒，难以复睡，或时时惊醒，睡不安宁，甚至彻夜不眠的症状。通常，患者会描述为"睡不着""睡眠很浅""很容易醒""很容易醒，醒了以后睡不着""梦很多，睡不踏实"等。根据患者描述的情况，常记录为"失眠""不寐""寐差""夜寐欠安"或"夜寐欠佳"。

2. 医师对失眠的询问和判断　在患者自述失眠的时候，医师要注意询问病程、病因，凡偶因情志刺激、思虑太过，或居处环境不适应、睡前饮用兴奋性饮料者，不属于病态。若因疼痛、咳喘等因素失眠者，应注意以主诉为核心进行询问。以失眠为主诉者常见于心神被扰、心神失养。

患者不易入睡，心悸健忘，多梦，伴五心烦热、潮热、盗汗等症状，多为心阴虚。若患者失眠多梦，伴有胸中烦闷，口干口苦或口舌生疮，小便短涩，多为心火亢盛。若患者失眠，多梦易醒，伴有身体倦怠，少气乏力，心悸健忘，食少便溏者，多为心脾气血虚。若患者失眠，多梦，烦躁易怒，胸胁胀闷，目赤口苦，多为肝火所致。若患者失眠，头晕耳鸣，潮热盗汗，五心烦热，腰膝酸软，多为肾阴虚。

3. 患者对嗜睡的描述　嗜睡是指患者醒时神志清醒，但精神疲倦，睡意很浓，经常不自主地入睡，睡后呼之即醒，而醒后复欲寐的症状。亦称多寐、多眠睡。通常，患者会描述为"总瞌睡，睡不醒""总会睡，做事情的时候都会睡着""总想睡"等。

4. 医师对嗜睡的询问和判断

当患者表现出"总想睡"之类的症状时，医师需鉴别其为嗜睡还是神昏。神昏为神志昏乱、呼之不醒，而嗜睡为患者神志清醒，但时时欲睡，睡后呼之即醒。此外，虽喜睡，但睡后精神清爽、不觉困倦者也不属嗜睡范畴。嗜睡多由阳气不振，可由阳虚、痰湿等情况引起。若偶因疲劳、熬夜、休息不足引起者，多适当休息后可缓解，不属病态。

若患者嗜睡，身体困倦，头目昏沉，肢体困重，胸闷脘痞者，多因痰湿困脾，清阳不升所致。若饭后困倦嗜睡，纳呆腹胀，少气懒言者，多因脾失健运，清阳不升，髓海失养引起。若嗜睡，精神萎靡，畏寒倦卧，或尿少浮肿，或腰部冷痛、肢冷，多为肾阳虚衰。

若患者嗜睡倦怠，健忘，思维迟钝，耳鸣者，多为肾精不足。大病之后，神疲嗜睡，乃正气未复的表现。

七、问饮食口味

主要是询问口渴与饮水、食欲与食量、口中味觉和气味等情况。通过了解饮食及口味的情况，不仅能够了解津液的盈亏、脾胃运化的情况，还有利于判断疾病的寒热虚实性质。

（一）问口渴与饮水

口渴即口中干燥、欲得饮水的感觉。饮水是指实际饮水量的多少。口渴与饮水是两个密切关联的症状。口渴与饮水的异常，主要反映体内津液的盈亏和输布情况，对判断证候的寒热虚实有重要作用。

1. 患者对口渴与饮水的描述　一般情况下，患者往往口渴则欲饮，不渴则不欲饮。但津液输布发生障碍时，有时也会出现口渴而不欲饮的情况。通常，口渴的患者往往容易把口渴症状描述为"很渴""口很干""喉咙很干""嗓子很干""很想喝水""嘴巴很干，但不想喝水"等。

2. 医师对口渴与饮水的询问和判断　为了解患者体内津液的盈亏和输布情况，医师往往需要询问"口干不干""想不想喝水？喝得多不多""想喝热水还是凉水"等问题，以了解患者有无口渴的症状和饮水的情况，为判断病性提供参考。

若患者口干欲饮、饮水则舒，需注意询问患者有无发热、大汗出、泄泻等燥邪侵袭、久病伤阴等导致津液损伤、失于濡润的原因存在。

若患者于干燥季节见口鼻干燥、皮肤干燥、微恶风寒等症状，多为燥邪侵袭。若患者口渴无明显津液不足的病因，则有可能是津液输布障碍，如内有瘀血、痰湿等，导致津液不能上承于口，从而出现口渴欲饮的症状。

若患者"口渴，喜欢喝凉水"，多见于热证，但有湿热、实热、虚热等情况的不同，询问时须注意了解兼症，着眼于整体来进行判断。

若患者口渴喜饮冷，兼有身热不扬、头身困重、腹胀纳呆等情况，多为湿热所致。若患者口渴喜饮冷，兼有口渴夜甚、潮热盗汗、五心烦热、面赤颧红、体形较瘦等情况，多为阴虚所致。若患者口渴喜饮冷，饮冷则舒而无潮热盗汗等阴虚症状时，多为实热之证。

若患者"口渴，喜欢喝热水"，多为内有阴寒之邪，可见于痰饮内停等证。若患者"想喝凉水，但真要喝下去肚子就不舒服"，咽干咽痛、心烦，可见于上焦有热而中焦虚寒的上热下寒之证。若患者渴喜热饮，但饮水量少或水入即吐者，称为水逆，多为痰饮内停。

此外，若患者口干，但欲漱水不欲咽，兼面色黧黑，或肌肤甲错者，多为有瘀血的表现。

（二）问食欲与食量

食欲、食量与脾胃功能密切相关，胃气的有无直接关系到疾病的轻重和转归。所以，询问患者的食欲与食量情况，对了解脾胃功能的强弱，判断疾病的轻重和预后有重要的意义。临床常见的食欲和食量的异常有食欲减退、厌食、消谷善饥等。

1. 患者对食欲减退的描述　食欲减退指患者进食的欲望减退，甚至不思饮食的症状，是疾病过程中常见的病理现象。患者通常描述为"没胃口""不想吃饭""食欲不振""吃倒也能吃，但不吃也不想""感觉吃饭跟完成任务一样"等。

2. 医师对食欲减退的询问和判断　食欲减退又称不欲食、食欲不振或纳呆，患者常表现为不欲进食，有的虽勉强进食却食量不多，是脾胃病变的反映，可由各种病邪直接影响脾胃引起，也可由其他脏腑病变进而影响到脾胃所引起。

通常新病食欲减退，可由脾胃本身的突发病变引起，也可以是邪气影响脾胃功能、正气抗邪的保护性反应。若因情志刺激、饮食单调而偶有食欲减退发作者，不一定为病态。医师在询问时应注意予以鉴别。

若患者"没食欲，没胃口"，伴脘腹不舒，兼易疲劳、无力，或食后腹胀，或完谷不化、便溏者，多因脾胃虚弱，腐熟运化无力所致。若患者"吃饭没味道"、不知饥饿，伴有进食稍多即腹胀闷、脘腹时作隐痛、喜温喜按、畏寒肢冷、疲倦气短等，多为脾胃虚寒。

若患者"不想吃饭"伴有精神抑郁或烦躁易怒，胸胁或脘腹胀闷，嗳气肠鸣，多为肝气郁结犯胃。若患者纳呆食少，脘闷腹胀，头身困重，疲乏倦怠，大便不成形或有排不净感觉者，多因湿邪困脾。

若患者不思饮食伴有饮食过量、进食难以消化之物，出现脘腹饱胀，纳呆少食，嗳气酸馊难闻、吞酸，大便臭秽或秘结不通者，多为伤食、饮食停滞。

若患者虽有饥饿感，但不欲进食，即使勉强进食亦食量较少，胃脘嘈杂不适，口渴喜饮，唇舌干燥而红，大便干结，小便短赤者，多为胃阴虚。

3. 患者对厌食的描述　厌食指厌恶食物，甚至不愿闻及食物气味的症状，也称恶食。患者常描述为"看见吃的就想吐""一点东西都不想吃""闻见（食物）味道都恶心"等。

4. 医师对厌食的询问和判断　对于厌食，医师需注意询问患者病因、病史，因饮食习惯、饮食偏嗜而不喜进食某种食物者，不属病态。若患者为育龄妇女，需询问婚育史、月经史以排除妊娠反应。

若孕妇厌食兼有严重的恶心、呕吐者，为妊娠恶阻。若因暴饮暴食而厌食、腹胀满或痛，伴嗳气酸馊难闻、吞酸者，为伤食厌食。

若患者厌食油腻，脘腹满闷，或恶心呕吐，大便溏薄，排便不爽，肢体困重者，多为湿热蕴脾。若患者厌食油腻，情志不舒，伴有胁肋不舒或灼热胀痛，口干口苦，恶心呕吐者，多为肝胆湿热。

5. 患者对消谷善饥的描述　消谷善饥指患者食欲非常旺盛，进食量多，但食后不久即感到饥饿的症状，亦称多食易饥，常为胃的腐熟功能太过所致。患者常描述为"很能吃，但很容易饿""食欲非常好""很容易饿，总感觉吃不饱"等。

6. 医师对消谷善饥的询问和判断　食欲旺盛除可见于胃的腐熟功能太过外，也可见于高强度的体力劳动者，而后者为生理性的表现，医师询问时需注意鉴别。

当患者出现"食欲非常好，很能吃"时，若兼多饮多尿，或有形体消瘦者，多见于消渴病。若患者"很会吃、很想吃"，兼大便溏泄者，多属胃强脾弱。胃强则胃腐熟功能亢奋，故消谷善饥；脾弱则脾运化无力，故大便溏薄。

（三）问口味

口中有异常味觉或气味，多是脾胃和其他脏腑病变的反映，可由感受外邪、饮食所伤、七情失调及劳倦过度等因素引起。

1. 患者对口味异常的描述　患者对口味异常比较常见的描述有"嘴巴里面没有味道""嘴里很淡""嘴里有甜味""嘴里面很酸""嘴里面很苦""嘴里面很涩""嘴里面味道很难闻""有口臭"等。

2. 医师对口味异常的询问和判断　口味异常指的是无进食因素影响而出现的口中味觉异常或有异常气味，询问时应注意排除进食因素的影响。

若患者味觉减退，口中乏味，甚至无味时，称为口淡，多见于脾胃虚弱、寒湿中阻及寒邪犯胃、外感风寒者。若患者口淡，食不知味，稍食即饱或不欲饮食，伴有神疲气短、乏力、腹胀喜按、便溏等症状者，多为脾胃虚弱。若口淡乏味，自觉口中黏腻、食欲不振、腹满胀闷，或伴恶心呕吐、便溏者，多为湿阻中焦。

若患者自觉口中有甜味，称之为口甜，多由脾胃病变引起。若患者口中甜味隐隐，兼有不思饮食、少食易饱、容易神疲乏力等症状者，多属脾气亏虚。若患者口甜，口不渴饮，或呕恶食少，便溏不爽，或身热不扬，肢体困重者，多为湿热蕴脾。

若患者自觉口中有酸味，或泛酸，甚至闻之有酸味，称为口酸，多见于伤食、肝胃郁热等证。在询问时医师需注意将口酸与吞酸鉴别，口酸仅自觉口中有酸味而无酸水上泛，吞酸除有酸水上泛之外，可兼有口酸。

若患者出现口酸、嗳气酸馊难闻、纳呆恶食、腹胀满兼有进食过量病史者，为饮食停滞胃脘，化腐生酸，浊气上泛。若患者口酸或呕吐酸水，兼有善太息、嗳气食少、食后腹胀、倦怠乏力、便溏者，多为脾虚肝郁。若患者口酸苦，急躁易怒，胸胁不舒，或伴头晕目赤、便干溲赤等症状，多为肝经郁热所致。

若患者自觉口中有苦味则称之为口苦，多见于热证，如心火上炎或肝胆火热之证。若患者出现口苦，或心烦失眠，或口舌生疮者，多由心火上炎引起。若患者口苦，伴有咽干、头晕、胸胁胀满不适、心烦喜呕、纳呆抑郁等症状，多为邪在少阳。

若患者自觉口有涩感称为口涩，多与口干舌燥、心烦喜饮等症状同时出现，多为燥热伤津，或脏腑热盛，气火上逆所致。

若患者出现自觉口中出气臭秽，甚则可为旁人所闻及者，称为口臭。医师在询问时应注意排除因龋齿、口腔卫生不洁出现的口味异常，注意排除饮食因素造成的口臭，如饮酒、进食生葱、蒜等。

若患者口臭，伴有口干喜冷饮，口唇红赤，口舌生疮或牙龈肿痛，便干溲赤者，多为胃热炽盛。若患者口气腥臭，胸痛胸闷，咳吐腥臭痰或脓血，咽干口苦，多为痰热壅肺。若患者口中酸臭，脘腹胀满，嗳气酸馊或矢气臭秽难闻，多为食积。

八、问二便

问大小便的排泄状况，是判断脾胃运化功能、水液代谢状况及疾病寒热虚实的重要依据。询问时应注意了解二便的性状、颜色、气味、时间、便量、排便次数、排便时的感觉以及兼有症状等。

（一）问大便

对于健康人来说，大便通常每日一次或两日一次，排便通畅，大便成形而不干燥，色黄质软，内无脓血、黏液及未消化食物。

1. 患者对大便异常的描述 大便的异常主要包括便次、便质和排便感异常三种情况。对于大便的异常，患者常描述为"拉肚子""大便很稀""大便不通""大便很干""大便一粒一粒的""大便很难解""总感觉大便拉不净""大便时肛门很热""大便里面有血""大便颜色很黑""大便像水一样""大便里面有鼻涕一样的东西"等。有时，患者并不能够认识到何种大便属异常,医师要注意询问。

2. 医师对大便异常的询问和判断 对于大便的异常,医师要注意从便次、便质和排便感觉三个方面进行询问。

(1) 医师对便次异常的询问和判断:便次异常包括大便次数减少和增多两种情况。通常,大便次数减少多见于便秘,次数增多常见于泄泻,医师可通过"多长时间大便一次"之类的问题了解患者的大便次数。在询问时,还要注意了解大便的性状、排便感觉等情况,以便整体审察、综合分析。

1) 大便次数减少:通常,进食少或食物以肉制品为主时多见便次稍减、便量减少,食物以蔬菜为主时可见大便量多、便次稍增,通过调整饮食可恢复正常时,均不为病态。粪便在肠道内停滞过久,排便时间延长,通常在四至七天以上者多为病态。

若患者大便次数减少,数日不通,腹部胀满,疼痛拒按,身热面赤,午后潮热,多汗,时欲饮冷,口臭或口舌生疮,呼吸气粗者多为胃肠实热所致。

若大便数日不通,或干或软,虽有便意但排便困难,平素或有倦怠懒言、语声低怯,或有容易疲劳,面色少华,便后更为疲劳者,多为气虚。若患者便次减少,排便困难,伴有面白无华、唇舌色淡、头晕心悸者,多为血虚。

2) 大便次数增多:大便次数增多称之为腹泻,多伴有粪质稀薄不成形,甚至呈水样的症状。一般来说,暴泻多实,久泻多虚。

若患者大便次数增多,起病较急,肠鸣腹痛,大便稀溏或带有黏液,或如水样,气味腥臭,肛门灼热,口干而不多饮,多为湿热所致。若患者便次增多,大便清稀而不甚臭秽,完谷不化,腹部冷痛隐隐,喜温喜按,纳呆食少者,多为寒湿。

若患者大便次数增多,时溏时泻,腹痛隐隐,喜温喜按,食欲不振,食后易胀,常于进食生冷油腻或较难消化的食物后便次增多,甚至含有较多未消化的食物残渣者,多为脾虚所致。

(2) 医师对便质异常的询问和判断:正常大便应当色黄褐、质软,无食物残渣或脓血。除便秘、泄泻所包含的大便干结,甚则状若羊粪和大便稀溏,甚则如水等情况之外,常见的便质异常有完谷不化、溏结不调、脓血便、便血等。医师通常可以通过"排出的大便是什么样的""有没有食物残渣、脓或者血""大便什么颜色?有没有黏液或鼻涕一样的东西"等问题了解大便性状。

若患者大便中含有较多未消化的食物,称之为完谷不化,有时患者可误认为这种情况属正常,询问时要注意。通常,可见于脾虚、脾肾阳虚和食滞胃肠。若患者时常腹部胀闷不舒或隐痛绵绵,伴有畏寒肢凉、喜温喜按,纳呆食少或进食不多亦觉腹胀、便溏者,多属脾阳虚。若兼有腰膝酸软、五更泄、生殖机能低下者,多为脾肾阳虚。若患者暴饮暴食后嗳腐吞酸、矢气臭秽兼完谷不化者,多为食滞胃脘。

若患者大便某些时候干某些时候稀,称之为溏结不调,多见于肝郁乘脾。若大便先硬后溏,多属脾虚。

若大便中脓血混杂,患者常描述为"大便有黏液、有血",多属痢疾,多为湿邪与热邪、寒邪、疫毒等诸邪侵袭肠道所致。若中年以上患者出现脓血便,久治无效,则需要排除患肠癌的可能。

若患者大便带血，甚至全是血液则称之为便血，可分为远血和近血。通常，若便血鲜红，血附在大便表面或于排便前后滴出者，谓之近血，多见于内痔、肛裂、息肉痔及锁肛痔等肛门部的病变。

若血色暗红或紫黑，或大便色黑如柏油状者，谓之远血，多见于胃脘等部位出血。需要注意的是，正常人服用补铁药品或熟地黄等中药、摄入较多肉类食物、动物血制品，大便颜色也可呈黑褐色，须询问进食情况并与远血相鉴别。

（3）医师对排便感异常的询问和判断：正常人在排大便时应没有异常的排便感觉。医师可通过询问"排大便时有什么不舒服的感觉"来了解患者的排便感。常见的排便感觉异常有肛门灼热、排便不爽、里急后重、滑泄失禁、肛门重坠等。

患者排便时感觉肛门处发热或有烧灼感，为肛门灼热。肛门灼热多见于热证，如大肠湿热，也可因过食辛辣所致，询问时应注意询问饮食情况予以鉴别。

若患者便前腹痛，便意急迫，便时排便不畅或伴有排不净感，肛门处有重坠下垂等不适，且便意频繁，称为里急后重，常见于痢疾，多因湿热内阻，肠道气滞所致。

若患者先有紧张焦虑、愤懑郁怒等情志变化，而后出现腹痛欲便，便意难以抑制，便后腹痛缓解或消失者，多为肝郁乘脾所致。

患者大便不能随意控制，稍用力即可滑出，甚至便出而不自知，称为大便失禁。若患者泻痢日久，便次增多，大便失禁伴有形寒肢冷、喜温喜暖、食少腹胀、腰酸耳鸣，多为脾肾阳虚。若患者大便失禁，伴有精神萎靡、纳呆腹胀，或有少气懒言、不耐劳作等症状，多为脾虚。

此外，脊柱外伤、肛门手术损伤、肠道癌瘤等亦可发生大便失禁，但一般不属脾肾虚损。

患者肛门有下坠感觉的症状则称为肛门气坠，也称为肛门重坠。若患者肛门气坠常于劳累或排便后加重，甚则脱肛不收，伴有易疲劳乏力、易汗出等症状者，多因脾虚中气下陷所致。湿热内阻，肠道气滞者也可见肛门重坠，多伴有便前腹痛，便意急迫，便时排便不畅或伴有排不净感。

（二）问小便

小便是津液代谢后的废物，通过询问小便的相关情况，不仅可以了解体内津液的盈亏、输布循环和代谢，还可以了解相关脏腑的功能状态。问小便，主要应询问尿次、尿量、尿的颜色及排尿时的异常感觉。一般情况下，健康成人日间排尿 3~5 次，夜间排尿 0~1 次，一昼夜总尿量约 1000~2000mL。

1. 患者对小便异常的描述 通常，患者对小便的异常可分为小便性状异常、次数异常、量异常、小便排泄感觉异常等方面。常见的描述有"尿很黄""尿很红""小便很混""尿很多""尿不出来""晚上要起来很多次""尿很急，憋不住""尿道口很热""尿道口很痛""总感觉尿不干净""小便失禁""小便控制不住，自己会出来""上厕所的次数很多，很想尿，但每次都尿不多"等。

2. 医师对小便异常的询问和判断 尿量、尿的颜色和尿次的多少受气温、体温、出汗量、饮水量、食物等因素的影响。如饮水量大者往往小便色淡或无色，汗出多或剧烈运动后小便往往量少色黄，服用维生素 B 类药物常可使小便颜色变深、变黄。在询问时医师需注意将这些情况与病理性小便异常相区别。病理性小便异常主要包括小便性状异常，小便排泄感觉异常和小便多、量少等。此外，问诊时要特别注意"尿量多"和"排尿次数增多"的区别。

（1）医师对小便性状的询问和判断：正常小便呈淡黄色，透明，无杂质。常见的小便性状异常有小便色深黄，色红或呈酱油色，小便混浊等。医师通常可以通过"排出来的小便是什么样的"等问题来了解小便性状。

若患者小便色黄，伴有口干、烦躁，自觉全身或局部发热者，多为热盛。若患者小便无色量多，或伴恶寒、畏寒肢冷，多为寒证。若小便色红，或呈酱油色，可见于各种原因所致的尿血。若小便混浊不清而排尿时无尿道涩痛，兼头晕耳鸣、面赤颧红、潮热盗汗、腰膝酸软等症者，多为肾阴亏损。

（2）医师对小便排泄感觉异常的询问和判断：小便排泄感异常包括尿意急迫、尿意频繁、尿道涩痛、小便淋漓不尽、小便失禁、遗尿、癃闭等。医师在询问时要注意结合小便的性状、尿量、其他不适全面询问，根据兼症综合判断。

若患者突发小便频数，尿意频急不可忍、尿道涩痛、小便短赤者，多因湿热蕴结膀胱，热迫气滞所致，常见于热淋。若患者长期小便频数，色清量多，夜尿增多者，多因肾阳虚或肾气不固。若患者尿量、尿次减少，排尿时伴有尿道涩痛感时，小便色黄或深黄者，多为心火下移小肠所致。

若患者尿溺已尽但仍有余溺点滴不净，称之为余溺不尽，多因肾气不固所致。若患者小便不能随意控制，可随用力、咳嗽等原因而自行溢出，甚至无诱因自行溢出而患者不自知，称为小便失禁，多因肾虚。

若患者睡梦中经常不自主地排尿称之为遗尿，多因肾气亏虚或脾虚气陷所致。多见于 3 岁以上小儿或老年人。若患者小便不畅，点滴而出或点滴不出则为癃闭，可由尿路不畅、阻塞所致，如湿热、结石、瘀血等；也可由膀胱开合失司所致，如肾气虚等。

（3）医师对小便量异常的询问和判断：患者尿量明显增多或减少均为异常。在询问尿量时，大多数患者难以精确描述，医师往往需要结合小便的其他情况和全身症状来综合分析。

若患者尿次、尿量皆明显超过正常的量、次，其小便无色、量多，兼见畏寒肢冷、喜温喜按者，多属虚寒证；若伴有尿量多、饮水量大、进食量多而容易饥饿、形体消瘦者，多为消渴病。

若患者尿次、尿量皆明显少于正常的量、次，可见于体内津液不足，如缺乏饮水、汗吐下伤津等；也可见于水液内停，气化不利等情况，如全身浮肿等。

九、问经带

由于女性在生理上具有一定的特殊性，了解其病理变化时，也需要结合其生理上的特性。所以对妇女的问诊，应注意询问月经、带下、妊娠、产育等方面的异常情况。妇女月经、带下的异常，不仅是妇科的常见病变，也是全身病理变化的反映。因而即使一般疾病也应该询问月经、带下的情况，作为诊断妇科或其他疾病的依据。

（一）问月经

月经是发育成熟女子有规律的周期性胞宫腔内出血。月经一般每月 1 次，周期为 28 天左右，行经天数为 3 ~ 5 天，经量中等（一般 50 ~ 100 mL），通常行经初期经量较多，后期量较少，经色正红，经血中无凝结的块状物，质地不稀不稠。妊娠及哺乳期，月经一般不来潮。

1. 患者对月经异常的描述 月经异常包括月经先期、月经后期、月经先后无定期、月经过多或过少、崩漏、闭经、经色经量异常、痛经等。患者对月经异常的常见描述有"月经不调""月经往前提""月经总错后""月经量很多""月经量很少""经期总是拖很长""月经颜色很黑""血块比较多""月经很淡""来月经的时候肚子痛""痛经""来月经的时候腰酸、乳胀"。

2. 医师对月经异常的询问和判断 由于文化程度的差异，有的患者对月经的异常、正常存在主观随意性，医师要对月经的各个方面逐一询问，认真核实，不可因患者说正常或异常而随手记录，不加核实。

对于月经，医师通常可以通过"月经周期怎么样，多久来一次？来的时候会来几天？周期固定不固定"等问题询问其周期，通过"月经颜色怎么样，有没有血块"了解其性状，通过"来月经的时候有哪些不舒服"了解其行经感觉。

患者连续两个月经周期出现月经提前 7 天以上，称之为月经先期，多因脾不统血或热扰血海所致。若患者连续两个月经周期出现月经延后 7 天以上，称之为月经后期，多因经血来源不足或血行不畅。若患者月经周期时而提前，时而延后达 7 天以上称之为月经先后无定期，亦称经期错乱，多因肝气郁滞或脾肾虚损所致。

患者月经血量较常量明显增多，称为月经过多，多因血热妄行、气虚不固或瘀血阻滞所致。若患者月经血量较常量明显减少，甚至点滴即净，称为月经过少，多因来源不足，如营血亏虚，或肾精不足等；也可因血行不畅所致，如寒凝、血瘀、痰湿阻滞等因素为患。

患者非正常行经期间阴道出血，其来势迅猛，出血量多者，谓之崩；势缓而量少，淋漓不断者，谓之漏，合称崩漏。可由血失统御、血为热扰、瘀血阻滞而血不循经等因素为患形成。

女子年逾 18 周岁，月经尚未来潮，或已行经，未受孕、不在哺乳期，而又停经达 3 个月以上，称为闭经，多因来源不足，如肝肾不足、气血亏虚等；也可因血行受阻，如寒凝、痰湿、血瘀等因素为患。

若患者经色淡红质稀，为血少不荣，可见于气血不足的病证。若患者经色深红，质稠，多为血热内炽；经色紫暗，夹有血块，兼小腹冷痛，多属寒凝血瘀。

患者在行经时，或行经前后，周期性出现小腹疼痛，或痛引腰骶，甚至剧痛难忍称为痛经，亦称经行腹痛。

若经前或经期小腹胀痛或刺痛拒按，多属气滞血瘀；小腹灼痛拒按，平素带下黄稠臭秽，多属湿热蕴结；小腹冷痛，遇暖则减者，多属寒凝或阳虚；月经后期或行经后小腹隐痛、空痛，多属气血两虚或肾精不足、胞脉失养所致。

（二）问带下

在正常情况下，带下具有濡润阴道的作用。若带下明显过多，淋漓不断，或色、质、气味异常，则为病理性带下。

1. 患者对白带异常的描述 患者对带下称之为白带，对白带异常多从白带的性状、量几方面进行描述。如"白带很黄""白带味道比较大""白带量很多，很稀""白带像豆腐渣一样""白带颜色会红"。

2. 医师对白带异常的询问和判断 医师在问带下时，应注意询问带下量的多少、色质和气味等情况。

通常，带下色白量多，质稀如涕，淋漓不绝而无臭味，多因脾肾阳虚所致，多伴有平素畏寒、肢凉等症状。脾虚者除白带量多，甚则终日淋漓不断外，多有神疲乏力、食欲不振，劳累后白带可更多。肾虚者除白带量多清稀外，多腰膝酸软、头晕肢冷、小便清长。

若带下色黄，质地黏稠或呈豆腐渣样，气味臭秽，多因湿热下注或湿毒蕴结所致，多伴有小腹坠胀或重痛、阴部瘙痒、阴道疼痛等不适。若白带中混有血液，赤白杂见，多因肝经郁热，或湿热蕴结所致。

肝经郁热者除白带量多、时混有血色在内、黏稠而腥臭外，多伴有心烦易怒、头晕、胁胀，或阴部不适、少腹胀痛等症状。湿热蕴结者除带下红白相兼外，其带下多质地黏稠、气味臭浊，多伴有外阴痒、痛等不适，可兼见排尿感觉异常、心烦胸闷等症状。

若绝经后仍见赤白带淋漓不断者，须注意其是否由癌瘤引起。

十、问男子

问男子主要是就男性独有的生理特点进行询问，以了解男性特有的生理功能有无发生异常情况，常见的男性生理异常主要有阳痿、遗精、早泄等。

1. 患者对男性生理功能异常的描述 男性的生理特点决定了男性具有某些独有的生理功能，当这些生理功能发生异常时，患者多对医师难以启齿，表达含糊不清，如"这一段身体不行了"、"性功能出问题了"、"夫妻生活质量很差"等。

2. 医师对男性生理功能异常的询问和判断 医师在询问患者生理功能异常时，要注意对患者的保护，同时要注意对患者所描述的症状进行核实、确认，避免误解产生。询问时，应注意有无阴茎勃起、泄精等方面的异常情况。

（1）阳痿：患者阴茎不能勃起，或勃起不坚，或坚而不能持久，不能进行性生活，称之为阳痿，是性功能低下的表现。

若患者阳痿，腰膝酸软，畏寒肢冷者，多因肾阳虚；若阳痿伴有心悸失眠，纳呆腹胀者，多因思虑过度，损伤心脾所致。阳痿伴精神抑郁易怒者，多因肝气郁结、宗筋弛缓所致。若阳痿伴肢体困重，苔黄腻者，多因湿热下注。暴受惊恐之后而出现阳痿者，系惊恐伤肾之故。

（2）遗精：患者不性交而精液遗泄，称之为遗精。其中，梦中性交而遗精者，谓之"梦遗"，清醒时精液流出者，谓之"滑精"。成年未婚男子，或婚后夫妻分居者，1月遗精1~2次，为精满自溢，属于生理现象。若遗精频繁，甚至无勃起而精液自出者，均属于病理表现。

若梦遗伴有失眠多梦，腰膝酸软，颧赤潮热者，多是肾阴亏虚，相火扰动精室所致。若遗精劳累后症状加重，伴有心悸失眠，纳呆腹胀等症状者，多是心脾两虚，气不摄精所致。梦遗频作，甚则滑精，腰膝酸软，面白，头晕耳鸣者，多是肾气亏虚，精关不固所致。遗精，小便混赤，苔黄腻者，多是湿热下注，扰动精室所致。

（3）早泄：患者性生活不足1分钟，甚至尚未插入便发生射精，不能进行正常性生活，称之为早泄。

若因身体疲劳、情绪激动偶尔出现早泄不属病态。若反复出现早泄，常是肾气亏虚，精关不固的表现。若患者早泄伴有腰膝酸软、发脱齿松，多为肾虚。若兼有畏寒肢冷、气短便溏、小便清长等症状者，多为肾阳虚。

若早泄兼有心烦胸闷、口干口苦等症状，或伴阴痒，或伴排尿感觉不适，多为湿热下注，扰动精室。若早泄伴有乏力倦怠、面白唇淡、心悸健忘、纳呆便溏者，或自汗气短，或形体消瘦，多为心脾气血亏虚。

十一、门诊问诊范例

医生：怎么不舒服了？——问主诉。

患者：我感冒了。

医生：怎么"感冒"的？——"感冒"为患者自述，情况是否属实需要核实。

患者：不知道，可能是那几天气温降低受凉了吧。

医生：哦，刚开始是怎么难受？——了解症状，判断当初病情。

患者：开始的时候发烧，38.5℃，头也疼，后来找医师看了一下，不发烧头痛了，就是咳嗽，去看也没看好。

医生：刚开始的时候有没有感觉到怕冷？——了解症状，判断当初病情。

患者：有，衣服穿很厚还冷，现在没有了。

医生：当时除了发热、怕冷、头痛，还有其他什么不舒服的？——开放式提问，为诊断、鉴别诊断提供依据。

患者：还感觉浑身没力气。

医生：来前都在哪里看过，怎么看的？——了解诊治经过，为确立患者本次就诊的诊断、治疗提供参考。

患者：没检查过，就在我们家旁边的社区诊所看的，那儿的医师说是感冒，给吃了一些药片，结果不发烧头痛了，就是咳嗽一直好不了。

医生：吃的什么药？——了解诊疗经过。

患者：不知道。

医生："感冒"有多长时间了？——了解病程、疾病的虚实。

患者：两个多星期了。

医生：哦，现在不发烧也不头痛了，那现在什么最难受？——落实主诉。

患者：咳嗽。

医生：咳嗽有多长时间了？——落实主诉。

患者：有两周左右了。

医生：现在有没有怕冷的感觉了？——了解兼症，判断当前证是否有表证。

患者：刚开始有，现在没有了，现在就是咳嗽。

医生：咳嗽时喉咙有没有不舒服？有没有痰？——了解兼症以鉴别、排除。

患者：没有痰，喉咙不痛，就是痒痒的，一痒就咳嗽。

医生：什么时候咳得比较厉害？——了解主症的特点。

患者：早上和晚上咳得比较厉害。

医生：有没有胸闷、呼吸困难？——了解兼症。

患者：没有。

医生：出汗的情况怎么样？——了解兼症。

患者：没怎么出汗。

医生：睡着会出汗吗？——了解汗出的性质，是否为盗汗。

患者：不会。

医生：渴不渴？——了解有无津亏。

患者：不渴，我喝水挺多的。

医生：吃饭怎么样？——了解胃纳情况。

患者：现在吃得比以前少点，每顿也就吃一碗饭，胃口还行。

医生：月经情况怎么样？——妇女尤必问经期，应当注意询问周期、行经时间与感觉、经质和经量等内容，注意核实。

患者：五天前刚结束，来前稍有点不舒服，量和周期也还都可以。

医生：多久来一次？

患者：都是一个月左右。

医生：来一次有多长时间？

患者：一般都五六天吧。

医生：有血块吗？——了解有无瘀血。若有，尚需进一步了解出现瘀血原因。

患者：没有。

医生：哦，现在大小便怎么样？——问二便，可从排便时间、排泄物性状、排便感觉等方面进行核实。

患者：基本上都正常吧。

医生：睡觉呢？——问睡眠。

患者：也还行。

医生：其他还有什么不舒服的？——查遗补漏。

患者：嗯，没有了。

医生：以前身体怎么样？——了解既往身体健康情况。

患者：还可以吧。

医生：哦，那你这次生病是不是这样的，刚开始发热、怕冷、头痛、浑身没力气、喉咙痒、咳嗽，吃完药后不发烧、不头痛，其他不舒服也没有了，就是一直咳嗽，"感冒"有两星期，咽痒、咳嗽也有两周，早上和晚上咳得比较厉害，其他没什么不舒服。你看还有其他要补充的吗？——总结症状，明确大体病情，为其他诊断方法可能获得的结果提供初步印象，并使患者明白医师已经了解其病情。

患者：没有了。

问诊所得

主诉：咳嗽两周。

现病史：患者两周前于气温突降后出现恶寒发热，测体温38.5℃，伴头痛、咽痒、咳嗽，随即赴社区诊所求治，诊断为"感冒"，经治疗（具体用药用量不详）后恶寒发热与头痛症状缓解，咽痒、咳嗽症状无明显改善。早晚咳嗽较多，无痰，无胸闷、呼吸困难，无自汗、盗汗，月经调，饮食、睡眠、二便无明显异常。

问诊应当注意，当应用其他诊断方法获得的病情资料与问诊后的初步印象不相符者应进一步询问、对照，以明确病情。

第四节 问诊模拟训练

一、训练目的

1. 掌握问诊的内容、技能，能规范、熟练地进行全面问诊。

2. 掌握问诊的方法和注意事项，常见现在症的表现及其临床意义，熟悉以辨证思路为指导的重点问诊。

3. 掌握问诊内容的规范询问与记录。

二、训练方法

采用双向翻译法结合以常衡变法。

三、训练过程

（一）集中示教

观看录像、多媒体材料，强调问诊各部分内容的准确性、规范询问、记录。

（二）分组训练

锻炼问诊的技能与技巧、病史采集与规范记录的能力。

1. 问诊真实病例 选择2～3名具有"咽痛""咳嗽"或"胃痛"等症状的学生自愿者

为对象，分入各小组中，现场由一人或多人进行问诊训练，其他人记录问诊所得资料与问诊医师的得失，于问诊结束后补充询问，逐步实现问诊的全面与规范。

2. 问诊标准化患者 标准化患者由经受统一培训的、具有临床经验的中诊任课教师担任。各组由带教老师根据不同病历资料担任患者角色，以患者的语言与感受表述病情相关内容，各组同学担任医师角色进行病情询问、病史采集、书面记录。

各组带教老师书面记录下本组同学在病史采集、病历书写中出现的问题，在本组同学完成书面记录后指导学生进行问诊得失的集中讨论，在充分发挥学生自主能动性的基础上引导其解决问题，引导学生在辨证思维指导下进行询问，进而提高问诊水平与记录能力。

更换病历资料，重复角色扮演、讨论纠错步骤，汇总、总结，集中强调。布置作业，为下次上课做好准备。

四、典型案例

陈某，男，32岁，某县清洁工人，门诊就诊。

患者所陈述内容：3个月前开始发烧，体温持续在38℃左右，在本地医院当作"无名热"住院治疗了1个多月，一直没治好就出院了。头痛，身上觉得很困重，经常发烧，经常一过中午之后就加重。很累，总没有力气，胸部感觉闷闷的，不舒服，不吃饭也不会饿，虽然有口渴的感觉但却不想喝水，被家人勉强而喝水的话也喝不多。大小便基本正常。别人都说我这一段时间脸色不好看，很黄。

（一）应有的问诊思路

1. 问主诉：患者现在最不舒服的症状是什么，要解决的问题是什么，有多久了，以前有没有这样。

2. 问现病史、现在症状：最早开始这种情况是什么时候（问可能的诱因），都有哪些症状，有没有就医，如有，采取了哪些诊查手段和治疗措施，结果如何，起初的症状经治之后产生了哪些变化及其时间顺序如何（询问诊疗经过，可为此次诊断提供参考）。

这次是怎么开始发病的，发热时有无恶寒（了解属单纯发热还是恶寒发热），发热有没有时间规律（是否有潮热的特点，若有，应当进一步询问其兼症，如有无盗汗、五心烦热、面赤颧红之类，有无腹胀腹痛、大便不通诸症，有无身体困重、身热不扬、胸闷纳呆等症状，为判断潮热的类型提供参考依据），当时除了发热之外，还有哪些不适，有无头痛、汗出异常、咳嗽、咳痰等不适（根据兼症判断病位、病性），其时间顺序情况是怎样的。

目前的症状有哪些，有多久了，有什么特点。如感觉很累，在活动一下后是更累还是会好一些（为判断病情是否以气虚为主提供参考依据）。胸闷时有没有心跳得很厉害的感觉（了解有无心悸）。不吃饭也不会饿，那食欲和食量怎么样，饭后有没有什么不舒服（具体了解饮食情况）。多久大便一次，成形不成形，干不干，什么颜色，排便时有没有什么不舒服的感觉（从排便时间、大便性状、排便感觉等方面对患者所述进行核实）。

3. 以前得过什么病，身体情况怎样，有无接触过有类似症状的患者，家族中有无类似患者。

值得注意的是，上述内容可不按照固定的顺序，但问诊时条理清晰、层次递进更有利于了解病情。

（二）问诊内容的遗漏和不足

1. 主诉具体症状及其持续时间不明。
2. 起病情况、诊断措施、治疗手段的具体情况及症状的变化情况不详。
3. 患者就诊时的症状、体征有待于确定、核实，缺乏应有的鉴别诊断。
4. 既往健康状况、个人生活史、家族史不详。

（三）书面记录

1. 主诉 就诊时的目的、症状、体征及持续时间有待于核实、确定，本病例因资料不全，暂无法确定。若患者就诊目的为治疗发热，可拟为"发热 3 个月"，其兼症及其持续时间尚有待于进一步询问。

2. 现病史 因为主诉不明，所以现病史难以确定。若以患者发热为主症，可拟为如下内容。

3 个月前患者（按：应询问并补充记录可能的诱因，如"在……之后"，或"无明显诱因"）出现发热，体温持续在38℃左右（按：应询问并补充记录当时的其他伴随症状以及具有鉴别意义的阴性症状），赴当地医院求治，诊断为"无名热"，经治无效出院（按：应询问具体诊断、治疗措施，若有，应逐一记录，若患者无法陈述，应记为"具体诊疗措施不详"），出院后患者仍持续发热（按：出院后的病情有无变化，还有哪些症状均应该具体询问并记录，不可只写某个症状；并应询问出院后有无进行其他治疗、效果如何，了解"头痛，身上觉得很困重，经常发烧，经常一过中午之后就加重。很累，总没有力气，胸部感觉闷闷的，不舒服，不吃饭也不会饿，虽然有口渴的感觉但却不想喝水，被家人勉强而喝水的话也喝不多。大小便基本正常。"等情况现在有没有，若某症状现在没有，则应询问该症状是什么时候出现、什么时候消失的，记录时也不能写入现在症中。若患者出院后无再次就诊经历，上述症状仍存在，可记录如后面内容）。现患者仍发热（按：应询问或检查清楚患者现在的发热是自觉症状，还是体温确有升高，予以如实记录，还应询问并记录有鉴别意义的阴性症状），常于午后加重，自觉头身困重，疲乏胸闷，食欲不振，口渴而不欲饮，二便无异常（按：现病史内容尚包括望诊、闻诊、切诊的内容，本章节以训练规范的问诊为主，故望诊、闻诊、切诊的内容不在此处体现）。

3. 既往史 此处患者所述内容缺乏既往史、个人史、婚育史、家族史等方面资料，应当进一步询问并如实记录。具体格式可参考教材。

五、思考与练习

案例一

孙某，男，75 岁，退休职工，浮肿半年多。今年春天发现浮肿，初未介意，后来逐渐加重。浮肿以两腿和脚面明显，按之凹陷，上午轻，下午重，休息后好转。伴头晕，下肢酸软，走路时有头轻脚重感，精神不振，全身乏力，下肢发凉，小便次数较频，而每次尿量不多，饮食良好，睡眠及大便正常。近两个月来曾服中药30余剂（均为五苓散、五皮饮加味），当时小便较多，停药后浮肿如故，且肢软沉困更重。无高血压及其他慢性病史。面色萎黄，精神萎靡，下肢及脚面明显浮肿，皮肤绷紧发亮，压之凹陷，舌质紫，舌苔白滑。呼吸较促，声音低沉。脉沉弦而滑，尺脉弱。

案例二

李某，男，62岁，退休工人。自述患"胃溃疡、十二指肠球部溃疡"8年多，常因劳累、着凉而出现上腹部疼痛，平常有冒酸水、打嗝多的现象，经常喜欢用手摁着肚子。5天前参加聚餐后出现腹胀、上腹部疼痛加剧，吐了好多次，吐出大量清水。赴医院经钡餐透视诊断为"幽门梗阻"。目前主要感觉疲劳乏力，口干，肚子里面经常响，肚子疼痛的位置固定，疼痛像刀割一样，不敢让人触摸，但用热水袋捂捂可稍微缓解。口干，但饮食入口即吐。大便5日没解，小便不多，颜色像茶水一样。手脚很凉。面白体瘦，舌淡，苔白厚腻。

案例三

刘某，女，32岁，农民，产后月余。妊娠末期已患淋证，多次求医，因尿检无明显变化，前医均云系妊娠生理现象，产后自愈。产后月余，溲次渐增，尿痛日甚，伴头昏倦怠，烦热口渴，食欲佳，每餐可进食4两，但总觉胸脘空虚无物。小便次数很多，日达30余次，很急，尿时尿道口很热、很痛，尿量少，颜色黄，有灼热感，心里面很烦躁，头昏昏沉沉的，嘴巴很干，浑身懒洋洋的不想动，前后有40多天。医院中医科说是"肝经湿热下注"，治疗后尿急胀痛更严重，每天尿60余次，几乎不能离开厕所。

问题

1. 请列出上述案例应有的问诊思路。
2. 请指出上述案例问诊内容的遗漏和不足。
3. 请将上述案例由口语描述转换为规范的书面记录。

第七章

脉 诊

脉诊，又称切脉、持脉、候脉、把脉，是医生用手指切按患者脉搏搏动处，诊察脉象，以了解病情，辨别病证的诊察方法。脉诊对于疾病的诊断、鉴别诊断以及判断预后具有特别重要意义，历代医家十分重视。由于脉诊主要凭借医生手指的触觉来体会、分辨，因此，对于初学者来说有一定困难。长期的实践教学经验证明，学习脉诊既要掌握脉学的基本理论、基本知识，又要掌握切脉的基本技能，勤于实践，悉心体会，才能做到心里明了，指下易辨。对此，前人明确提出"熟读王叔和，不如临症多，临症多，更要熟读王叔和"，很好地说明了理论和实践的关系。

第一节　脉诊的方法和注意事项

一、诊脉部位

自从《难经》提出"独取寸口"以来，中医临床脉诊主要是诊寸口脉。寸口又称气口或脉口。寸口诊法是指医生通过切按桡骨茎突内侧的动脉，探查脉象，以推测人体生理、病理状况的一种诊察方法。

（一）寸、关、尺定位

通常以腕后高骨（桡骨茎突）为标记，其内侧的部位为关，关前（腕侧）为寸，关后（肘侧）为尺（图7-1）。临床上因诊者三指有肥瘦，病者臂有长短，因此确定关位是很重要的。诊脉时要求先根据高骨定得关位，然后以关为中心，确定寸和尺。

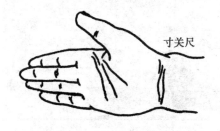
寸关尺

图7-1　寸、关、尺定位

（二）三部九候

寸关尺三部根据指力的轻、中、重不同分为浮、中、沉三候。《难经·十八难》说："三部者，寸、关、尺也；九候者，浮、中、沉也。"

（三）寸口脉脏腑分候

1. 寸关尺分候脏腑 现在临床上通行的脏腑分候方法是，左寸候心，右寸候肺，并统括胸以上及头部的疾病；左关候肝胆，右关候脾胃，统括膈以下至脐以上部位的疾病；两尺候肾，并包括脐以下至足部疾病。

2. 浮中沉分候脏腑 在长期的实践中，也有医家提出以浮、中、沉分候脏腑的方法，如以左手浮取候心，中取候肝，沉取候肾；右手浮取候肺，中取候脾，沉取候肾（命门）。

二、诊脉方法

（一）时间

诊脉的时间，《内经》提出"平旦为宜"，即以清晨为最佳，目的是患者刚起床，尚未活动、进食，脉搏受到的影响和干扰较少。但这样的要求一般很难做到，特别是对门诊、急诊的患者，要及时诊察病情，就不能拘泥于平旦。但是，应注意医生和患者都必须心平气和，这样诊脉才能比较准确。

每次诊脉的时间古人称"五十动"，即每次诊脉，每侧脉搏跳动应不少于50次，现在临床上通常掌握在1~2分钟，必要时可以适当延长。特别是对于脉律不齐者，如果诊脉时间太短就可能发生漏诊。

（二）体位

诊脉时，患者可取坐位、仰卧位或半卧位。坐位时，患者坐于医生的侧面；卧位时医生立于病床的两侧。患者前臂自然平展，手腕伸直，手掌向上，手指自然放松，以保持寸口与心脏处于同一水平，腕关节下面垫一松软的脉枕，使寸口部充分伸展。患者半卧位时，医生可以用一手托住患者的手腕，使手、心在同一水平（图7-2、图7-3）。

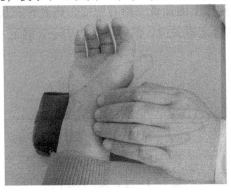

图7-2　脉诊姿势

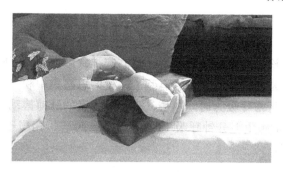

图 7 - 3 卧位诊脉

坐位时医生常用同一手候患者的两手，卧位或半卧位时要求医生诊左手时站在患者左侧以右手候之，诊右手时站在患者右侧以左手候之。临床上双手脉都要诊候，先左先右无特殊意义。同时临床上也有两手同诊法，如元代丹波元简认为，以左手执病者右手，右手执病者左手，一时齐诊，可作为参考。

持脉枕时，医者以拇指、中指夹持，示指置于脉枕总长外四分之一处；将脉枕放于患者腕关节下时，患者腕横纹应位于脉枕宽度的四分之一处，前四分之一，后四分之三（图 7 - 4、图 7 - 5、图 7 - 6、图 7 - 7）。

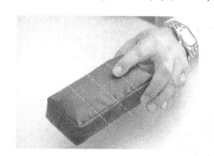

图 7 - 4 正确持枕姿势

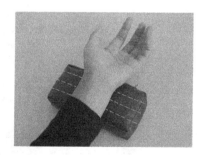

图 7 - 5 正确脉诊位置

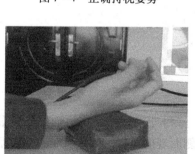

图 7 - 6 脉枕位置太前

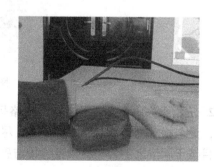

图 7 - 7 脉枕位置太后

脉枕规格一般为长 8 寸（18～20cm），宽度 4 寸（8～10cm），厚度 0.5 寸（2～3cm）；质地一般以柔软为宜。

（三）平息

平息是要求医者在诊脉时保持呼吸调匀，清心宁神，以自己的呼吸计算患者的脉率。平息的主要目的有二：一是在诊脉时平息，有利于医生的思想集中和专一，可以仔细地辨别脉象。二是以医生的一次正常呼吸为时间单位，来检测患者的脉搏搏动次数。医生一呼一吸称为"一息"。例如：通常医生1分钟呼吸18次，"一息四至"相当于1分钟72次。初学者可借助手表来计数脉率。

（四）调指

一般诊成人脉时，诊者常同时使用示指、中指和无名指。然而由于三指头的长短参差不齐；同时同一指头不同部位的感觉灵敏度不一致，患者又有胖瘦高矮等差异，所以诊脉时首先要调整好三指的状态，如指端的部位、下指的角度、布指的疏密等。

1. 运用指目　指目为手指感觉最敏感的部位，在指端皮肉突起最高的地方，即"指端棱起如线者，名指目"。指目的肌肉较丰厚，用指目切脉有时会受医者自身手指动脉搏动的干扰，产生错觉。因而有这种现象的医生，在诊脉时，应避开指内动脉，改用指目下方与螺纹上方的部位，以防止干扰（图7-8）。

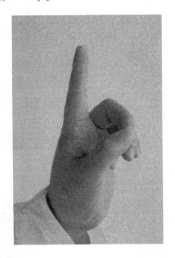

图7-8　指目

2. 三指平齐　指端要平齐，手指略呈弓形倾斜，三指处于屈曲状态，而中指的屈曲度最大，无名指次之，示指屈曲度最小，尽量保持三指侧面观的整齐。确定寸关尺三部后，即以指目按于脉位之上，一般诊者三指与患者皮肤平面约呈45°夹角，三指与患者皮肤平行或三指垂直诊脉都是错误的。应注意的是，重按之后不能在患者寸口处留下医生的指甲印（图7-9）。

3. 中指定关　准确确定寸关尺三部，是正确进行诊脉的关键。先确定关位（即用取高骨以定关位），下中指于关部，次以示指下于寸部，再以无名指下于尺部（图7-10）。

4. 布指疏密　布指要与患者手臂长短和医生的手指粗细相适应。患者的手臂长或医者

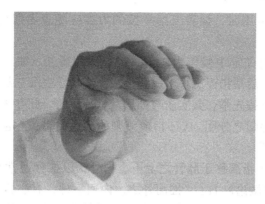

图7-9　三指齐平成弓形

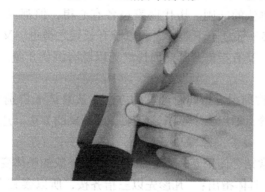

图7-10　中指定关

手指较细者，布指宜疏，反之宜密。一般讲，临诊时，医者无暇准确测量寸口脉的长度，可凭经验落指。小儿寸口部位甚短，一般多用"一指定关法"，即用拇指或示指置于关上，通过向左向右滚动候得寸脉和尺脉。因此，布指的基本原则是以高骨为准，定得关位后，三指疏密自然有度。

（五）运指

运指是指法的具体运用，只有掌握运指的方法，才能认真感觉体会脉象。

1. 举按寻　举按寻是脉诊的基本指法，它通过三指用力轻重的变化，以诊察脉搏的浮沉情况。指力是为了体察脉象显现部位的深浅，根据指力的轻重，分为举、寻、按三种。

（1）举：用手指轻轻按在寸口脉搏跳动部位的皮肤上。又称为"轻取"。

（2）寻：用中等的力度，不轻不重，左右推寻。又称为"中取"。

（3）按：用重指力按至推筋着骨。又称为"重取"。

为了说明不同指力和脉位的关系，早在《脉经》就采用"几菽之重"形容指力的轻重，如《脉经·五难》云："初持脉如三菽之重，与皮毛相得者，肺部也。如六菽之重，与血脉相得者，心部也。如九菽之重，与肌肉相得者，脾部也。如十二菽之重，与筋相平者，肝部也。按之至骨，举指来疾者，肾也。"可作为参考。

在具体应用三部举寻按法时，又有浮沉先后的区别。多数医家遵循先浮取，后中取，再沉取的方法，临床具体运用时，诊者三指举按的力度应随患者肌肉肥瘦与坚脆的变化而变化。

也有医家认为，可将先定中候作为使用举按寻法的要领。如《备急千金要方》认为，应先重按而骨以沉取之，后举指浮，再由轻至重依次诊候浮中沉三部。也有医家提出举按叠用指法，即欲举先按，欲按先举，其实质与孙思邈是一致的。此方法是先定中候的方法，一旦中候确定，则浮沉之界随之分明。《三指禅》则明确地提出："定之以中，则浮沉朗若观火，三部九候无不了然。"

2. 推法 推法是将手指挪移于脉管之上下、内外，以探察通常举按法所不能察觉的一些变化。《素问·脉要精微论》曰："推而外之，内而不外，有心腹积也，推而内之，外而不内，身有热也，推而上也，上而不下，腰足清也，推而下也，下而不上，头项痛也。"这段论述，成为后世应用推法的准则。历代医家虽各有心得，但都未离此原则。如《脉诀刊误》云："推谓以指挪移于部之上下而诊之，以脉有长短之类也。又以挪移有部之内外而诊之，以脉有双弦之类也。又有指推开其筋而诊之，以脉有沉伏止绝之类也。"这可以说是对《内经》原则的阐发。

3. 总按、单按 总按即用三指同时诊脉的方法，从总体上辨别寸关尺三部和左右两手的脉象。单按，也称单诊，即用一个手指诊察某一部脉象的方法。总按时三指齐按，单按时只将其他二指轻轻离开。

实际诊脉时，两者常结合使用。一般先总按，以察脉象的整体变化，然后再单按以察各部的变化。《四诊抉微》具体指出："凡诊先以三指齐按，所以察其大纲……后以逐指单按，所以察其部分，每部下指，先定经脉、时脉，以审胃气、分表里寒热虚实、辨气分血分、阴阳盛衰、脏腑所属，浮候、中候、沉候，以消息之断病。"另外单按与总按有时所察觉的脉象，会有所不同，临床应加以体会。

三、诊脉的注意事项

（一）诊脉过程的注意事项

1. 诊脉时应安神定志，集中注意力认真体察脉象，从寸关尺、浮中沉体会患者的脉象，不要边聊天、边诊脉。

2. 患者必须平心静气，如果急走远行或情绪激动时，应让其休息片刻，待其平静后方可诊脉，以避免干扰。

3. 注意保持正确体位，不要让患者坐得太低或太高，以保证手心在同一水平上，不要佩戴手表或其他首饰诊脉，也不要将一手搭在另一手上诊脉，以避免脉管受到压迫（图7-11~15）。卧位诊脉也要注意手心在同一水平上，不要将患者的手臂过高抬起，也不要侧卧诊脉（图7-16、图7-17）。

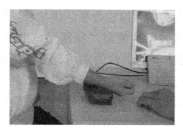

图 7-11 坐位过高

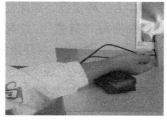

图 7-12 坐位过低

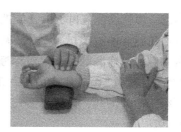

图 7-13 手臂压迫

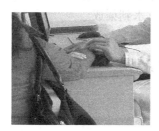

图 7-14 挎包压迫

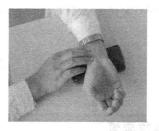

图 7-15 手表压迫

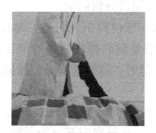

图 7-16 卧位诊脉手过高

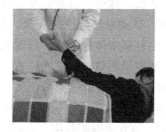

图 7-17 侧卧诊脉

（二）学习脉诊的基本要求

1. 正确认识脉诊临床的意义 自古以来，对于脉诊的临床意义就有截然不同的认识。

（1）认为脉诊可以决生死、处百病：有的医生甚至把脉诊的临床意义绝对化，强调按脉便能知百病，忽略诊法合参。

（2）认为脉诊玄妙难知，不足为凭：由于脉诊本身十分玄妙，且在诊脉过程中易受医者主观因素影响，部分医家认为临床上脉诊可有可无。如陈修园说："脉之为道，最为微渺而难知也，方书论脉愈详，而指下愈乱，何苦夸大其言，以人命为戏？"

我们强调，应该客观地看待脉诊的临床意义，实事求是，既不过分强调，也不全盘否定。

2. 加强脉学理论学习和技能训练

（1）加强脉学理论学习：有些医生由于对脉诊不够重视，对各种脉象特点、病理意义不熟悉，诊脉往往应付了事，或把脉诊作为一种摆设，如此便无法做到诊法合参。例如，见到舌苔黄腻，便写"脉滑数"，见到肝病便写"脉弦"，妊娠试验阳性便有"脉滑"，如此以舌测脉，以症测脉，不仅对诊断没有帮助，而且从一开始便伏下了误诊的危机，更不用说"舍症从脉""舍脉从症"了。正如张仲景所说："观今之医……省疾问病，务在口给，相对斯须，便处汤药，按寸不及尺，人迎趺阳，三部不参，动数发息，不满五十……所谓窥管而已。"

（2）重视脉诊技能训练：脉诊是一项实践性很强的临床技能，在掌握了脉学基本理论之后，应重视脉诊技能训练，例如，诊脉的方法，各种脉象要素的体会等，同时还要在自己身上和同学之间反复练习，只有这样才能做到熟能生巧、水到渠成。

第二节　脉象要素和正常脉象

一、脉象要素

脉象是手指感觉到的脉搏跳动的形象，或称为脉动应指的形象。可从脉位、脉率、脉力、脉宽、脉长、脉律、脉紧张度、脉流利度八个方面加以分析归纳。

1. 脉位　脉动显现部位的浅深。脉位表浅为浮脉；脉位深沉为沉脉。脉位的深浅主要是通过指力的轻重来体现的，一般说来，不同指力下感觉到脉搏最明显的位置，即为脉位。如轻按时，脉搏最明显，脉位为"浮"；如中等力度按脉时，脉搏最明显，脉位为"中"；如重按时，脉搏最明显，脉位为"沉"。

2. 脉率　脉搏的频率。脉率的快慢主要体现为单位时间脉搏跳动的次数。临床上通常采用"平息"的方法判断脉率，一呼一吸为"一息"。一息脉来四五至为平脉，一息五至以上为数脉，一息不足四至为迟脉。

3. 脉力　脉搏跳动应指力量的强弱。脉的有力、无力是一个相对概念，往往需要比较，如不同人群、不同个体或同一患者前后对比等。

4. 脉宽　脉动应指的径向范围大小，就是指下感觉脉管搏动的粗细。粗细也是一个相对概念，但是，对粗细的体会并不困难。

5. 脉长　脉动应指的轴向范围长短。脉长通常有两种含义：一是寸关尺三部是否都有脉，如果三部均有脉或超过寸部或尺部为长脉，如果脉不满三部或仅见关部为短脉；二是一部脉中（一指）脉搏与指目接触轴向范围的长短，如果接触面长为长，反之为短。

6. 脉律　脉动节律的整齐度。包括两个方面，一是脉动节律是否均匀，有无停歇；二是停歇的至数、时间是否规则。

7. 脉流利度　脉搏来势的流利程度。脉的流利度主要体现在脉搏是否圆滑流畅，流利脉称滑脉，表现为脉搏与指目接触范围小，张力不明显，如按在滚动的圆珠上。

8. 脉紧张度　脉管的紧急或弛缓程度。脉的紧张度主要体现在脉长、张力和指下搏动变化情况，如果脉搏与指目接触轴向的范围长，张力明显，指下搏动不易变化，如按在绷紧的琴弦或绳索上，说明脉紧张度高。

二、正常脉象

正常脉象是指正常人在生理条件下出现的脉象，亦称为平脉。平脉是正常生理状态的反映，说明脏腑功能正常，气血和调。

（一）正常脉象特点

正常脉象的主要特点是，不快不慢、不浮不沉、不大不小、三部有脉、和缓有力。表现为，一息四至，相当于70~80次/分；脉位居中，以中等力度诊脉最明显；脉宽粗细适中；寸、关、尺三部均可触及，沉取不绝；从容和缓，流利有力。古人把正常脉象特点概括为胃、神、根。

1. 胃　脉有胃气具备以下几个特点：脉来从容和缓；脉应四时而动，人与天地相应，胃气亦随天地之间阴阳之气的变化而变化；胃气无形，《内经》云："胃者，平人之常气也。"

脉有胃气，在健康人是随四时而动的平脉，无形可拟。在患者则是从容和缓，至数匀齐的状态。

2. 神　脉有神气具备以下几个特点：胃气即神；脉有力为神；至数匀齐为神。

脉有神就是有胃气，在疾病状态，还可以从有力无力，至数匀齐与否中辨察神之衰旺。

3. 根　脉有根基表现为尺脉沉取有力。脉之有根与否，是肾中元气盛衰的重要标志。

总之，脉的胃神根，是不同医家从不同角度强调平脉的特点，并非三种不同的脉象，特别是胃气和神气是一致的，所以这三者是密不可分的。

（二）平脉的影响因素

由于个体的差异和机体内外环境的影响，正常脉象除了上述特点之外，还存在一定的生理性差异：

1. 四季气候　外界气候的变化时时影响着机体的生理活动。人体适应这种变化的生理性调节又可以反映在脉象上。平人脉应四时，而有春微弦、夏微洪、秋微浮、冬微沉的脉象变化。因此，正常人脉象在不同的季节可能出现上述相应的脉象特点，这是机体与自然相适应的表现。

2. 地理环境　地理环境也能影响脉象。南方地势低，气候温热、潮湿，人体肌腠疏松，故脉多细软或略数；北方地势高峻，空气干燥，气候偏寒，人体肌腠紧缩，故脉多沉实。

3. 性别　性别不同，则其生理病理特点有差异，脉象亦不同。通常情况下，男子脉象较妇女大而有力，妇女脉象较男子濡弱而略快；妊娠期脉常见滑数而冲和。

4. 年龄　年龄越小，脉搏越快，婴儿脉搏每分钟可达120次以上；五六岁的幼儿，每分钟脉搏90~110次；年龄渐长则脉象渐和缓。青年体壮脉搏有力；老人气血虚弱，精力渐衰，脉搏较弱。儿童脉象较软，老人脉多兼弦。

5. 体格　身材高大的人，脉的显现部位较长；矮小的人，脉的显现部位较短。瘦人皮薄，脉偏浮；肥胖的人，皮下脂肪厚，脉偏沉。体格壮实的人，脉较有力。凡常见六脉沉细等同，而无病象的，叫做六阴脉；六脉常见洪大等同，而无病象的，叫做六阳脉。

6. 情志 情绪波动，也可引起脉象变化。如喜则伤心而脉缓，怒则伤肝而脉急，惊则气乱而脉动等。一时性情绪激动或紧张，脉常加快，当情志恢复平静之后，脉象也恢复正常。

7. 劳逸 剧烈运动和远行之后，脉多急疾；入睡之后，脉多稍缓；脑力劳动之人，脉多弱于体力劳动者；运动员脉多缓而有力。

8. 饮食 饮食之后脉多比较有力，酒后常见脉数；饥饿时脉象稍缓而乏力。

（三）平脉的解剖差异

少数人由于桡动脉解剖位置的变异，脉不见于寸口，而见于腕部其他位置，如从尺部斜向虎口，名叫斜飞脉；若脉出现在寸口的背侧，名叫反关脉；这些都属于脉位的生理性差异，不属病脉。临床上诊脉时，若发现患者寸口无脉，可在患者的寸口的背侧或循尺部斜向手背的部位诊察。斜飞脉、反关脉可见于一手，也可见于两手，其诊脉的方法和临床意义可参照正常脉搏部位的方法进行（图7-18、图7-19）。

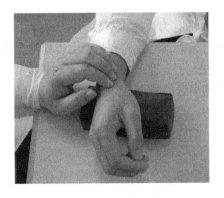

图7-18 诊斜飞脉

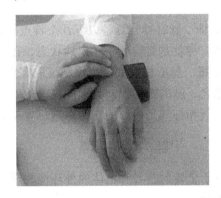

图7-19 诊反关脉

第三节 常见脉象诊察

一、脉位的诊察与判断

脉位是指脉搏呈现部位的浅深，是通过医生切脉的指力来判断的。在这个过程中，脉枕放置的位置十分关键。一般说来，以在什么深度触摸到的脉象最明显，作为脉位。例如，用寻法（中等力度）触摸到的脉象最明显，脉位为中；用举法（轻轻力度）触摸到的脉象最明显，脉位为浅；用按法（重度用力）触摸到的脉象最明显，脉位为深。根据脉位的浅深，临床上较常见的脉象从浅到深依次是浮、中、沉、伏。一般分为浮脉和沉脉两类。

1. 浮脉

（1）脉象特点：浮脉的特点是"举之有余，按之不足"、"轻取即得，重按稍弱"。有的人理解为轻按明显，重按不明显或重按没有，显然这种理解是片面的。事实上应强调的是，与平脉或沉脉相比，其轻按即感明显，但重按时仍然明显，古人形容为"如水漂木"，漂浮在水面的木头，轻触即可以感觉到，重按时抵抗力更明显，就是这个道理。

（2）浮脉主表证。

（3）必须注意的是：①"浮脉"与"脉有浮象"是不同的概念。前者是一种特定名称，是 28 脉之一，后者是脉搏的体象，即脉有浮的特点，如濡脉、芤脉均有浮象。②水肿或肥胖之人有时浮脉不明显。③平人秋季脉可能偏浮。

（4）相似脉举例：濡脉特点是浮而细软，轻取乃得，重按随手而没，古人形容"水面浮绵力不禁"。所以，浮脉和濡脉的主要区别在于重按的有无。濡脉多见于湿证或虚证。

2. 沉脉

（1）脉象特点：沉脉的特点是"举之不足，按之有余"、"轻取不应，重按始得"。即轻按时没有脉或脉搏不明显，重按明显或重按时才能感觉到，古人形容为"如石投水"，石头投入水中，必及其底，故轻触感觉不到，重按明显。

（2）沉脉主里证。

（3）必须注意的是：①"沉脉"与"脉有沉象"是不同的概念。②水肿或肥胖之人脉往往偏沉。③平人冬季脉可能偏沉。

（4）相似脉举例：①伏脉：伏脉特点是比沉脉更深，需重按着骨始可应指，甚至伏而不现。古人形容"沉行筋间，伏行骨上"。伏脉主邪闭、厥病或痛极。②牢脉：牢脉是脉沉而兼有实（有力）、大（宽）、弦、长的特点，是几种脉象的相兼。牢脉主阴寒内盛，疝气、癥积等。③弱脉：弱脉特点是沉细如绵，即脉沉而兼细（小）、软（无力），也是几种脉象的相兼。弱脉多主虚证。

所以，牢脉和弱脉都具有沉的特点，区别在于脉的大小（粗细）、有力与无力及紧张度。弱脉和濡脉都具有细软的特点，区别在于脉位的深浅。

二、脉率的诊察与判断

脉率指脉搏的频率。临床上通常以医生的一个呼吸周期作为脉搏的计量单位。一呼一吸为"一息"。一息五至以上而不满七至（相当于 90 ~ 130 次/分）为数脉，一息七八至（≥130 次/分）为疾脉；一息四至（60 ~ 80 次/分）为缓脉；一息不足四至（相当于≤60 次/分）为迟脉。一息介于四五至之间，相当于每分钟 80 ~ 90 次，称为稍数或近数。初学者为了计算脉搏的频率，可借助工具，如手表、钟来计数。根据脉搏频率的快慢，临床上较常见的脉象从慢到快依次是迟、缓（平）、数、疾。一般分为迟脉和数脉两类。

1. 迟脉

（1）脉象特点：脉来迟慢，一息脉动三四至（一分钟不满 60 次）。

（2）迟脉多见于寒证，但邪热内结也可能见迟脉。

（3）必须注意的是：运动员或经过体力锻炼之人，在静息状态下脉常见迟而缓和。

（4）相似脉举例：缓脉脉率稍慢，一息四至（60－80次/分）。如果脉来和缓，可见于正常人，属于平脉；见于患者多为湿证或脾虚。

2. 数脉

（1）脉象特点：脉来急促，一息五六至（相当于90~130次/分）。

（2）数脉多见于热证，数而有力为实热，数而无力为虚热。

（3）必须注意的是：正常人运动或情绪激动时，脉率加速。小儿脉率与年龄成反比，年龄越小，脉率越快。表寒证恶寒发热，体温明显升高者，也常见数脉。

（4）相似脉举例：一息七至以上为疾脉（相当于130~160次/分）。疾为数之甚，故疾脉可见于热极。但是疾脉超过一定限度，常是阴阳将竭的表现，疾而有力，多见于阳亢无制，真阴垂绝之候；疾而虚弱为阳气将绝之征。

三、脉力的诊察与判断

脉力指脉搏的强弱。脉搏应指有力为实脉，应指无力为虚脉。

1. 虚脉

（1）脉象特点：①举之浮：脉位比较浅表；②举之大：脉体比较粗大；③举之迟：脉来比较缓慢；④举之软：无力空软的感觉。

（2）虚脉主虚证。

（3）必须注意的是：①虚脉被认为是一切无力脉的总称，但是，作为28脉之一的虚脉是一个复合脉，不是单因素的脉象。有些脉象表现为无力，但不具备虚脉的其他特征，常描述为"脉来无力"。②28脉中有些脉象，如弱脉、微脉、濡脉、代脉等，也具有无力的特征。

2. 实脉

（1）脉象特点：脉来充盛有力，来去俱盛：应指幅幅，举按皆然，为一切有力脉的总称。实脉的特点是寸、关、尺，举、寻、按，脉皆有力。表现为：①大：脉体比较粗大；②长：一般三部有脉；③有力。

（2）实脉主实证。

（3）必须注意的是，实脉被认为是一切有力脉的总称，但是，作为28脉之一的实脉也是一个复合脉，有些脉象表现为有力，但不具备大和长的特点，常描述为"脉来有力"。

四、脉宽的诊察与判断

脉宽指脉动应指的径向范围大小，即手指感觉到脉道的粗细（不等于血管的粗细）。临床上一般分为洪脉和细脉两类，脉道宽大的为洪脉，狭小的为细脉。

1. 洪脉

（1）脉象特点：脉形宽而大，来盛去衰，应指大而有力，滔滔满指，呈波涛汹涌之势。表现为：①脉大，寸关尺皆有脉且感觉指腹接触的左右四旁脉皆较大；②轻取即得，常兼有浮象；③脉有力；④"来盛"是脉来的波峰大、振幅高，有明显的冲击感；"去衰"是脉波落下时力量明显减弱，整个脉动过程如波涛汹涌。

（2）洪脉多见于实热证。必须注意的是，平人夏季脉可见洪脉。

（3）相似脉举例：大脉脉体宽大，但脉来无汹涌之势。临床上只要见到脉比较粗（宽）者，即为大脉。大脉可见于健康人，其特点为脉大而和缓、从容，寸口三部皆大，为体魄健壮之征象。疾病时出现脉大，提示病情加重。

2. 细脉

（1）脉象特点：脉细如线，应指明显。表现为：①切脉指感为脉道狭小，即与大多数正常的脉象相比，脉来较细如按在细线上；②脉虽细小，指腹感觉应指明显；③脉势相对软而无力。

（2）细脉多见于虚证、湿证。

（3）必须注意的是，细脉的指感是脉体细小，与洪（大）脉是相对而言，临床上由于体质、病情等的不同，细脉可以具有程度上的区别，难以用统一的标准一概而论。

（4）相似脉举例：①濡脉：濡脉的脉象特点是浮而细软，表现为位浮、形细、势软。其脉搏显现部位在浅表，轻取时可以感觉到细而无力的脉搏，按时脉搏不明显或无脉。②弱脉：弱脉的脉象特点是沉细无力，表现为位沉、形细、势软。脉位沉，需沉取，且脉来细小无力。③微脉：微脉的脉象特点是，极细极软，按之欲绝，若有若无。脉形极细小，脉势极软弱，应指不明显，似有似无。

因此，细、濡、弱、微四种脉象的共同特点是有细的特点，一般说来，细而明显者为细脉，细而不明显者为微脉，细而兼浮者为濡脉，细而兼沉者为弱脉。四脉都主虚证，但濡脉以湿证常见；细脉以气虚、血虚、阴虚常见；弱脉以气虚、血虚多见；微脉以阳气虚、亡阳常见。

五、脉长的诊察与判断

脉长指脉动应指的轴向范围长短。脉的长短有两种含义：①如果寸关尺三部都有脉，或超过寸部或尺部为长脉；如果寸部或尺部无脉，或但见关部或寸部者均称为短脉。②一部脉中（一指）脉搏与指目接触轴向范围的长短，如果接触面长为长，反之为短。所以，体会脉的长短的要领为，是否三部都有脉；每一手指感觉到的是一点还是长长的一段。

1. 长脉

（1）脉象特点：如循长杆，直上直下。脉动应指的范围超过寸、关、尺三部，脉体较长；每一部脉的脉搏与指目接触轴向范围长，可以感觉到一条线。

（2）长脉多见于实证，陈修园认为，长脉主禀赋充足，所以长脉亦见于正常人。

2. 短脉

（1）脉象特点：首尾俱短，不足本位。脉动应指不满三部，或只见关部，尺部或寸部不显，脉体较短；每一部脉的脉搏与指目接触轴向范围短，仅感觉到一点跳动。

（2）短脉多主气病，有力为气郁，无力为气虚。

（3）必须注意的是，短脉搏动的范围短小，多在关部及寸部应指较明显，而尺部常不能触及。但还要注意指力，如果三指同按，尺部用力太重，就可能见寸、关无脉。

六、脉律的诊察与判断

脉律包括两个方面，一是脉动节律是否均匀；二是脉搏力度、大小是否一致。体会脉律，应着重注意：①脉率的快慢；②脉来是否有停歇；③停歇是否有规律；④停歇时间长短。

1. 促脉

（1）脉象特点：数而时止，止无定数，一止即来。特点是脉率较快，且有不规则的歇止，歇止的时间短。

（2）主阳盛实热或邪实阻滞之证。

2. 结脉

（1）脉象特点：缓而时止，止无定数，一止即来。特点是基本脉率较慢，有不规则的停歇，停歇间隔时间短。

（2）主阴盛气结。

3. 代脉

（1）脉象特点：缓弱而时止，止有定数，良久方返。特点是脉来迟缓，脉力较弱，呈有规则的歇止，间隔时间较长，故曰"迟中一止，良久复来"。

（2）一般主脏气衰微。

必须注意的是：①促脉和结脉都是"止无定数，一止即来"，但促脉基本脉率快，而结脉基本脉率慢；结脉和代脉都是"脉缓而时止"，但结脉"止无定数，一止即来"，而代脉"止有定数，良久方返"。因此，结脉和代脉不可能在同一患者同时出现，在病历上记录"脉结代"是错误的；②脉律不匀的脉象除了促脉、结脉、代脉外，还包括散脉、涩脉等。其中，散脉"散似杨花无定踪"表现为脉律、脉力的绝对不整齐，难以计算至数。涩脉主要表现为不流畅，至数、力量不均匀。

七、脉流利度的诊察与判断

流利度指脉搏来势的流利程度。脉来流利圆滑者为滑脉；来势艰涩，不流利者为涩脉。

1. 滑脉

（1）脉象特点：往来流利，如盘走珠，应指圆滑，往来之间有一种回旋前进的感觉，如按在滚珠之上，可以理解为流利脉。

（2）滑脉多见于痰湿、食积、实热等病证。孕妇亦见滑脉，故滑脉也称"孕脉""喜脉"。

（3）必须注意的是：①滑脉体象流利，且见于实热证，但并不指脉率加快，如果脉滑且脉率加快，称脉滑数。②生育期妇女停经同时见脉滑而冲和，应考虑妊娠。

（4）相似脉举例：动脉多见于关部，滑数有力。其特点为：①滑：脉来流利、圆滑，感觉跳突如豆；②数：脉率较快；③短：见于关部。动脉多见于惊恐、疼痛之症。

2. 涩脉

（1）脉象特点：形细而行迟，往来艰涩，应指如轻刀刮竹，故可理解为不流利脉。其特点为：①细，脉体细小；②迟，脉来比较缓慢；③短，脉搏与指目接触面小；④涩，脉律与脉力不匀。

（2）涩脉多见于气滞、血瘀、伤精、血少等。

八、脉紧张度的诊察与判断

紧张度指脉管的紧急或弛缓程度。脉管绷紧为弦脉、紧脉；弛缓为濡脉。

1. 弦脉

（1）脉象特点：弦脉的特点是"端直以长，如按琴弦"，表现为：①脉长：三指皆有脉或感觉指腹接触面较宽；②脉比较平而且直，不容易变化，好像按在绷紧的琴弦上；③有些弦脉指感比较硬，好像按在老化的橡胶管上。

（2）弦为肝脉，肝胆病、惊风、疟疾、疼痛等可见弦脉。

（3）必须注意的是，正常人春季脉稍弦、老年脉偏弦往往不属于病态。

（4）相似脉举例：脉形紧急，如牵绳转索，或按之左右弹指。其特点为，脉比较长且有绷紧的感觉；脉来比较有力；有绞转感觉，左右弹指。紧脉主实寒证、疼痛和食积等。

2. 濡脉 脉象特点：浮而细软，应指少力，如絮浮水，轻手相得，重按不显，又称软脉。

九、脉象的综合分析

脉诊训练的要点首先是体会诊脉对象的脉象特点，然后才进一步判断这是什么脉，最后才是这一脉象可能见于何种病证。通常情况下，28 脉的主病反映了临床诊断的普遍规律，如浮脉主表证、沉脉主里证、数脉主热证、迟脉主寒证等。但是，临床上单一的脉象比较少见，经常是两种或两种以上的脉象同时存在，称之"复合脉"，其临床意义大致可以参照各组成脉象的综合，如脉浮数可能提示表热证，脉沉数可能见于里热证。

由于患者体质的差异和临床疾病的复杂性，临床实践中千万不要把历代医书或教科书中各种脉象的主病和临床意义绝对化，更不要试图"以证测脉"。例如，迟脉虽主寒证但也可能见于邪热内结，表寒证发热也可见脉浮数等。因此，临床上要特别强调的是四诊合参，尤其当脉症不符时，更应当通过对四诊所采集的临床资料，结合体质、气候季节等环境因素进行综合分析，才能做到"舍脉从症"、"舍症从脉"。

第四节 诊脉模拟训练

一、诊脉方法训练

（一）训练目的

1. 在系统学习脉诊理论知识之后，通过本次操作，要求学生掌握诊脉的方法。

2. 体会正常脉象的脉位、脉率、脉力、脉宽、脉长、脉律、脉紧张度、脉流利度。

（二）训练方法

可以采用以常衡变法、援物比类法和器具辅助法。

（三）训练过程

每 15 名学生为 1 组。

1. 实训准备

（1）检查本实训所需器材是否齐全。

（2）填写《检测记录》中受检者的一般资料。

（3）了解受检者近周来身体健康、饮食、服药、睡眠等情况及女性是否月经行经期。

（4）让受检者休息待查，并向其说明检查方法，消除紧张情绪，争取配合。

2. 实训操作

（1）结合模拟脉象仪体会正常脉象的脉位、脉率、脉力、脉宽、脉长、脉律、脉紧张度、脉流利度等要素。

（2）中医脉诊：按传统脉诊方法进行，对受检者检查，并将脉象诊断填在《训练表》的专栏中。

（3）同学两两为一组，互相体会。

3. 实训结束

（1）将《检测记录》暂交教师。

（2）教师点评，要求学生将点评后内容写成实验报告。

（3）清点并归还各种实验器材。

二、脉象识别训练

（一）训练目的

（1）在完成诊脉方法训练之后，掌握常见脉象的辨识。

（2）从脉位、脉率、脉力、脉宽、脉长、脉律、脉紧张度、脉流利度等要素把握不同脉象。

（二）训练方法

双盲辨认法和器具辅助法。

（三）训练过程

每 15 名学生为 1 组。

1. 实训准备　　同上。

2. 实训操作

（1）按传统脉诊方法进行，带教老师先分别诊出 5 位受检者的脉象，同学分别对 5 位受检者的脉象进行体会，记下各自的脉象。

（2）挂起布帘，5 名受检者随机排列，从布帘后伸出 10 只手，老师进行编号，实训同学依次对 5 名受检者诊脉并当场记录所诊的脉象；然后老师再次改变受检者顺序，重新进行编号，再由实训同学诊脉，重新确认原有号码的位置，并记录下来。

3. 模拟脉象仪操作　通过模拟脉象仪体会常见 8 种脉象，填入《训练表》专栏内。

4. 实训结束

（1）将《检测记录》暂交教师。

（2）教师点评，要求学生将点评后内容写成实验报告。

（3）清点并归还各种实验器材。

三、思考与练习

（1）如何理解诊脉的部位与脏腑分候？

（2）如何体会诊脉的程序与方法？

（3）脉象的基本要素是什么？如何体会？

（4）28 脉的名称、特点和主病是什么？

附：脉诊临床模拟训练记录表

姓名：_____　　　　　时间：_____

	要素	寸			关			尺		
		浮取	中取	重取	浮取	中取	重取	浮取	中取	重取
左手	脉率									
	脉力									
	脉宽									
	脉长									
	脉律									
	流利度									
	紧张度									
右手	脉率									
	脉力									
	脉宽									
	脉长									
	脉律									
	流利度									
	紧张度									

脉象的总体印象：

记录者：

第八章

按　诊

　　按诊是医生用手直接触摸或按压患者某一部位，以了解病情，诊断疾病的一种方法，是切诊的重要组成部分。由于理论基础和思维规律的不同，中医学注重整体和功能，相对忽略了局部和结构，因此，现代临床中按诊的大部分内容常常参照西医的体格检查。但是，如何根据中医诊断理论，从局部冷热、润燥、软硬、疼痛的喜按拒按、肿胀等判断疾病的部位、性质和病情轻重等，是十分重要的。

　　除此之外，中医学有些特殊诊法，如按经络、按腧穴等，对于某些疾病的诊断具有重要意义。

第一节　按诊的方法与注意事项

一、按诊的体位

根据按诊的目的和准备检查的部位不同以及患者的实际情况，应采取不同的体位。

（一）坐位

　　患者取坐位时，暴露被检部位，医生应面对患者而坐或站立进行。用左手稍扶病体，右手触摸按压某一局部。这种体位在中医临床中应用范围比较广，如头面、颈项、皮肤、手足、腧穴等部位的按诊。特点是比较方便，适合于一般门诊患者，缺点是腹部按诊会受到一定影响。

（二）仰卧位

　　患者采取仰卧位时，应全身放松，两腿自然伸直，两手臂放在身旁，医生站在患者右侧，用右手或双手对被检部位进行切按。然后让患者屈起双膝，或做深呼吸，以便检查腹内肿块或腹肌紧张度以及疼痛的喜按、拒按等。这种体位主要用于腹部和胸部检查。

（三）侧卧位

　　右侧位按诊时，患者右下肢伸直，左下肢屈髋、屈膝；左侧位按诊时，患者左下肢伸直，右下肢屈髋、屈膝，医生一般立于患者的背后，用右手进行触摸。此种方法常用于腹部和胸部检查，特别是腹部的肿瘤和腹水的检查。

另外，临床上还可以根据需要采取立位、半卧位、肘膝位等体位进行检查。

二、按诊的手法

（一）触法

医生用手指或手掌轻轻接触或滑动触摸患者局部皮肤，以了解肌肤的凉热、润燥，检查时应注意与医生自身体温的比较，及对患者的左右、内外、上下部位的比较。

（二）摸法

医生用手指或手掌稍用力寻抚局部，如胸腹、肿胀部位等，探明局部的感觉情况，如有无疼痛和肿物，范围、软硬及肿胀程度。

（三）按法

医生以重手指或手掌按压或推寻局部，如胸腹部或腧穴或某一肿胀部位，了解有无压痛或肿块，肿块的形态、大小，质地的软硬、光滑度、活动程度；有无水肿、凹陷是否易起。

按诊的顺序一般是先摸后压，由轻而重，从健侧或健康部位开始，逐渐移向患侧或病变区域，由上而下地进行诊察。

（四）叩法

叩法即叩击法。是医生用手叩击或拍打患者身体某部，通过叩击声音、波动感以及患者的感觉，以判断病变部位和性质的一种检查方法。

1. 直接叩击法 是医生用中指指端轻轻地叩击或以并拢的二、三、四、五指的掌面拍打被检的部位，以协助判断病变部位和性质。

2. 间接叩击法 有拳掌叩击法和指指叩击法。

（1）**拳掌叩击法**：是医生用左手掌平贴在被检部位，右手握成空拳叩击左手背，边叩边询问患者的感觉，有无局部疼痛，医生根据患者感觉以及左手震动感，以推测病变部位、性质和程度（图8-1）。

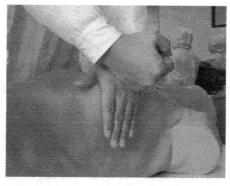

图8-1 拳掌叩击法

（2）指指叩击法：是医生用左手中指第二指节紧贴被检部位，其他手指稍微抬起，勿与体表接触，右手指自然弯曲，第二、四、五指微翘起，以中指指端叩击左手中指第二指节前端，叩击方向应与叩击部位垂直，叩时应用腕关节与掌指关节活动之力，指力要均匀适中，叩击动作要灵活、短促、富有弹性，叩击后右手中指应立即抬起，以免影响音响（图8－2）。

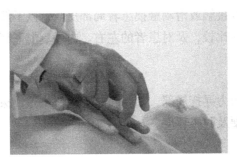

图8－2　指指叩击法

三、按诊注意事项

1. 重视四诊合参和按诊的临床意义，尤其当患者具有寒热、疼痛、肿胀、肿块等症时，应当主动进行按诊检查，最大限度避免误诊、漏诊。

2. 注重中医思维，重视通过按诊采集辨证所需的临床资料，因此，除了西医体格检查及诊断所需的阳性体征外，应特别注意局部冷热、润燥、软硬、疼痛的喜按拒按、肿胀凹陷等。

3. 重视医德修养，按诊过程要严肃认真，按诊的体位及触、摸、按、叩四种手法的选择应具有针对性。手法要轻巧柔和，避免突然暴力或冷手按诊。

4. 注意医患互动，要边询问是否有压痛及疼痛程度，边通过谈话了解病情，以转移患者的注意力，同时，还要边检查边注意观察患者的反应及表情变化，注意对侧部位以及健康部位与疾病部位的比较，使患者能准确地反映病位的感觉。

第二节　按诊的主要内容

按诊的运用相当广泛，根据按诊检查的部位可分为按额部、按头颈部、按胸胁、按脘腹、按肌肤、按手足、按腧穴、按耳穴、按二阴等。准确、合理地应用按诊能够为病位和病性诊断提供重要依据。

一、诊寒热

按肌肤的寒热可了解人体阴阳的盛衰，为寒热辨证提供依据。正常人体温约37℃，超过正常体温，也称为发热。通过比较医生与患者的体温差别，可以初步判断皮肤的凉和热。

（一）诊额部

额部属心，按额部的冷暖，可以探测心阳的盛衰。因此，临床上常根据额部的凉、热来判断寒热。另外，还有以额上热与手心热互诊来分别表热和里热。如额上热甚于手心热的为表热，手心热甚于额上热的为里热。

（二）诊手足

通过触摸患者手足部位的冷热程度，可以判断病情的寒热虚实及表里内外顺逆。

诊手足时，还应进行比较诊法。如手足心与手足背比较，手心热与额上热比较。手足心热甚于手足背，多为虚热；身灼热而肢厥，为阳热内闭，不得外达，属真热假寒证。

（三）诊局部

局部皮肤灼热而喜凉，常见于热证；局部皮肤凉而喜温，常见于寒证；肌肤初扪之不觉很热，但扪之稍久即感灼手者，称身热不扬，主湿热蕴结证。

二、诊润燥

通过触摸患者皮肤的滑润和燥涩，可以了解汗出与否及气血津液的盈亏。通常情况下，皮肤润泽而不湿滑或干燥。皮肤湿滑说明汗出，天热、运动或进食后见之，为正常现象，病中见之多为热证或气虚，也提示津液未大伤；皮肤干燥，摸之涩手或起屑，多为津液不足或气血亏虚。

三、按疼痛

通过按疼痛，可以分辨疾病的虚实和病情的轻重。按疼痛首先应了解是患者自觉疼痛或按之才觉得疼痛，喜按或是拒按。一般说来，患者自觉疼痛，按之不痛或按之痛减，多为虚证；按之疼痛或按之痛甚，常为实证。

例如，正常人腹壁按之柔软、张力适度。若全腹紧张度降低，触之松软无力，没有明显压痛，多见于虚证；如果全腹高度紧张，状如硬板，按之痛甚而拒按，属实证，常因急性胃肠穿孔或脏器破裂引起；若右下腹紧张，疼痛拒按，多见于肠痈患者。

四、按肿胀

（一）肌肤肿胀

正常肌肤温润而有光泽，富有弹性，无皮疹、肿胀、疼痛、疮疡、结节等。

若患者肌肤肿胀，可用手按压观察其变化情况以辨别水肿和气肿。按之凹陷，不能即起者，为水肿；按之凹陷，举手即起者，为气肿。水肿之人按之凹陷，短时能复者，常为阳水，久陷难复者，常为阴水。此外，诊察局部肌肤肿胀时，医生用右手拇指或示指在肿胀部位进行按压，以掌握肿胀的范围、性质等。

（二）腹部肿胀

腹部肿胀也有虚实之别，凡脘腹部按之手下饱满充实而有弹性，或有压痛者，多为实满；若脘腹部虽然膨满，但按之手下虚软而缺乏弹性，无压痛者，多属虚满。腹部高度胀大，如鼓之状者，称为鼓胀。鼓胀有水鼓、气鼓之分，水鼓者因水往低处流，故不管何种体位，低处明显隆起，医生两手分置于腹部两侧相对位置，一手轻轻叩拍腹壁，另一手则有波动感，按之如囊裹水；气鼓者，状如釜底，医生一手轻轻叩拍腹壁，另一手无波动感，叩之膨膨如击鼓。

五、按肿块

发现有结节、肿块时，应进一步按诊，可用右手拇指与示指寻其结节边缘及根部，以确定结节的大小、形态、软硬程度、活动情况等。

（一）按颈部

按颈部必须注意有无肿大、瘿瘤、结节，然后触摸其质地以及是否推之可移，以判断肿块的性质（图8-3）。

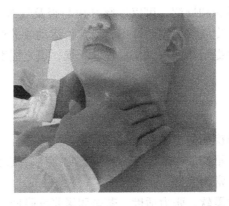

图8-3　按颈部

瘿肿形如覆碗位于颈部两侧，质软不坚、边缘平缓不明显者，多为气瘿或肉瘤，预后较好；质地坚硬如石，按推不动，边缘不平，凹凸明显者，常为筋瘤或骨瘤，预后较差。

瘰疬位于颈部两侧，三五成串，日久可粘连成片，按之不动，质地坚硬，可有压痛，日久也可溃破。

失荣初起如痰核结节，久而肿大，疮形顶突根深，疮面根盘，凹凸不平，质地坚硬如石，无脓，渗流血水，推之不动，按之不移。

（二）按乳房

按乳房应注意有无结节、肿块以及肿块的数目、部位、大小、外形、硬度、压痛和活动度，以及腋窝、锁骨下淋巴结的情况。

（三）按腹部

若腹部有肿块，按诊时要注意肿块的部位、形态、大小、硬度、有无压痛和能否移动等情况。凡肿块推之不移，肿块痛有定处者，为癥积，病属血分；肿块推之可移，或痛无定处，聚散不定者，为瘕聚，病属气分。肿块大者为病深；形状不规则，表面不光滑者为病重；坚硬如石者为恶候。若腹中结块，按之起伏聚散，往来不定，或按之形如条索状，久按转移不定，或按之手下如蚯蚓蠕动者，多为虫积（图8-4）。

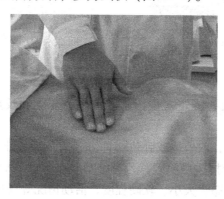

图8-4 按腹部

（四）按疮疡

疮疡按诊，医生可用两手拇指和示指自然伸出，其余三指自然屈曲，用两示指寻按疮疡根底及周围肿胀状况，未破溃的疮疡，可用两手示指对应夹按，或用一示指轻按疮疡顶部，另一示指置于疮疡旁侧，诊其软坚，有无波动感，以了解成脓的程度。触按疮疡局部的凉热、软硬，可判断证之阴阳寒热。

六、特殊部位按诊

（一）按虚里

虚里即左乳下心尖搏动处，位于左乳下稍内侧第四五肋间，当心脏收缩时，心尖向胸壁冲击而引起的局部胸壁的向外搏动，可用手指指尖触到（图8-5）。

按诊包括有无搏动、搏动部位及范围、搏动强度和节律、频率、聚散等，以了解宗气之强弱、疾病之虚实、预后之吉凶，尤其危急病证寸口脉不明显时，诊虚里更具诊断价值。

（二）诊尺肤

诊尺肤即触摸患者肘部内侧至掌后横纹处之间的肌肤，以了解疾病虚实寒热的性质。健康人尺肤温润滑爽而有弹性。若尺肤部热甚，多为热证；尺肤部凉，多为泄泻、少气；按尺肤凹而不起者，多为风水；尺肤粗糙如枯鱼之鳞者，多为精血不足，或有瘀血内阻（图8-6）。

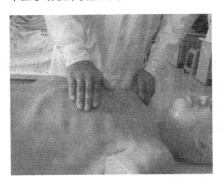

图 8-5　按虚里

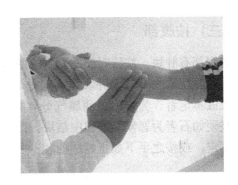

图 8-6　诊尺肤

（三）按腧穴

按腧穴是按压身体的某些特定穴位，通过穴位的变化和反应来判断内脏某些疾病的方法。

按腧穴可根据按诊需要，取坐位或卧位（仰卧、俯卧、侧卧），关键在于找准腧穴。医生用单手或双手的示指或拇指按压腧穴，若有结节或条索状物时，手指应在穴位处滑动按寻，进一步了解指下物的形态、大小、软硬程度、活动情况等（图 8-7）。

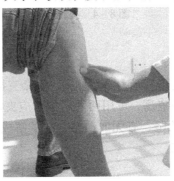

图 8-7　按腧穴

正常腧穴按压时有酸胀感、无压痛、无结节或条索状物、无异常感觉和反应。某些疾病在特定的腧穴可能有异常表现。如肺病在中府、肺俞、太渊，肾病在肾俞、气海、太溪，肠痈在阑尾穴（上巨虚）可见有压痛，或有结节或条索状物，或其他异常感觉和反应。

第三节　按诊的模拟训练

一、训练目的

1. 掌握按诊的体位和方法。
2. 掌握诊寒热、润燥、疼痛、肿胀、肿块的基本内容。

3. 熟悉特殊部位的按诊。

二、训练方法

可以采用以常衡变法和实体训练法。

三、训练过程

每 15 名学生为 1 组。

1. 实训准备

（1）检查本实训所需器材是否齐全。

（2）填写《检测记录》中受检者的一般资料及有关病史。

（3）让受检者休息待查，并向其说明检查方法，消除紧张情绪，争取配合。

2. 实训操作

（1）中医按诊：依按诊方法进行，重点训练对受检者检查尺肤、手足，并将检查的结果填在《训练表》的专栏中。

（2）同学交换角色，互相体会。

3. 实训结束

（1）将《检测记录》暂交教师。

（2）教师点评，要求学生将点评后内容写成实验报告。

四、思考与练习

1. 按诊如何体现中医特色？

2. 中医按诊应强调的内容是什么？

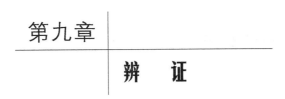

第一节　辨证的基本思维和方法

一、辨证的基本思维

　　辨证，是中医学对特定阶段的病理和机体反应状态所作的概括，是诊断和治疗的核心。证的相关信息是通过望、闻、问、切等诊察手段所获得的资料表现出来的。因此，辨证的正确与否，取决于辨证思维的合理性，其次是四诊资料采集的正确性。面对相同的临床资料，不同的辨证思维，其结论是不同的。例如，患者"恶寒重发热轻、咳嗽、气喘、头身痛、脉浮紧"，是表实寒证，若运用六经辨证证名则为"太阳伤寒证"。但如果简单套用西医诊断认为是"病毒感染"，而根据"病毒感染"直接辨为热证，这是典型的辨证思维错误。另一种情况是，我们通常会发现，同一份病历资料不同医师的辨证结论往往是一致的，但是面对同一患者，不同医师的辨证结论往往是不一致的，这往往是因为四诊资料采集过程的不规范和思维缺憾导致结果的不同而出现的偏差，可见思维对于辨证的正确与否是至关重要的。

（一）辨证过程

　　任何病、证都必然会反映出一定的"症"，诊病、辨证就是要通过"症"去认识疾病内在的病理本质。

　　辨证的过程是从果析因的过程，辨证一定要在翔实的临床资料的前提下进行，也就是说只有在具备各种辨证要素、准确而全面地分析患者的临床资料后，才可以准确归纳、综合出患者病证的本质特点。

　　在疾病的诊治过程中，临床医师需要通过各种临床资料来了解患者当前的状况，也就是透过疾病的现象看疾病的本质。在长期的临床实践中，中医学建立了行之有效的辨证理论、方法和体系。运用这些辨证体系里的理论和方法，对疾病的相关信息、证候进行综合分析，进而确定患者疾病当前的病位、病性以及病因、病势、病机等本质，并归纳出相应的证名的过程，即为辨证的过程。这个过程既是各种辨证方法的具体应用过程，也是辨证思维的具体体现过程。

　　分析传统的八纲辨证、脏腑辨证、病性辨证、六经辨证、卫气营血辨证等多种辨证方法，其实质、核心和共同之处都在于辨别病变的位置和性质。因此，辨证的关键和基本要求在于明确现阶段的病位和病性。通过全面分析患者的现在症和疾病相关信息，进而确定病位和病性等基本要素，便抓住了辨证的实质，为把握灵活复杂的辨证体系找到了执简驭繁的纲领。辨证过程如图9-1所示：

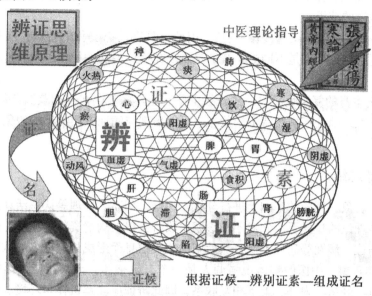

图9-1 辨证思维原理（引自朱文锋《证素辨证学》）

辨证

↓

以中医的理论为指导

分析↓归纳

四诊：望、闻、问、切→患者的临床资料（症状、体征等＋实验室等辅助检查）

↓判断

疾病当前的病位、病性等诊断

↓诊断

完整的证名

例如：

四诊：望、闻、问、切→食少、腹胀、便溏、神疲乏力、舌淡、脉弱

↓判断

疾病当前的病位：脾；病性：气虚

↓诊断

完整的证名：脾气虚证

到目前为止，四诊所收集的症（症状和体征）依然是辨证的主要依据，因此，症状收集的全面、规范和准确与否是辨证正确与否的前提。

（二）证的特点

1. 证候表现具有整体性特点。临床资料是辨证的主要依据，根据整体观念的原理，临床资料除了症（症状、体征）外，还包括地理、气候、季节、饮食习惯、先天因素等，也包含部分理化检查的结果。

2. 证是疾病某一特定阶段病理的概括，因此，具有动态变化的特点，疾病过程中，不同的时期，辨证的结论常常是不同的。辨证是辨现在症，疾病的发生、发展过程只能作为当前辨证的参考。

3. 由于疾病本身的复杂性，单一的证很少见，证候普遍存在着相兼错杂的特点。此外，由于病情的复杂性，部分疾病在特定的状态，可能出现与病证本质相反的假象，因此，证候存在着真假。

（三）辨证思维

思维，是在表象、概念的基础上进行分析、综合、判断、推理等认识活动的过程。辨证思维是在中医学理论的指导下，先对各种诊察手段所获得的病情资料、症状、体征进行综合分析，再明确病位、病性等病理本质，然后归纳相关信息而形成相应证名的认识过程。

1. 注重整体审察　中医的整体观强调人是一个有机整体，天人相应，形神合一，以及机体脏腑、气血、经络、内外、上下相互联系，因此辨证应注意机体与环境、形与神、局部与整体间的辩证关系。疾病是邪正斗争的过程，而证是反映疾病阶段性的病机特征，因此辨证还应注意邪气与正气、病与证的辩证关系。

案例：王某，男，18岁，学生。2001年8月13日初诊。患者于昨天下午运动后，汗出甚多，随之冷水淋浴。至夜半头痛剧烈、周身酸楚、恶寒、发热（T39.5℃），自服"999感冒灵"后，诸症没有缓解，遂来求诊。现症见：发热（T39.2℃）、恶寒、头痛、周身酸楚、鼻塞、咽痛、无汗、口不渴、二便正常，舌淡红、苔白稍厚，脉浮数。

按：①本例如果单凭发热、恶寒（发热重恶寒轻）、咽痛、脉浮数，往往辨为"表热证"。②如果依据发热、恶寒、头痛、周身酸楚、鼻塞、无汗、口不渴、二便正常，舌淡红、苔白稍厚，可能辨为"表寒证"。③如果根据发热（高热）、脉数可能辨为表寒入里化热的"里实热证"。

但是，从整体上进行审察就能发现，时值盛夏，容易感受暑热之邪；运动汗出后冷水淋浴，容易感受寒湿之邪；发热虽高，但与恶寒并见，且有头痛、周身酸楚、鼻塞、无汗并见，数脉为发热常见脉象。因此，本病为外感寒湿，内有暑热之外寒里热证。所以，辨证时除了注意四诊所收集到的临床症状、体征，还要注意四时、环境，做到从人体自身、人与社会、人与自然的各种"整体"出发来进行审查。

2. 重视四诊合参　四诊是获取病情资料的四种途径和方法，它们各自从一个侧面对患者病情进行了解、诊察，各有其优点和局限性，在临床上它们能够相互补充而不能彼此取代。有些症状是患者自身的感受，如恶心、心悸、胸闷、心烦等，只能通过问诊获得。有些信息是医师检查所得，如舌象、脉象等，不可能通过问诊获得。而疾病过程中患者所发出的某些病理性声音，如咳声的强弱、高低、清浊，只能凭医师的听觉去判断。

另一方面，临床上疾病的表现往往错综复杂、变化万千，尤其在疾病的危重时刻，不仅表里同病、寒热并见、阴阳俱损，而且某些临床表现常以虚假的形式表现本质，脉证之间充满矛盾，此时任何一种诊法收集的信息都可能是假象。因此，必须系统地收集诊断需要的各方面的资料信息，为辨证提供尽可能完整的依据。

案例：麻某，男，48岁，干部。1991年9月13日初诊。发作性胸痛彻背伴胸闷、心慌、气短1年。众医均按冠心病给予活血化瘀方药治疗3月余，但病情反而愈来愈严重，故来中医科住院治疗。症见心痛彻背，颈背牵强，心悸，胸闷，气短，易汗出，头痛头晕，失眠，每晚仅睡2~3小时，纳差，大便干，双下肢偶有轻度浮肿，舌质淡，苔白稍腻，脉沉细。[彭建中《中医古今医案精粹选评》]

按：本案众医一见"冠心病"即盲目套用中医活血化瘀之法，只辨病，而不辨证，忽略了四诊资料的重要意义，导致病情严重。实际上从患者心痛、心悸、气短、易汗出、双下肢轻度浮肿、舌质淡、苔白稍腻、脉沉细，可知病位在心，病性为阳虚。因此临床在治疗此类疾病时，应根据临床症状判断有无血瘀，而不能以病测证。

3. 掌握动态变化 在疾病过程中，证是不断变化的，辨证时要分清证的主次，注意主证的转化。在复合证、兼夹证等复杂证候中，应辨明占主导地位、起主要作用的证，即主证。主证可以通过分析判断主要症状而明确，也可根据病因病机进行比较，通过分析什么证最能反映患者的病理本质而判断出来。如胁痛患者，既有胁肋胀痛、头晕目胀、情绪不宁等肝气郁结表现，又有纳呆、腹满、便溏等脾虚表现，并且以上诸症每因情志不舒而诱发或加重，按主要症状可判断出患者有肝气郁结证、脾气虚证，而按发病原因及病理机制分析，则应以肝气郁结为主证，而脾虚证为次证或兼夹证。

主证并不是始终不变的，在诸如体质、药物、情志、饮食、调护等条件作用下可以发生转化，如虚证转化为实证，表证转化为里证，寒证转化为热证，热证转化为寒证。例如胃病者，可先见胃脘灼痛、吞酸嘈杂、烦躁易怒、脉弦等，其证可辨为肝胃不和证。经过疏肝和胃治疗后，患者胃脘灼痛、吞酸嘈杂的症状消失，新出现纳呆、腹胀便溏、倦怠肢软、脉由弦转细等症状，此时患者的主证已经由肝胃不和证转变为脾气虚证。

案例：陈某，女，68岁。患者于2007年7月在参加体力劳动时突感胸骨后疼痛，疼痛较剧烈，有压榨感，无向他处放射，休息5分钟后自行缓解。心电图检查：窦性心动过速；ST段下移；低电压趋势波。拟诊为"冠心病、心绞痛"，予丽珠欣乐、倍他乐克等口服治疗。此后以上症状反复发作，发作较有规律，每月发作2~3次，多在劳累后发作，均可在数分钟内缓解。患者一直在我院门诊随诊，至昨天上午活动时突然感觉心前区不适，午饭前加重并发作胸骨后压榨性疼痛，疼痛剧烈，伴肢冷、冷汗淋漓，自服"速效救心丸"后疼痛缓解。现症见：胸闷，胸部隐痛，时作时止，心悸气短，倦怠懒言，面色淡白欠华，头晕目眩，遇劳则甚，无寒战高热，无昏迷晕厥，无盗汗，睡眠正常，饮食、二便正常，舌质红，苔薄白，脉弱。

按：本例患者"活动时突然感觉心前区不适，午饭前加重并发作胸骨后压榨性疼痛，疼痛剧烈，伴肢冷、冷汗淋漓"，辨证为心阳暴脱证。经治疗后表现为"胸闷，胸部隐痛，时作时止，心悸气短，倦怠懒言，面色淡白欠华，头晕目眩，遇劳则甚，舌质红，苔薄白，脉弱"，其主证经过治疗已经发生了转化，应辨为心气虚证。

4. 明确个体差异 同一证在不同疾病或不同患者中，其临床表现由于病种、患者的体质、病因、环境等不同，可能出现不同的临床表现。因此，辨证过程应注意把握证的本质特点，不可拘泥于某几个症状。

案例1：许某，女，65岁，患者因下腹隐痛反复10年，加重3天，于1994年3月5日就诊。体质素弱，10年前开始出现下腹隐痛，绵绵不休，服当归生姜羊肉汤可得缓解，平时稍食生冷油腻之物即出现腹痛腹泻，畏寒，神疲气短，面白。曾服中西药治疗，疗效不明显，一直未能坚持，近日腹痛加重，影响进食，故求诊治。症见：腹痛，纳少，形寒肢冷，神疲，面白，舌淡、苔白，脉沉无力。

案例2：董某，男，47岁，患者因反复腹泻14年，加重7天，于1994年6月10日就诊。14年来大便时溏时泻，饮食稍有不慎腹泻即作，每日排便均在3次以上，偶有黏液附着。7天前因食水果等生冷食品腹泻加重，粪质稀薄，夹有不消化食物，便次增多，日行5～7次，腹胀闷，食少，神疲乏力。检查：体瘦，面色无华，舌淡，苔白，脉缓弱。

按：两个案例患者同为脾阳虚证，但表现却有所不同，案例1主要以腹痛为主症，案例2主要以泄泻为主症。但根据形寒肢冷，纳少，神疲气短，舌淡，苔白，脉沉无力或脉缓弱等症状均可辨为病位在脾，病性为气虚、阳虚和寒。

5. 辨别证候真假 就证的临床表现而言，很多现象与本质是一致的，但在特殊情况下，某些现象可与本质不一致，成为歪曲、虚假地反映本质的假象。在辨证过程中，典型证的典型症状较易识别，但有些证中，症状表现会互相矛盾，甚至出现假象，则较难识别。最常见的是寒热、虚实的真假，危急重患者出现"回光返照"的假神等。

在分辨真假时，一方面要看到真假容易出现在"极"的关键之时，如寒极、热极时分别出现似热、似寒的假象，大实、至虚时分别出现羸状、盛候等。另一方面，也看到由于临床表现的特殊性和四诊资料采集过程中的偏差，也常出现证候真假判断错误。如痰湿困阻而见肢体困倦、喜卧懒言，往往是真实假虚的表现。

因此，在辨证过程中要强调四诊合参，从中找出关键性指征，如古人多以脉象为根据识别虚实真假。此外，脉与症不相应的情况下，也要综合审察，辨明真假，或舍症从脉，或舍脉从症。

案例：叶某，女，39岁。1981年12月4日初诊。肾盂肾炎2年又10个月，多经中西药治疗，症状大部好转，但尿蛋白终不消退。刻诊见其面色萎黄，面目虚肿，伴腰背酸困乏力，四肢倦怠不温，白带绵绵不止，月经半年未潮，小便量少次多，舌质淡，脉细缓无力。诊为久病及肾，肾元亏损，遂用右归丸作汤剂，连服10剂，症状不增不减。以为病久药缓，再进10剂，患者渐觉胸脘痞满，干呕不食，乏力嗜睡，小便量少闭塞，舌苔白腻。始感药不对证，以其痰浊上泛，改拟温胆汤合连理汤加大黄，升清降浊……服药6剂，始转危为安。[邵桂珍. 误补益疾案例分析. 中医杂志，1986，（7）：24]

按：本案见面色萎黄，腰酸乏力，四肢倦怠不温，舌质淡，脉细缓无力等症状，很容易辨为肾阳虚证，但湿浊内困也可见以上症状，临证应当仔细鉴别。在补肾治疗无效后，更应及时总结教训，调整方案，避免一误再误。

6. 鉴别证间差异　每一证均有其临床特点。所谓辨证要点是对该证临床表现的高度概括，起到以点带面的作用。因此，掌握证的辨证要点，以利于本证的诊断和鉴别诊断，从而提高辨证的准确性。如气虚证以无力、动则尤甚为辨证要点，血虚证以面色、爪甲、唇、舌淡白为辨证要点。但对于辨证要点又不可僵化看待，因它的运用主要适宜于典型证候的诊断与鉴别，而对于复杂证候应综合多方面的特点，切忌以偏概全。

案例：何某，女，46岁，职工。1988年10月诊治。因肌肤发斑、齿衄，辗转各大医院均诊为血小板减少性紫癜，屡用药物无效，迄今有年余。余诊见全身皮肤呈淡红色斑，渐变紫暗，四肢内侧尤密，并有齿衄，面色不华，形寒怕冷，手足不温，心悸乏力，舌淡胖嫩，脉弱。血常规：血小板 $50 \times 10^9/L$，白细胞 $7.0 \times 10^9/L$，红细胞 $2.5 \times 10^{12}/L$。诊为脾气虚，不能摄血。投健脾益气的归脾汤加阿胶，连服10剂，似有小效，血象依然。［曾法贤. 误治医案4则. 新中医，1992，（8）：20］

按：本案为阳虚、气虚诊断鉴别不清。气虚、阳虚区别在于有无畏寒肢冷，医者初诊时只注意到脾气虚方面，如皮肤呈淡红色斑且渐变紫暗、四肢内侧尤密并有齿衄、面色不华、心悸乏力、舌淡胖嫩等，忽视了患者阳虚的另一面，如形寒怕冷，手足不温，从而导致辨证不准，疗效不佳。

7. 详审病证标本　辨证之标本，即区分证候矛盾双方的主次关系，是辨证的重要内容之一。所谓本，是指发生病证的根本，为主要矛盾或矛盾主要方面。所谓标，是指病证的次要矛盾或矛盾的次要方面。一切复杂的证候，都存在着标与本，标与本往往随具体疾病、具体患者的不同而各有不同。以病因与症状而言，病因为本，症状为标。以病位而论，原发病变部位是本，继发病位为标。疾病变化虽多，总不离乎标本，辨出标与本，即可抓住病变的主要矛盾、矛盾的主要方面，进而按标本缓急的原则确定治疗。

案例：陆某，男性，54岁。患者于10年前冬季受凉后出现咳嗽、咳痰色白，量少而黏，服药后症状逐渐缓解。其后，每年冬春季节或气候变化时咳嗽，咳痰色白，量少而黏，晨起或夜间睡前为甚，无明显发热恶寒，无头痛、鼻塞等症状。每次发病持续半个月至1个月，每年累计3~4个月。服用止咳、化痰药并使用多种抗生素后症状缓解，但每遇气候变化，症状便复发。未发作时常感畏寒，神疲乏力，纳少，经常便溏。1周前，因受凉再次出现咳嗽，咳痰色白量多，胸闷，气喘，且较过去加重，现症见咳嗽、气喘，胸部胀闷，稍动则喘息不已，痰多色白清稀，恶寒，无汗，头身疼痛，口不渴，睡眠欠佳，纳少，二便正常，舌质淡胖边有齿痕，苔薄白而滑，脉浮紧。

按：从患者的病情看，病程10年，不发作时有"畏寒，神疲乏力，纳少，经常便溏，常于冬春季节或气候变化时发作"等症状，说明本为脾阳虚证。此次发作时出现"咳嗽，气喘，胸部胀闷，稍动则喘息不已，痰多色白清稀，恶寒，无汗，头身疼痛，口不渴，舌质淡胖边有齿痕，苔薄白而滑，脉浮紧"为风寒表证兼寒饮停肺证，是标。

（四）辨证的基本要求

1. 临床资料力求全面准确　通常情况下，症是辨证的主要依据。但是，当症状不明显、不典型时，地理、气候、季节、生活习惯、体质因素往往是辨证的关键。因此，在四诊过程中，临床资料收集应尽可能全面、准确、规范。当患者以某一症状为主诉就诊时，应注意了解可能存在的其他症状，如腹胀，兼以食少、神疲乏力、便溏、脉虚应辨为脾气虚证；如果兼胸胁胀闷、太息、脉弦为主症则应辨为肝郁气滞证。又如患者怕冷的症状，应当辨别患者是畏寒或者恶寒，因为对于医师来说，二者的辨证意义是不同的。

2. 以主症为中心进行辨证　在四诊过程中，以主症为中心进行收集病情资料，可使病情资料系统条理，重点、主次分明。到了辨证阶段，仍应抓主症并以主症为中心进行辨证。以主症为中心进行辨证时，要注意结合其他症状，以多数症状为辨证依据。虽然主症往往是机体病理变化的具体反映，但若进一步综合其他症状进行分析，更能全面揭示证的本质。如患者突然发热怕冷，若结合喉痒、鼻塞、流清涕、咳嗽、舌淡红、苔薄白等症状可确定其病位在肺，为风寒犯肺证；若发热怕冷伴有呕吐清水、肠鸣、腹痛、口不渴、舌苔薄白等症状则可诊断为病变涉及胃肠，为寒滞胃肠证。

当然，一个病的主症不是固定的，必须随着病情变化来动态判断。虽然误以兼症为主症时，只要辨证准确，也能得出相同的结论，但这并不等于说辨证时可任意以某一症状为主症。即使是同一证，主症不同时，其主要矛盾的主要方面也会不同，治疗时的侧重点也需要有所不同。为避免确立主症时的随意性，临床工作时必须要保证患者临床资料的全面与准确。

3. 力求以一种证型概括　临床证候往往是错综复杂的，因此，要注意分清轻重缓急。作为辨证要求，应力求以一个证概括病情，这也是立法选方用药的需要。但是，由于病证的复杂性及脏腑的相关性，也有两种以上证的复合、兼夹存在的可能性。因此，若出现了难以用单一证型来概括临床表现时，可以考虑有复合证、兼夹证的存在。如肝脾不和证、虚中夹实证、脾气虚兼血瘀证等。在这种情况下，应认真分析病机，注意不同病理之间的联系，尽量使辨证结论集中、明了，同时又能反映疾病本质。

4. 首先考虑常见与多发证　常见与多发证是临床上最常见到的，所以临床辨证应首先考虑到这一类证，这种方法可以简化辨证的复杂性。一般认为，各辨证体系中所列，诸如脾气虚证、血虚证、太阳中风证、卫分证等均为常见、多发证。但对于疑难杂病、危重急症或久治不愈的患者等，则应考虑到少见证与罕见证的可能性。

5. 辨证需不断修正和补充　疾病是一个动态发展的过程，证候有从不典型到典型、从简单到复杂的过程。即使是同一种证型，也会因为患者间病种、体质、生活习惯、治疗等方面的差异而使得临床表现各不相同。所以，辨证有一个从表到里、从现象到本质、从感性到理性的认识过程。医师在分析四诊资料后所提出的初步证名诊断只是一种推断，其正确与否还有待于验证，尤其要在复诊中对前次的诊断和治疗进行认真分析，对辨证结论不断予以修正和补充完善。如咳嗽，初起由外邪犯肺所致，病变以肺为中心，病机为肺气不宣；若病久反复发作或治疗不当，可由实转虚，病变渐累及心、肾等脏。

二、辨证方法

（一）临床资料分析

1. 临床资料概念 临床资料又称为病情资料，是对病史、症状、体征以及与疾病有关的社会、心理、自然环境等资料的统称，是诊病、辨证的依据。临床资料是否准确、规范、全面是诊断准确与否的前提。

2. 临床资料属性 临床所收集的资料，根据在辨证过程中发挥作用的不同可分为必要性资料、特征性资料、偶见性资料、一般性资料和否定性资料。

（1）必要性资料：指对某些病或证的诊断是必见性的资料。缺少则不能诊断为这种病或证。必要性资料，一般是病、证中的主要表现，要诊断为某种病或证，必有此症，但不等于有此症就一定是此病或此证。如怕冷是虚寒证的必见主症，但怕冷并非仅见于虚寒证。

（2）特征性资料：指对该病或证的确诊具有特征性意义的资料。这种病情资料仅见于该病或证，而不见于其他的病或证。因此，见此症皆可诊断为此病或证，但应注意，有时该病种或证不一定必然出现这种症状。如大便排出蛔虫即可诊断为蛔虫病，但蛔虫病不一定必然见到大便排出蛔虫。

特征性资料也包括一些症状的有机组合，从而对某种病或证的诊断具有特异性。如阳明经证见有大热、大汗、大渴、脉大组成该证特征性的"四大症"。

（3）偶见性资料：指在该病或该证中出现频率较少，或可出现，或可不出现的资料。偶见性资料的出现随个体差异而不同，一般认为其对诊断的价值不大。但是，偶然性中可能隐藏着必然性，有些偶见性资料可以提示病证的转化等，因而也不可忽视。如胃脘痛，出现大便色黑如柏油，提示有络损出血。

（4）一般性资料：指某一症状对任何病或证的诊断既非必备性又非特异性，只具有一般诊断意义的资料。通过询问或检查，常可发现与之有关的其他阳性或阴性资料，将一般性资料与其他资料组合后，便可显示出其临床意义。

（5）否定性资料：指某些症状或某些阴性资料，对于某些病或证的诊断具有否定性意义，即某一病或证在任何情况下都不可能出现的资料。如女性患者突然出现腹痛，若明确患者无停经史、性生活经历则可排除宫外孕的可能。若能掌握相关病证的否定性资料，往往能将类似病证加以鉴别而快速明确诊断。

3. 临床资料分析方法

（1）症无巨细，详求细审：辨证强调辨现在症。在患者就诊时，疾病往往发展到了某一阶段，有些症状是原来就有、现在依然存在的，有些症状则是原来没有而现在出现了，有些症状原来有但现在消失了。因此，反映疾病发展过程的病史对当前诊断有参考意义。辨证时对所收集的临床资料应认真分析，区别对待。

中医学重视四诊合参，所以，现在症应包括望、闻、问、切的内容，尤其要注意闻诊和舌诊、脉诊。否则，必然出现四诊不全，难以诸诊合参，因而背离整体观念，导致误诊。

案例1：某医曾治一阴道流血水伴外阴"生小疙瘩"40余天的患儿，经辨证后，服药治疗，数日后，患儿不能坐板凳，走路不便，经仔细诊察，发现阴道口有一白果大小之海绵块，异物取出后，仅以外洗方善后而愈。

按：医者首诊之误在于望诊不全，没有仔细诊察外阴情况而匆忙施治，待至病情加重，才加以望诊检查而发现异物。若首诊能详细查看外阴部情况，就可避免误诊的发生。

案例2：张某，男，12岁，1980年4月初诊。患者高热头痛，精神萎靡，不思饮食，呕吐1次，舌红苔薄黄，脉浮数。根据发病季节和脉症，按春温兼风热表证施治，投银翘散合白虎汤加味，服药半天，症状非但不减，反而高热神昏，频繁抽搐，至晚泻下大量脓血便，臭秽难闻，后以清热解毒、凉血止痢治之，改用白头翁汤加葛根、白芍、木香、生大黄治疗取效。[吕修业. 不忘误诊之痛鞭我临证慎察不怠. 河北中医，1987，(4)：6]

按：医者首诊之误在于问诊不全，没有详细询问患者的大便情况，只据发病季节和脉症，诊断为春温兼风热表证。药后症状加重，及至出现泻下大量脓血便，始悟为热毒痢疾。若首诊医者能详细询问病情，了解二便情况，或结合大便常规检查，就可避免误诊。提示临证必须诊察入细，有时遗漏某一"小症"亦可导致整个诊治失败。

（2）症状有无，皆有其用：必要性资料和特征性资料是诊断疾病或证的主要依据；偶见性资料提示诊断的可能性，但难以确定诊断；一般性资料具有综合定性的意义；否定性资料则能为鉴别诊断提供依据。因此，临床诊断过程中，不仅要有揭示病或证的阳性症状或体征，而且要特别重视阴性资料的辨证意义。例如，"患者，男，28岁"是一个阴性资料，对于大部分证的诊断没有意义。但是，如果从另一角度看，男性28岁正是肾气旺盛的年龄，所以这一信息提示患者肾虚的可能性较小。又如，"口不渴"是一个阴性症状，但可以提示无热证，《伤寒论》中"少阴病，得之一二日，口中和，其背恶寒者，当灸之，附子汤主之"。此"口中和"（不渴）即指本证无里热，从而为附子汤的应用提供了依据。

（3）分清主次，辨清真假：临床上许多病情资料所反映的病情是一致的，可用统一的病机进行解释，即"脉症相应"、"舌脉相应"、"症舌相符"等。这种病情资料单纯、明显、临床意义一致的病例，说明疾病的本质不甚复杂。医师诊断时，容易抓住主症，兼顾兼症而全面辨证，所以认识这类病情的本质也是比较容易的。

当临床上的病情资料与所显示的病理本质不相一致时，即所谓"脉症不相应"、"舌脉不符"、"症舌相反"等，这在临床上并不少见。对于这种情况，医师应重点抓住能客观反映疾病本质的那些资料进行分析判断，舍弃某些歪曲反映或未反映疾病病理本质的资料，即前人所谓的"舍症从脉"、"舍脉从症"，"舍舌从脉"、"舍脉从舌"，"舍症从舌"、"舍舌从症"之类方法。因此对临床资料属性的区别，可在复杂的临床辨证资料中抓住主要矛盾，为正确辨证和诊断疾病或证提供保证。

案例：杨某，男，32岁。1923年3月就诊，病发已20日，始因风寒，身热头痛，某医连进苦寒凉下方药10余剂，且重加犀角、羚羊角、黄连等，愈进愈剧，危在旦夕，始延吴氏诊治。患者症见"目赤，唇肿而焦，赤足露身，烦躁不眠，神昏谵语，身热似火，渴喜滚烫水饮。小便短赤，大便已数日不解，食物不进，脉浮虚欲散"。吴氏认为证系风寒误治之变证，误服苦寒太过，真阳逼越于外而成阴极似阳之症。

按：从临床资料看，该患者出现目赤，唇肿而焦，赤足露身，烦躁不眠，神昏谵语，身热似火，小便短赤，大便已数日不解一派热象，但口渴却喜饮滚烫热水，且脉浮虚欲散。如果确系内热熏蒸，应见大渴饮冷，不应出现喜热饮，加上脉来虚浮欲散为阳气将脱之兆，因此，重视患者口渴喜饮滚烫热水、脉象浮虚欲散，结合病史中连进苦寒凉下方药而病情加剧的治疗经过，可确定患者为真寒假热证。

（二）证的要素提取

证的要素，是通过对证候的辨识而确定的，是构成证名的基本要素，是根据证候而辨别的病变本质，主要指辨证所要确定的病位、病性（图9-2）。

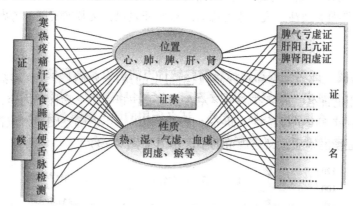

图9-2　证的要素（引自朱文锋《证素辨证学》）

各种辨证方法虽然角度不同，但结论都是"证"。在分析各种证的实质时，可从中发现其所包含的内容无非是病位和病性两方面，任何复杂的"证"，都是由病位、病性等要素的排列组合而构成的。

因此，辨证的关键和基本要求，主要在于明确病变现阶段的病位与病性。掌握每一辨证基本要素的概念、主要表现，并了解其相互间的一般组合关系，便能抓住辨证的实质，就可对各种疾病进行辨证诊断。

案例1：患者反复五更泄泻，完谷不化2年，伴见面色㿠白，形寒肢冷，腰膝及下腹冷痛，面浮身肿，小便不利，舌质淡胖，舌苔白滑，脉沉迟无力。

按：病位在脾、肾，病性为阳虚，辨证结论为"脾肾阳虚证"。

案例2：患者反复咳嗽10年，气喘、心悸1年，伴气短，胸闷，动则尤甚，咳痰清稀，语声低怯，自汗乏力，面色淡白，舌淡苔白，脉弱。

按：病位在心、肺，病性为气虚，辨证结论为"心肺气虚证"。

（三）证的兼夹组合

疾病的发生是机体与外环境及机体内部各系统之间的生理功能发生紊乱导致。临床上，患者的证以单一证形式出现者比较少见，常常是复合性的证或以一个证为主、兼夹其他的证。导致这种情况的原因有多个方面，如病情发展的过程中因果互为影响使得证出现兼夹或复合，或是病情本身就很复杂、有多种病机存在，如寒热夹杂、虚实相兼、多病同存，或是因为治疗措施的影响而导致。

案例：施某，男，52岁，以"间断嗜睡4年"为主诉于1994年7月20日就诊。患者有"脑震荡"病史，4年前开始常有嗜睡，每年发作二三次，发作过后无其他不适。发作时20多天沉沉入睡，家人唤起，食后又睡，小便自遗。平常腰酸困痛怕凉，面色晦暗，四肢凉，食欲尚可，口干，大便干燥。本次发作已4天，临诊之时，也闭目入睡。检查：面部呆滞，苔白腻，舌边有紫斑，脉沉细，头颅CT未见异常。

按：从患者"嗜睡，平素腰酸怕凉，四肢凉，脉沉细"等症状分析，可判断病位在肾，病性为阳虚，辨为肾阳虚证，同时"有'脑震荡'病史，面色晦暗，舌边有紫斑"，属血瘀之象，"苔白腻"可能兼有痰浊，说明本例患者既有虚证表现，又兼夹实证，为虚实夹杂之证。

（四）证名

1. 证名的形成　证名是根据四诊资料归纳得出的病位及病性要素，将病位及病性要素组合而成的。常用的证名一般只有四个字左右，它要包括病位、病性等内容，因此用词不仅非常精炼的，还具有高度的概括性。此外，证名所用的词不能随意编造，应符合中医理论特色，要既能反映证候的本质，又是规范的中医术语（图9-3）。

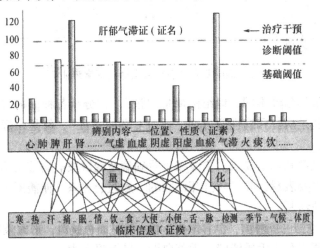

图9-3　证名的形成（引自朱文锋《证素辨证学》）

2. 证名的具体要求

（1）内容要准确全面：通过辨证，对于证的成因或病性、病位以及病势等，都要有所认识，尤其是所涉及的病位、病性等本质性要素，不可遗漏或判断有误。主要的本质性要素要在证名中反映出来。

（2）证名要精炼规范：凡规范的证名，必有病性，一般应有病位，有时为了构成四字一句的证名语法习惯，常加上某些反映病理特点的词语，如盛、炽、袭、困、阻、犯、亏、衰等。如胃热炽盛、寒湿困脾、风寒袭肺证等。至于心肾不交、阳明腑实、水不涵木等概念，虽名称特殊，但其病变实质仍属辨证基本内容的范畴。

虽然由辨证基本内容组成的证难以计数，但临床上也并不可以将各证的要素随意组合。病位与病性之间有一定的联系规律及因果主次关系，如内风归属于肝、肾多虚证等，因此必须按照中医学理论，灵活准确地将病位要素和病性要素有机整合，形成规范完整的证名。证名可参照中华人民共和国国家标准《中医临床诊疗术语——证候部分》，共收临床常见证800条。

（3）证候变则证名亦变：由于病种不同、个体差异、病程变化、治疗影响等因素，使得疾病中所表现的证候处在不断地变化之中，特别是一些急重病证患者，其病情更可瞬息变化，如原来是薄白苔，现已为黄腻苔；昨日恶寒发热，今日但热不寒；原为病势剧烈，日久已是虚象为主等。疾病证候变化时，往往提示病变本质已经出现变化。因此，一旦证候变化，其证名诊断也应随之而变。

（4）不受证型的拘泥：证型是指常用的、公认的、病情典型的证。辨证时首先考虑常见、典型证的诊断，但要知常达变，不能僵化而受某几个常见分型的局限，要根据证候的实际，概括出正确规范的证名，病情复杂者，可考虑兼夹证、复合证的诊断，做到名实相符。

第二节　证的要素提取

一、辨病位要素

辨病位，即辨别确定病变现阶段证候所在的位置。汇集古今重要论著中提出的属于病位要素概念的将近60项，大的病位概念有表证、里证（以及半表半里证），病在脏、病在腑，病在上、中、下，病在阴部、阳部。具体的病位又可分为空间性病位和时间（层次）性病位。心、心神（或称脑、心包）、肺、脾、肝、肾、胃、胆、小肠、大肠、膀胱、胸膈（胁）、三焦、上焦、中焦、下焦（少腹）、膜原、腠理、冲任、丹田、胞宫、精室，以及清窍、咽喉、口唇、齿龈、头、鼻、目、肌肤、筋骨、经脉、脑络、四肢、腰、肛等，皆为空间病位概念。时间（层次）性病位，如卫分、气分、营分、血分，太阳、阳明、少阳、太阴、少阴、厥阴等，随着病程的阶段变化，而有浅深层次的含义。

对古今提到的病位要素概念，应根据证的要素的概念和临床实际需要，运用要素要精、约定俗成等原则，对其进行分析辨别，从中筛选出统一、规范的证素临床要素。初步提取出规范的通用病位证素20项，即心神（脑）、心、肺、脾、肝、肾、胃、胆、小肠、大肠、膀胱、胞宫、精室、胸膈、少腹、表、半表半里、经络、肌肤（皮肤、肌肉）、筋骨（关节）。

每一病位概念各有特定的证候，如心悸、心痛等为病位在心的主症；新起恶寒发热、头身疼痛、脉浮等为表证的特定证候；咳嗽为病位在肺的必有症，声低、懒言、咽喉痒或痛、音哑、自汗、气息微弱等为肺的主要表现。

认识和掌握每一病位的特定表现，有利于辨别证候的病位。如患者"反复咳嗽20年，气喘10年，伴神疲、少气、乏力、语声低微、舌淡苔薄白、脉弱"，病位在肺，但如果兼有心悸、胸闷，则病位在肺、心。又如患者"脘腹胀闷，并有食少、神疲乏力、便溏、舌淡苔薄白、脉弱"，病位在脾，但如果兼胸胁胀闷、太息、脉弦细，则病位在脾、肝。

二、辨病性要素

辨病性，就是辨别导致疾病当前证候的本质属性，亦即病理改变的性质。证候中属于病性的概念，可有笼统与具体之分。古今重要论著中属于病性要素概念的有60余项，虚、实，阴、阳，标、本等，属于笼统的病性概念。具体的病性概念主要有，风、寒、暑、湿、（外）燥、火（热）、毒（疫疠）、脓、燥屎、痰、饮、水停、食积（宿食、伤食）、虫积、结石、气滞（结、郁）、气逆、气闭、血瘀、血热、血寒、血燥、气虚、气陷、气不固、气脱、血虚、血脱、阴虚、亡阴、阳虚、亡阳、津液亏虚、精亏、阳亢、（虚）阳浮（越）、动风、动血、卫虚、营亏、阴盛、阳盛、阴结、阳结、浊阴不降、清阳不升、喜、怒、忧、思、悲、恐、惊、失神等。

通过逐项筛选，初步提取规范的病性要素有33项，即（外）风、寒、火（热）、湿、燥、暑、毒、虫积、食积、痰、饮、水停、气滞、血瘀、脓、（气）闭、血寒、血热、阳亢、动风、动血、气虚、血虚、阴虚、阳虚、精（髓）亏、津（液）虚、亡阴、亡阳、气脱、气陷、气不固、阳浮。

每一病性概念都应有特定的证候表现。如身体困重，关节肌肉酸痛，食欲不振，腹胀便溏，舌苔滑腻，脉濡等为湿的证候；气短，乏力，神疲，舌淡，脉弱等为气虚的表现；面色淡白或萎黄，唇舌爪甲色淡，脉细等为血虚的表现；潮热，盗汗，五心烦热，舌红少苔，脉细数等为阴虚的表现。

掌握每一病性的基本临床表现，便有利于辨别证候的性质。如患者"发热（T39.5℃）、咳嗽、气喘、汗多、口渴引饮、舌红苔黄、脉洪数"病性属热。如果兼有痰多色黄黏稠、苔黄腻、脉滑数，则病性属热、痰。如果兼有神疲少气乏力、脉细数，则病性除热外，还有气虚、阴虚（热邪耗气伤津）。又如患者"双膝关节疼痛、畏寒肢冷、口淡不渴、舌淡苔白、脉沉紧"病性属寒，如果兼有神疲、少气乏力、动则益甚，则病性除寒外，还有阳虚、气虚。

证的要素辨别是中医学认识论的一大特色。任何症状、体征等都是为了辨别证的要素，临床上只要能准确提取证的要素，便抓住了病变当前的病理本质，其中辨病性是辨证的关键。而通过辨证确定的病性，也是辨证中最重要、最困难之处，病性的辨别结果，直接关系到治疗方法的确定，因此，辨病性是辨证中最重要的环节，对任何疾病的辨证都不可缺少。

第三节 证候特点

一、常见病位证候特点

（一）表

1. 常见临床表现 新起恶风寒，或恶寒发热，头身疼痛，无汗或汗出，或见鼻塞、流涕、喷嚏、咽喉痒或痛、微有咳嗽、声重、音哑或失音，舌淡红，苔薄，脉浮。

2. 辨证分析

（1）有明显的感受外邪病史，见鼻塞、流涕、喷嚏、咽喉痒或痛、微有咳嗽、声重、音哑或失音等肺系症状，或见头痛或身痛或头身疼痛等，苔薄，脉浮可以判断病位在表。以上症状不是都要出现，但症状越多，表证的诊断越典型。

（2）新病恶风或恶寒或与发热并见，常见表证。若兼有其他肺系症状，如喷嚏、鼻塞、流涕、咽喉痒痛、微有咳嗽，或头身疼痛等，诊断依据更加充分。若有出现内部脏腑症状（如咳嗽剧烈，呕吐，泄泻等）为表里同病，表证仍然存在。

（3）病位在表，对于平时体质较健康的患者而言，病程一般在 5 ~ 7 天左右，但对于感受疫邪或身体素弱者病程可以延长。

（4）对于大部分慢性病患者，感受外邪之后某些表证证候，如苔薄、脉浮常不明显，常表现为表里同病的证候。

3. 病案举例

案例1：齐某，男，58 岁，2007 年 2 月 26 日就诊。患者于 3 天前无明显诱因出现微恶寒发热，鼻塞，流清涕，全身酸痛，服用泰诺后汗出热退，昨日起出现咽痛，现症见：鼻塞、流稠涕，全身酸痛，咽痛，微有咳嗽，舌淡红，苔薄黄，脉缓。

辨证分析：该患者 3 天前症见"微恶寒发热，鼻塞，流清涕，全身酸痛"，说明病位在表，服用药物后热退，现症虽然无恶寒发热，但仍有"鼻塞，流稠涕，全身酸痛，咽痛，微有咳嗽，舌淡红，苔薄黄"，说明病位仍在表。

案例2：黄某，女，38 岁，2008 年 6 月 5 日就诊。患者于 1 天前受凉出现头胀痛，遇风胀痛更剧，项强，全身关节酸痛，神疲，偶有喷嚏，鼻塞，舌淡红，苔薄白，脉浮。

辨证分析：该患者有明显的感受外邪病史，出现"头胀痛，遇风胀痛更剧，项强，全身关节酸痛，偶有喷嚏，鼻塞，舌淡红，苔薄白，脉浮"，为病位在表。

（二）心

1. 常见临床表现　心悸怔忡，失眠多梦，健忘，心烦，烦躁，神昏谵语，癫狂痴痫，心痛，多汗，舌尖红，舌痛，舌疮，舌强语謇，脉结、代或促等。

2. 辨证分析

（1）"心主血脉"，具有心悸症状可判断病位在心。

（2）"心藏神"，具有失眠、健忘说明病位在心。

（3）神昏谵语，或癫狂痴痫病位在心，主要是影响心神所致。

（4）"心开窍于舌"，舌体病变，如舌痛，舌疮，舌强语謇等可判断病位在心。

（5）心痛，甚至痛引肩背内臂说明病位在心。

（6）胸闷、脉结或代或促说明病位可能在心。

3. 病案举例

案例1：黄某，男，35 岁，2006 年 3 月 5 日就诊。舌左侧长一个黄豆大小的溃疡已 1 周，局部疼痛难耐，失眠多梦，溲赤便干，舌红苔黄干，脉滑数。

辨证分析：该患者出现"舌左侧长一个黄豆大小的溃疡，局部疼痛难耐"为舌体病变，心开窍于舌，且失眠多梦为心神受影响所致，因此判定病位在心。

案例2：王某，女，15岁，1991年6月12日就诊。患者于晚自习后回家时，路遇坏人，受到惊吓，先是哭泣不已，继而沉默不语，两天后话语增多，傻笑，烦躁，不能控制情绪，被诊断为反应性精神病。经用西药治疗后好转，但一遇精神刺激即发病。两日前因老师批评，回家后语言增多，语无伦次，精神亢奋而来诊治。自觉痰多，大便秘结，3日未行，舌苔黄燥，脉滑疾有力。[中医杂志，1992，33（8）：12]

辨证分析："言为心声"，出现语言改变病变多与心神有关，该患者"语言增多，语无伦次，精神亢奋"为狂言，乃痰火上扰心神所致，故本案病位在心。

（三）肺

1. 常见临床表现 咳嗽、气喘，呼吸异常；鼻塞，流涕，咽痛，咽痒或喉痒，音哑或失音等；气短乏力，自汗，易感冒；水肿，尿少。

2. 辨证分析

（1）咳嗽，或气喘或呼吸异常说明病位在肺。

（2）鼻塞，流涕，咽痛，咽痒或喉痒等病位在肺。

（3）音哑或失音等病位在肺。

（4）自汗，易感冒或畏风说明病位在肺。

（5）初起水肿，以上半身肿甚、尿少或兼有表证，病位可能在肺。

由于肺主表，外合皮毛，故表证见恶寒发热，脉浮等在脏腑辨证中，病位属肺。

3. 病案举例

案例1：赵某，男，15岁，2007年12月1日就诊。患者于8天前外出受凉后出现周身不适，恶寒发热，咽喉疼痛。自服"感冒药"（具体药物不详），症状无明显缓解。1天前出现眼睑浮肿，继则颜面四肢浮肿，小便短赤，遂来我院就诊。现症见周身浮肿，发热，微恶风寒，肢体酸楚，无汗，口渴，心烦，咽痛，尿少色黄，便秘，舌质红，苔黄腻，脉浮数。

辨证分析：该患者出现周身浮肿，尿少为水停证，且有受凉的病史，伴见微恶风寒，发热等为表证证候，主要为肺失于宣降，不能输布代谢水液，所以从上反映出本例病位在肺。

案例2：王某，女，52岁。患过敏性鼻炎已近10年，每遇气温变化即鼻塞流清涕，喷嚏不断，平素畏风，面白，气短，自汗，舌淡苔白，脉细。

辨证分析：肺开窍于鼻，外合皮毛，该患者"每遇气温变化即鼻塞流清涕，喷嚏不断"，说明患者易感外邪，加上"自汗，畏风"，本案的病位在肺。

（四）脾

1. 常见临床表现 腹胀，纳少，便溏；面色萎黄，消瘦；头晕，目眩，内脏下垂，重坠感；久泻、久痢；出血；口疮；肌肉痿软无力；口淡，口腻，口甘；舌胖大、齿印等。

2. 辨证分析

（1）"脾主运化"，腹胀、纳少、便溏说明病位在脾。

（2）"脾主肌肉"，肌肉萎软无力或肌肉萎缩病位在脾。

（3）"脾主升清"，内脏下垂，如腹部重坠、阴挺、脱肛或久泻、久痢说明病位在脾。

（4）"脾主统血"，具有慢性出血症状，如吐血、衄血、尿血、便血、崩漏等，若血色淡质稀，病位在脾。

（5）"脾开窍于口"，口疮、口味异常，如口淡或口腻或口甘，若并见纳少，病位可能在脾。

3. 病案举例

案例1：患者，女，53岁，2002年7月3日就诊。患者反复发作口腔溃疡10年余，考虑为"复发性口腔溃疡"，此次为行进一步诊治入院，现症见：口腔溃疡（口疮），咽干，咽痛，吞咽时加重，倦怠乏力，面色萎黄，腹胀，腹痛，食后即泻，纳呆，小便正常，舌淡苔黄腻，脉弦滑。

辨证分析：该患者"反复发作口腔溃疡，伴有腹胀，腹痛，食后即泻，纳呆"，说明病位在脾。

案例2：患者，男，80岁，1998年8月15日就诊。患者于1998年7月31日夜间，无诱因出现恶寒发热，体温高达39.4℃，多在38.6℃～39.2℃之间波动，伴咳嗽，咳白色黏痰，以急性上呼吸道感染收入院。经X线检查示双肺大片状阴影，痰细菌培养发现肺炎杆菌生长，诊断肺炎。经静脉给予头孢曲松钠、阿莫西林－克拉维酸钾治疗10天，体温降至36.6℃～37.2℃，但自8月13日出现频繁腹泻，每日十余次，呈水样，并出现大便失禁。考虑为抗生素导致肠道菌群失调而致，遂停用抗生素，给予易蒙停治疗无效，请求中医诊治。现症见：腹泻，每日十余次，呈水样，甚至大便失禁。纳差，四肢无力，精神倦怠，面色无华，形体消瘦，舌淡，苔薄白，脉细弱。［杨明会·中医病案分析·科学出版社］

辨证分析：该患者"腹泻，每日十余次，呈水样，甚至大便失禁，纳差，四肢无力"，为脾气虚衰，清阳不升，中气下陷所致，说明病位在脾。

（五）肝

1. 常见临床表现　肝经循行部位如两胁、乳房、少腹部、睾丸等胀或痛；情志抑郁或急躁易怒，善太息；月经不调；甲淡；动风症状如眩晕、麻木、口㖞、半身不遂、抽搐、肌肉𬌗动、颤动、舌颤、关节拘急、屈伸不利等；视物模糊，目干且涩，雀目，目赤红肿，流泪，畏光；脉弦等。

2. 辨证分析

（1）肝经循行部位，如两胁，或乳房，或少腹部，或睾丸等胀或痛，可以确定病位在肝。

（2）情志抑郁或急躁易怒、善太息也可以确定病位在肝。

（3）"肝开窍于目"，眼睛的问题病位可能在肝。如视物模糊、目干且涩、雀目、目赤红肿、流泪、畏光等。

（4）"诸风掉眩，皆属于肝"，动风症状如眩晕、麻木、口㖞、半身不遂、抽搐、肌肉𬌗动、颤动、舌颤等与肝有关。

（5）"肝主筋"，筋病病位在肝，如关节拘急屈伸不利。

（6）症状发生或加重与情志关系密切，病位考虑在肝。

（7）肝病常见脉弦

3. 病案举例

案例1：患者，女，54岁，因反复咳嗽、咳痰3年，加重1月余，于2002年1月31日就诊。患者于3年前因感冒出现咳嗽，咳痰，经抗生素治疗后症状有所缓解，但此后每生气后易反复，曾在某医院诊断为"慢性支气管炎"，1个月前因家庭琐事烦恼，再次发病，服用药物后症状没有缓解。现症见咳嗽频作，时而呛咳，咳痰，痰白黏难咳，胸闷，咽喉似有物梗堵，嗳气，纳少，气急，神情抑郁，大小便正常，舌淡红苔薄白，脉弦滑。

辨证分析：该患者出现生气后易发作咳嗽，神情抑郁，咽部有物梗堵，脉弦，为肝失疏泄所致，说明病位在肝。"咳嗽、咳痰"为肺失宣降，肺气上逆，故病位在肺，"嗳气，纳少"为胃失和降，胃气上逆所致，说明疾病还影响到胃，故本案的病位在肝、肺、胃。

案例2：罗某，男，60岁，2000年1月7日初诊。1995年发现高血压病，血压最高为222/130mmHg。常感头痛，继之又心悸怔忡，经某医院多次检查，诊断为"房性期外收缩，心肌劳损"。2000年1月7日上午开会时，忽觉头晕胸闷，继则神志昏蒙，左半身不遂，口眼㖞斜，歪斜舌，偏向右，舌绛苔薄，血压240/140mmHg，当即入院，面红，左脉弦大，右脉细数、结。

辨证分析：该患者"头晕，左半身不遂，口眼㖞斜，歪斜舌，偏向右，左脉弦"说明病位在肝，"心悸怔忡，脉结"说明病位在心。故本案的病位在肝、心。

（六）肾

1. 常见临床表现　生长、发育、生殖异常，成人早衰；水肿，尿少；小便异常（小便频数清长、小便失禁、遗尿、余沥不尽等）；泄泻，腰膝酸软或痛；头晕，健忘，发脱齿摇，骨质疏松；耳鸣，耳聋，崩漏或带下量多清稀等。

2. 辨证分析

（1）"肾藏精，主生长、发育、生殖"，小儿生长发育迟缓，如身体矮小，囟门迟闭，智力低下，骨骼痿软等，或成人早衰，可见耳鸣耳聋，发脱齿松，健忘，两足痿软，动作迟缓等，说明病位在肾。

（2）久病生殖机能障碍，如阳痿、遗精、早泄、滑精、精少不育、经闭不孕、性欲减退等，病位可能在肾。

（3）"腰为肾之府"，经常腰膝酸软或疼痛，病位可能在肾。

（4）久病水肿（腰以下为甚），尿少，腰酸，病位在肾。

（5）"肾开窍于耳"，久病耳鸣，甚至耳聋，腰酸，病位在肾。

（6）久病小便失禁，或遗尿，或泄泻（五更泻、下利清谷），或大便失禁，或女性崩漏，或带下量多清稀等，病位在肾。

3. 病案举例

案例1：孙某，男，57岁，1997年5月就诊。以"反复浮肿5年余"为主诉入院，患者于 1992 年 1 月因感冒受凉后出现颜面浮肿，继而双下肢浮肿，就诊于某医院，诊断为"肾病综合征"，给予激素及环磷酰胺治疗，病情时作时止。常因感冒、劳累而加重。1 月前又因外感而复发，虽经激素及利尿消肿等治疗，病情未见好转而入院治疗。现症见全身高度浮肿，尿少，畏寒肢冷，腰膝酸软，心悸气短，腹胀，纳少，便溏，面色㿠白，表情淡漠，舌淡胖边有齿痕，苔薄白，脉沉细。

辨证分析：该患者病程为 5 年，为慢性久病，出现"双下肢浮肿、尿少、腰膝酸软"，因腰为肾之府，且肾主水，故病位在肾。"心悸"说明水邪上泛凌心，说明病位也有心，"腹胀，纳少，便溏"说明脾运失职，故病位为脾。故本案病位为肾、心、脾三脏。

案例 2：张某，男，26 岁。1991 年 1 月 19 日以"结婚 3 年未育"为主诉就诊。患者结婚已 3 年仍未生育，开始不以为然，近来开始着急，到处奔走救治，未见疗效。现症见：经常便秘，小便时有不畅，睡眠多梦，腰酸，口干。检查：舌红嫩少津，苔薄白，脉沉细数。精液总量：2mL。pH7.2。液化稍差。精子密度 $440 \times 10^{12}/mL$。活力：1 小时 30%，2 小时 20%，3 小时 10%。结果表明，精子活动度低是不育的主要原因。

辨证分析：该患者出现"结婚 3 年未育，腰酸，精子活动度低，"说明病位在肾，因腰为肾之府，且肾藏精，主生殖。

（七）胃

1. 常见临床表现 胃脘部胀或痛，纳少，嗳气，呃逆，恶心呕吐，消谷善饥，牙龈肿痛等。

2. 辨证分析

（1）呕吐或恶心病位在胃。

（2）嗳气病位在胃。

（3）呃逆为胃气上逆动膈，故病位在胃、肺。

（4）牙龈红肿疼痛病位在胃。

（5）胃脘部胀或痛，或伴有食欲的改变说明病位在胃。

3. 病案举例 患者，女，42 岁。

左乳癌术后半个月，呃逆 3 天，于 2000 年 10 月 24 日就诊。半个月前因左乳癌术后进一步化疗入院，3 天前进食西瓜后出现呃逆，现症见呃逆，呃声低沉有力，胃脘部凉，纳差，疲乏，口淡不渴，大便稀溏，舌暗红胖大，苔薄白，脉缓。

辨证分析：该患者"呃逆，纳差"为胃失和降，胃气上逆动膈所致，"胃脘部凉"为胃失温养所致，故病位在胃、肺。而患者出现"便溏，纳差"为脾失健运所致，说明病位在脾。故本案病位在胃、肺与脾。

（八）胆

1. 常见临床表现 胆怯，易惊；黄疸；胸胁苦满，口苦、咽干、目眩；寒热往来；暴聋；脉弦等。

2. 辨证分析

（1）"胆主决断"，故胆怯易惊病位多在胆。

（2）口苦、咽干、目眩病位在胆。

（3）出现面目一身俱黄的黄疸病位可能在胆。

（4）寒热往来病位可能在胆。

3. 病案举例

集例 1：患者，男，32 岁，因反复惊悸、失眠 1 年余，于 2000 年 9 月 19 日就诊。患者平常工作繁忙，经常加班，近 2 年来因工作压力大，同事之间关系不融洽，于 1999 年 8 月起经常失眠或半夜惊醒，常需借助"安定"方可入睡。近来诸症加剧，故来就诊。现症见失眠多梦，惊悸不宁，胆怯易惊，情绪抑郁，胸胁闷胀，喜太息，纳少，口苦，面青消瘦，二便尚调，舌淡红苔白腻，脉弦滑。

辨证分析：患者长期情志不遂，"情绪抑郁，胸胁闷胀，喜太息，纳少，口苦"为胆气不疏所致；决断失职，故"失眠多梦，惊悸不宁，胆怯易惊"。故本案病位在胆。

案例 2：患者，女，64 岁，因右上腹部疼痛 3 年，加重两个月余，于 1998 年 9 月 10 日就诊。患者于 1995 年始出现右上腹部疼痛，反复发作，与进食油腻食物有关，常伴恶心、呕吐，偶有发热，曾两次因慢性胆囊炎急性发作入院，经抗生素等治疗缓解，平时间断服用消炎利胆片、红霉素等药，症状可控制。近两个月来因两次感冒，咽痛乏力，精神疲倦，迁延不愈，右上腹部疼痛发作明显增多，右上腹部胀满不舒，疼痛加重，伴纳差，口苦便干。现症见：右上腹部疼痛，胀满不舒，口苦咽痛，精神疲倦，纳差，便干，舌淡红苔薄黄，脉弦细。

辨证分析：该患者出现"胁肋部的疼痛，胀满不舒，口苦，纳差，脉弦"病位考虑在胆。

（九）小肠

1. 常见临床表现　腹胀，绕脐痛，肠鸣，矢气；小便赤涩灼痛，尿浊，尿血等。

2. 辨证分析

（1）腹胀，绕脐痛，或见肠鸣，矢气病位在小肠。

（2）小便赤涩灼痛，尿浊，甚或尿血伴见心烦或舌尖红赤，说明病位在小肠。

3. 病案举例　王某，女，39 岁。

以"失眠、心烦 1 个月"为主诉于 2004 年 6 月 4 日初诊。患者 5 月初以来，因家庭琐事出现失眠，心烦口干，胸闷，口角唇内糜烂疼痛，不欲饮食，小便短赤，尿道有灼热感，大便稍干，月经正常，舌尖红，苔薄黄，脉弦数。

辨证分析：该患者"小便短赤，尿道有灼热感，失眠，心烦，舌尖红"，说明病位在心和小肠。"小便短赤，尿道有灼热感"，为心火下移小肠所致。

（十）大肠

1. 常见临床表现　腹痛，便秘，泄泻，便血，下痢脓血、黏液便等。

2. 辨证分析

（1）便秘说明病位在大肠。

（2）疾病初起的泄泻，病位可能在大肠。

（3）腹痛，下痢脓血或黏液便病位在大肠。

3. 病案举例

案例1：李某，男，21岁。昨日饮食不慎，当晚即腹痛腹泻，日下8次。利下黄臭稀水，肛门灼热，舌红苔黄腻，脉濡。

辨证分析：患者昨日发生腹痛腹泻，为新病，病位在大肠。

案例2：黄某，男，18岁。以"腹痛便脓血12小时"为主诉于2003年8月10日就诊。患者昨天中午游泳归途中适逢雷阵雨，晚餐又进食剩饭，至夜间出现腹痛，里急后重，昨夜至今，排脓血便3次。现症见：腹痛，里急后重，便下赤白脓血，口渴喜冷饮，肛门灼热，小便短赤，面红唇干，舌红，苔黄腻，脉滑数。大便检查：白细胞＋＋＋，脓球＋＋＋。

辨证分析：患者表现为"腹痛，里急后重，便下赤白脓血"，说明病位在大肠。

（十一）膀胱

1. 常见临床表现 小便不利，遗尿，尿频数，尿急，余溺不尽，尿黄赤，尿血，尿道涩痛，尿中砂石等。

2. 辨证分析 尿频，尿急，尿道涩痛，病位在膀胱。可伴见尿血，或尿中砂石，或尿浊等症状。

3. 病案举例 吴某，男，34岁，1998年1月24日就诊。

患者于3天前饮酒后出现寒战发热，体温高达39.2℃，伴腰痛，尿频，尿急，尿道涩痛，尿血，服用抗生素后，症状无明显好转，现症见：恶寒发热，体温38.3℃，全身酸痛，头痛，咽喉疼痛，尿频，尿急，尿道涩痛，尿短赤，舌红，苔白少津，脉滑数。

辨证分析：该患者"腰痛，尿频，尿急，尿道涩痛，尿短赤"，为病位在膀胱的表现。发病为3天，且"恶寒发热，全身酸痛，头痛，咽喉疼痛"，说明病位在表，故本案病位为膀胱、表。

二、常见病性证候特点

（一）风

1. 常见临床表现 恶风寒微发热，喷嚏，鼻塞，汗出，苔薄白，脉浮缓；或鼻痒、喉痒、耳痒，或突发皮肤瘙痒、丘疹；或肌肤麻木，口眼㖞斜，口噤，颈项强直，四肢抽搐；或肢体关节游走作痛；或肠鸣矢气。

2. 辨证分析

（1）风为百病之长，风邪常为致病先导，因此，寒邪、热邪、湿邪、燥邪等初袭人体，常夹有风邪，具有风的证候特点。如感冒初期，无论寒热，常有风证。

（2）新病恶风或恶寒或与发热并见，多为风证，因见于病之初起，常见表证。若兼有其他肺系症状，如喷嚏、鼻塞、汗出、脉浮缓等，则更典型。但是，临床常见的表里同病，其证候特点可能以里证为主，但只要有风的证候，应考虑风的存在。

（3）"风性主痒"，痒的症状多为风证，如感冒鼻痒、喉痒、耳痒或目痒；突发皮肤瘙痒为主，或见丘疹，此起彼伏等。

（4）"风性主动"，具有动摇不定的症状特点也多为风证，如头晕欲仆，或突然昏倒、不省人事、口眼㖞斜、口噤、颈项强直、四肢抽搐、肌肉瞤动、拘挛等。

（5）"风善行而数变"，肢体关节游走作痛也可判断病性为风，如痹病患者，关节疼痛部位不定。

（6）突发肠鸣矢气，遇风而甚，病性亦常为风。

以上几点均可确定病性为风，症状表现因所犯的病位不同而有所差别。

3. 病案举例

案例1：王某，男，28岁，2007年2月20日就诊。患者于昨日不慎着凉而见恶寒、头痛、喷嚏、鼻塞、流清涕，舌淡红、苔薄白，脉浮，T37.5℃。

辨证分析：该患者"恶寒、微有发热、脉浮"，为感受风寒之邪，其"头痛、喷嚏、鼻塞、流清涕，舌淡红、苔薄白"亦为风寒之邪伤表的证候，故本案病性为风、寒，病位在表。

案例2：张某，男，67岁，2007年1月12日就诊。患者反复咳嗽20年，气喘8年，经诊为"慢性支气管炎"。3天前因感冒而见微恶风寒、喷嚏、鼻塞、流清涕，咳嗽、气喘、痰黄稠黏，舌红胖大苔黄腻，脉滑数，T37.8℃。

辨证分析：该患者素有"咳嗽、气喘"，其病在里，但"微恶风寒、发热、喷嚏、鼻塞、流清涕"为感受风寒之邪，其"咳嗽、气喘、痰黄稠黏，发热，舌红胖大苔黄腻，脉滑数"为痰热壅肺，故本案病性为风、寒、痰、热，病位在肺，为表里同病。此案风虽非重点，但因有风的证候，辨证结论仍应考虑风为病性证素之一。

案例3：王某，女，35岁，2006年4月23日就诊。患者于两天前没有明显诱因出现皮肤瘙痒、起疹，疹色淡红，搔之成片，以上半身为多，眼睑肿痒，伴微恶风寒，舌淡红、苔薄白，脉浮。

辨证分析：该患者"皮肤瘙痒、起疹，微恶风寒，脉浮"，"风性主痒"，故本案病性为风，病位在表。

（二）寒

1. 常见临床表现　恶寒、畏寒、冷痛，形寒，喜暖；口淡不渴；肢冷踡卧；痰、涎、涕清稀，小便清长，大便稀溏；面色白，舌淡苔白而润，脉紧或迟等。

2. 辨证分析

（1）具有"冷"的特点，表现为恶寒、畏寒、形寒、喜暖、冷痛，症状每于冷天（冬季）发作或加剧。

（2）具有"白"的特点，表现为面色、皮肤色白或青紫，舌淡苔白，分泌物或排泄物色白。

（3）具有"稀"的特点，表现为痰、涎、二便等分泌物或排泄物清稀、易排。

（4）具有"润"的特点，表现为口不渴，大便稀溏，苔润不干。

（5）具有"静"的特点，表现为踡卧安静，脉缓或迟。

（6）长期过食生冷或过服寒凉药物易导致寒证。

3. 病案举例

案例1：徐某，男，54岁。初诊1998年11月。因外出途中受寒，归来后周身不适，关节沉重，发热恶寒。3日后发现眼睑浮肿，继而颜面周身浮肿，经市某医院检查，诊为"急性肾炎"，请中医诊治。症见发热恶寒，关节酸痛沉重，颜面及周身浮肿，小便不利，苔薄白，脉浮紧。

辨证分析：该患者"外出途中受寒，发热恶寒，苔薄白，脉浮"为感受风寒之邪，而"关节酸痛沉重，脉紧"也为风寒之邪外束所致。"颜面周身浮肿，小便不利"为水停之证候，为风寒之邪客于肺，肺失肃降所致水肿。故本案病性为风、寒、水停。病位在肺、表。

案例2：方某，女，35岁。便秘6年，加重两个月，于1989年12月3日就诊。6年前因产后常感大便费力难解，伴腰酸背痛，胃部怕冷，喜热饮，白带量多，质稀色白，月经先期，经量多。近两个月来大便干燥，秘结尤甚，每7~8天甚至10余日一行，在某医院屡用中药大黄、番泻叶等苦寒攻下之品，药后则腹泻，停药则大便复结、腹胀，而来求诊。现症见：形体消瘦，面色萎黄，大便秘结，一周一行，腰背酸痛，胃部喜温，腹胀时作，月经先期，白带稀白，量多，舌质淡红，苔薄白，脉弱。

辨证分析：该患者"胃部怕冷，喜热饮，白带量多，质稀色白，脉弱"，"屡用中药大黄、番泻叶等苦寒攻下之品，药后则腹泻，停药则大便复结、腹胀"考虑病性为寒、阳虚。病位在大肠、肾。

（三）热（火）

1. 常见临床表现　发热，恶热喜冷，口渴欲饮，皮肤色赤，烦躁不宁，痰、涕黄稠，小便短黄，大便干结；舌红苔黄干燥少津，或舌红少苔或无苔；脉数；各部位的灼痛，出血，痈疮疖肿等。

2. 辨证分析

（1）具有"热"的特点，表现为发热，恶热喜冷，灼痛，症状每于热天发作或加剧。

（2）具有"红"或"黄"的特点，表现为面色、皮肤色红，舌红苔黄，分泌物或排泄物色黄。

（3）具有"稠"的特点，表现为痰、涎、二便等分泌物或排泄物黏稠，不易排出。

（4）具有"干"的特点，表现为口干、唇干、小便短少、大便干结、苔干。

（5）具有"动"的特点，表现为心烦，甚或狂躁不安，或神昏谵语。

（6）"热为阳邪，其性趋上"，若见咽喉疼痛，或目赤肿痛，或口舌生疮糜烂，或牙龈肿痛，可判断病性是热。症状越多，热证越典型。

（7）"热易致疮痈"，痈疮疖肿，皮色红，局部灼热，病性为热。

（8）"热易动血"，各种出血，如吐血、衄血、便血、尿血、妇女崩漏、月经过多，色鲜红势急量多，黏稠，病性常为热。

（9）长期过食辛热或过服温热药物易导致热证。

3. 病案举例

案例1：方某，女，4岁，1984年9月5日初诊。患者近3天来发热，体温在38.7℃～40℃，无汗，咳嗽，气喘，曾服用抗生素、退热药等，体温不退，且咳喘加重，故来我院，门诊以"支气管肺炎"收住入院。现症见：发热，汗出热不解，口渴喜饮，便秘，3日未解。入院查体：神疲，体温38.5℃，面红，鼻翼煽动，口周发青，咽红肿，舌红苔白，脉数。[《中国名老中医药专家学术经验集》]

辨证分析：该患者"发热，汗出，口渴喜饮，便秘，面红，咽红肿，舌红，脉数"说明病性为热，"咳嗽，气喘"说明病位在肺，故本案为肺热炽盛证。

案例2：李某，女，34岁，2005年7月5日初诊。患者近日来觉左侧牙龈肿痛，前来就诊。现症见：牙龈肿痛，头痛，口臭，口渴喜饮，便秘，舌红苔黄厚，脉滑数。

辨证分析：该患者"牙龈肿痛，口臭，便秘，舌红苔黄厚"，说明病性为热，病位在胃，为胃热炽盛证。

（四）湿

1. 常见临床表现 头昏沉如裹，嗜睡，身体困重，胸闷脘痞，口腻不渴，食少纳呆，恶心；肢体关节、肌肉酸痛；大便稀溏，小便混浊；或皮肤出现湿疹，破流黄水，瘙痒；妇女见带下量多，面色晦垢；舌胖大，舌苔腻，脉濡缓或细等。

2. 辨证分析

（1）"湿性重浊"，出现以沉重感为特征的临床表现，如头昏沉如裹，或身体困重，或肢体关节、肌肉酸痛重着，说明病性为湿。

（2）若呈现分泌物和（或）排泄物秽浊不清的现象，如皮肤出现湿疹，破流黄水，瘙痒，或妇女带下秽浊量多，或伴阴痒，病性为湿。

（3）"湿性黏滞"，症状出现黏滞不爽，如大便溏泻不爽，小便滞涩不畅，或口黏口甘、舌苔腻也为湿。

（4）"湿易损伤阳气，阻遏阳气"，若见胸闷脘痞，食少纳呆，恶心，大便稀溏，病性可能为湿。

（5）淋雨涉水、水中作业容易感受湿邪而成湿证。

3. 病案举例

案例1：葛某，男，40岁。发热20余天，西医确诊为"传染性单核细胞增多症"，治疗无效。现症见：寒热往来，倦怠乏力，头身重痛，上午体温38℃左右，午后39℃以上，咽部充血，颈淋巴结肿大，口淡，舌质红，舌苔白腻，脉濡缓。

辨证分析：该患者"头身重痛，舌苔白腻，脉濡缓"，说明病性为湿。"上午体温38℃左右，午后39℃以上"，为潮热。"咽部充血，舌质红"，说明病性为热，"寒热往来"说明病位在胆（膜原），故本案病性有湿、热，病位在胆。

案例2：刘某，男，38岁。因恶心呕吐1周，身黄、尿黄两天，于1972年4月25日就诊。1周来恶心呕吐，食欲减退，厌食油腻，明显乏力，头晕，尿黄尿少，两天来目黄，身黄，诊为"急性黄疸型肝炎"。舌尖红，苔黄厚干，脉濡。

辨证分析：该患者"恶心呕吐，食欲减退，厌食油腻"，为湿困中焦，胃失和降，胃气上逆所致。"乏力，头晕"为湿困中焦，清阳不升所致。"尿黄尿少，舌尖红，苔黄"说明病性为热。故本案病性有湿、热，病位在脾胃，为脾胃湿热证。

（五）燥

1. 常见临床表现 皮肤干燥甚或皲裂，脱屑，口唇、鼻孔、咽喉干燥，口渴饮水，大便干燥，痰少黏难咳，小便短黄，舌苔干燥，脉浮或细数等。

2. 辨证分析

（1）"燥为秋季的主气"，发生在秋季，表现为口鼻咽等干燥，或痰少黏难咳等可判断病性为燥。

（2）"燥性干涩，易伤津液"，出现各种干燥症状病性可能为燥，如口渴饮水，大便干燥，或皮肤干燥甚或皲裂，脱屑，或口唇，或鼻孔，或咽喉干燥，或痰少黏难咳，或小便短黄。

3. 病案举例 袁某，男，37 岁。

时当秋令，久旱无雨，发热头痛，体温 38.3℃，干咳痰少，痰黏难咳，今晨痰中带血，鼻干咽燥，口干欲饮，心烦，自觉乏力短气，自服橘红丸 12 丸，病情益增，舌绛干裂，脉弦细数。

辨证分析：该患者秋令患病，环境久旱无雨，出现"干咳痰少，痰黏难咳，甚至痰中带血，鼻干咽燥，口干欲饮，舌干裂，脉细数"，为感受燥邪所致，"发热，心烦，口干欲饮，舌绛干裂，脉数"，说明病性还有热的存在。"干咳痰少，痰黏难咳，甚至痰中带血"，说明病邪影响到肺。故本案病性为燥、热，病位在肺。

（六）暑

1. 常见临床表现 发热，汗出；口渴喜饮，气短神疲；肢体困倦；小便短黄，舌红苔白或黄，脉虚数。或猝然昏倒，身热汗出不止，甚至昏迷，惊厥、抽搐等；或见高热，神昏，胸闷，腹痛，呕恶，无汗等。

2. 辨证分析

（1）"暑有明显的季节性"，专指夏至之后立秋之前出现的证候，常有烈日高温下劳作或暑天贪凉喜冷的病史。

（2）"暑为阳邪，其性炎热"，暑季发热，口渴，心烦可初步判断病性为暑。

（3）"暑性升散"，暑季烈日高温之后发热，口渴，汗出，神疲；甚或昏迷，或惊厥，或抽搐，可判断病性为暑。

（4）暑季发热，心烦，无汗，胸闷，呕恶，苔腻为"暑病夹湿"，病性为暑、湿。

（5）暑天贪凉喜冷，腹痛，泄泻，恶寒，苔白腻，可能为阴暑，病性为暑、寒。

3. 病案举例

案例 1：万某，男，12 岁，学生。于 1973 年 8 月 22 日就诊。据患者家属介绍，患儿发热两天，微恶寒，头痛，饮食减少，呕吐一次，为胃内容物。家长自取"感冒药"给予服用，未能取效，热势反剧，逐渐出现昏睡，神志不清，并发生抽搐，急送医院。现症见：患者呈昏迷状态，时有抽搐，口噤，颈项强直，面色不华，呼吸急促，舌红绛，苔黄腻，脉细弦数。检查：体温40.3℃，脉搏118次/分，白细胞计数12×10^9/L，中性粒细胞78%，淋巴细胞22%。瞳孔轻度扩大，对光反射迟钝。

辨证分析：患者发病时间为8月22日，在夏至之后，立秋之前。出现"发热，体温40.3℃，呼吸急促，舌红绛，苔黄，脉数"，病性为热，结合病发于暑热当今之夏季，又见高热，神昏，抽搐，口噤，颈项强直等症，且有苔腻之征，符合暑的发病季节及"暑性开散，易扰心神"、"暑多夹湿"等病机特点，"神昏，抽搐，口噤，项强直"为热极生风的表现，说明病性还有动风，病位在肝。故本案的病性为暑、热和动风，病位在肝。

案例2：张某，男，21岁，学生。2007年7月17日就诊。主诉"头痛、身热、汗出两天"。患者于7月15日骑自行车返校，路途炎热，回校后，晚上即觉头痛，头重，周身酸痛，恶风发热，自服维C银翘片，症状未解。现症见：恶风发热，头痛、头重，周身酸痛，口干，胸闷，恶心，小便黄，舌淡红苔黄腻，脉浮数，体温39.6℃。

辨证分析：该患者暑月路途劳累，感受暑热之邪，出现"恶风发热，口干，小便黄，舌淡红苔黄，脉浮数"，说明病性为暑，"头重，周身酸痛，胸闷，恶心，苔黄腻"，病性为湿，因暑多夹湿。"恶风发热，脉浮数"，病位仍在表。故本案的病性为暑与湿，病位在表。

（七）虫积

1. 常见临床表现 阵发性脐周腹痛，常骤然发作，痛无定处，可自行缓解；呕出蛔虫，或排出蛔虫，或大便镜检可见蛔虫卵；嗜食异物，龄齿（寐中磨牙），流涎，鼻痒；白睛见蓝斑，面部出现白色虫斑，唇内侧有白色粟粒状小点，指甲花斑。腹痛，腹部可触及条索状蛔虫团，时聚时散。

2. 辨证分析

（1）呕出蛔虫，或排出蛔虫，或大便镜检可见蛔虫卵，可以判断病性为虫积。

（2）嗜食异物，阵发性脐周腹痛，常骤然发作，痛无定处，可自行缓解，或鼻痒，或寐中磨牙，或白睛蓝斑，或面部出现白色虫斑，或唇内侧有白色粟粒状小点，或指甲花斑等症状，可初步判断病性为虫积。

（3）脐周腹痛，或右上腹疼痛剧烈，骤然发作甚至呕吐，可自行缓解，或喝少量食醋后缓解，可初步判断病性为虫积。

3. 病案举例 陈某，男，5岁。

因上腹部阵痛4天，呕吐蛔虫1条，于1990年10月5日就诊。查：舌红苔黄腻，脉弦滑，上腹正中压痛阳性，腹肌紧张，胆囊区触痛明显。B超示胆囊及胆总管内有一条分节状光带，其后无声影，胆囊壁0.3cm，提示胆管死蛔虫症伴发胆囊炎。

辨证分析：该患者"呕吐蛔虫1条，B超提示胆管死蛔虫症伴发胆囊炎"，说明病性为虫积。

（八）食积

1. 常见临床表现 脘腹胀满或痛，食欲减退或厌食，嗳腐吞酸，呕吐酸馊食物，矢气臭如败卵，大便酸腐臭秽，舌苔厚腻或腐，脉滑或沉实。

2. 辨证分析

（1）有暴饮暴食的病史，见腹胀或痛，并有嗳气酸腐，或呕吐酸馊食物，或矢气臭如败卵，或大便酸腐臭秽，可诊断病性为食积。

（2）脾胃素虚，稍食油腻而觉胃脘胀闷难消，或舌苔腻、腐，应考虑食积。

（3）有伤食病史，虽隔数日但症状没有消除者，仍应考虑食积。

3. 病案举例　患儿，男，4岁半。

因不思饮食4个月，加重两周，于1998年6月10日就诊。患儿自幼喂养失当，体质一向瘦弱，平素喜食零食和"麦当劳"等，自1998年4月开始出现厌食，身体较前明显消瘦。曾在某医院儿科就诊检查，未发现异常，予酵母片、乳酶生等药物治疗，约1周后，厌食仍无改善，给予"高乐高、鲜蜂王浆"等，也未见好转，遂来就诊。现症见面色青瘦，纳呆厌食，时欲呕恶，嗳腐酸臭，口干口臭，腹胀，进食后尤甚，性情急躁，夜卧不宁，手足心热，活动后额头汗出，大便秘结，3日1次，小便短少，唇舌红，舌苔薄黄，脉沉滑数。

辨证分析：该患者"平素喜食零食，厌食，呕恶，嗳腐酸臭，腹胀，进食后尤甚"，考虑为食积导致。"口干口臭，性情急躁，夜卧不宁，手足心热，活动后额头汗出，大便秘结，小便短少，唇舌红，舌苔薄黄，脉沉滑数"，为食积郁而化热所致。"厌食，呕恶，嗳腐酸臭"，是食积于胃，导致胃失和降，胃气上逆所致。大便秘结说明病位在肠，为热结肠道，伤津耗液，肠道失润，腑气不通。故本案病性为食积和热，病位在胃和肠。

（九）痰

1. 常见临床表现　咳嗽咳痰，痰质黏稠；胸脘痞闷，恶心纳呆，呕吐痰涎；头晕目眩，形体多肥胖；或神昏、癫、狂、痫而喉中痰鸣；或肢体麻木、半身不遂，或瘰疬、瘿瘤、乳癖、肌肤痰核、咽喉异物感；舌苔腻，脉滑。

2. 辨证分析

（1）咳痰、痰黏，或呕吐痰涎、脘闷、恶心纳呆，苔腻、脉滑，病性属痰，为"有形之痰"。

（2）神昏或癫或狂或痴或痫或肢体麻木，半身不遂，喉中痰鸣或呕吐痰涎，病性多属痰。

（3）"百病皆因痰作祟"，瘰疬、瘿瘤、梅核气、乳癖、肌肤痰核，皮色如常，初步判断为痰。

（4）"肥人多痰"，形体肥胖、脂肪肝、高血脂应考虑病性为痰，属"无形之痰"。

（5）嗜食肥甘、醇酒，应考虑病性为痰。

3. 病案举例

案例1：顾某，男，65岁。因发热咳嗽胸痛9天，于2002年5月12日入院。9天前因气候变化出现恶寒发热，汗出，咳嗽，自服感冒药后恶寒缓解。现症见发热，体温38.4℃，汗出热不退，咳嗽，痰多黏稠有臭味，左侧胸痛，口干引饮，纳呆，大便秘结，精神萎靡，舌红苔黄厚腻，脉弦数。

辨证分析：该患者"咳嗽，痰多黏稠有臭味，苔厚腻"，为痰停于肺，肺失宣降，肺气上逆所致。"发热，体温38.4℃，汗出热不退，口干引饮，大便秘结，舌红苔黄，脉数"，说明病性为热。因此，本案病性为痰和热，病位在肺。

案例2：石某，女，33岁。2003年2月13日初诊。家属代诉精神错乱20天。患者20天前，突闻其父去世后，当场昏倒，不省人事，经抢救方醒。此后精神抑郁，神情呆滞，喃喃自语，独处不愿见人，对安慰询问等毫不理睬，失眠，拒绝饮食。曾用"冬眠灵"等治疗无效，表情淡漠，舌淡红，苔腻，脉弦滑。

辨证分析：该患者为暴悲致病，与情志关系密切，"精神抑郁，脉弦"为气机郁结表现。"神情呆滞，喃喃自语，独处不愿见人，对安慰询问等毫不理睬，苔腻，脉滑"，为痰浊蒙蔽心神。故本案病性为痰和气滞，病位在心。

（十）饮

1. 常见临床表现　脘腹痞胀，水声辘辘，泛吐稀涎或清水；或见咳嗽气喘，吐痰多而质稀色白，胸闷心悸，甚或喉中哮鸣有声；或肋间饱满，咳唾引痛，随呼吸、咳嗽、转侧而痛增；身体、肢节疼痛肿重；并可见眩晕，舌淡嫩，苔白滑，脉弦或滑等。

2. 辨证分析

（1）若见胃中振水音，或肠中水声辘辘，或呕吐清水痰涎，伴见脘腹胀满，或眩晕，或纳少，苔白，可判断病性为饮，病位在胃、肠。

（2）咳嗽，吐痰量多清稀，喉间哮鸣音，胸闷，或心悸，苔白滑，脉弦可判断病性为饮，病位在肺、心。

（3）肋间饱满，咳唾引痛，随呼吸、咳嗽、转侧而痛增可初步判断病性为饮，病位在胸胁。发病前后可能兼见恶寒发热，或寒战高热；或有见咳嗽，午后潮热；或有咳嗽迁延不愈。

（4）身体、肢节疼痛、沉重或水肿，病性可能为饮，为饮停四肢。

3. 病案举例　张某，女，21岁。

咳喘胸痛10余日，午后发热，咳痰黏稠。入院后体温38℃～39℃之间，胸透为"渗出性胸膜炎"，经行胸腔穿刺两次，胸水未减，转中医治疗。现症见咳嗽，气喘，胸中引痛，脉滑实。

辨证分析：患者"咳嗽，气喘，胸中引痛，脉滑实"以及"渗出性胸膜炎"，说明病性是饮，病位在胸胁。故本案为饮停胸胁证。

（十一）水停

1. 常见临床表现　水肿，或见于面睑，或见于下肢，甚或全身皆肿，按之凹陷而不易起；或腹满如鼓，叩之声浊，随体位改变而变；常伴见小便短少、不利，舌苔润滑，脉濡缓或沉。

2. 辨证分析

（1）全身或局部水肿，并见尿少，或小便不利可判断病性为水停。

（2）腹满如鼓，移动性浊音，尿少可判断病性为水停。

3. 病案举例 刘某，男，20 岁。

患者 3 年前于一次"感冒"后，出现面、睑浮肿，小便短少，腰痛。在某医院诊断为"急性肾炎"。经住院治疗后浮肿逐渐消退，自以为病已痊愈，未再作治疗。然从去年起又经常出现浮肿，下肢较为明显，经休息、服利尿药后，浮肿即消，仍未重视。上月因劳累浮肿又发，服药无好转而来院诊治。患者现全身浮肿，下半身尤为显著，尿少，身倦无力，四肢不温，面白唇淡，腰膝酸软，畏寒，食纳一般，大便尚调，舌淡胖，苔薄白，脉沉细。

辨证分析：该患者"浮肿下半身尤为显著，尿少"，说明病性为水停；"身倦无力，四肢不温，面白唇淡，畏寒，舌质浅淡，舌体稍胖，苔薄白，脉沉细"，病性为阳虚；"腰膝酸软"，病位在肾。故本案病位在肾，病性为水停和阳虚，证型为肾虚水泛证。

（十二）气滞

1. 常见临床表现 胸胁脘腹等处胀闷，或疼痛，症状时轻时重，部位不固定，按之一般无形，常因嗳气、肠鸣矢气而减轻，或随情绪波动而加重或减轻，脉弦，舌象无明显变化。

2. 辨证分析

（1）气滞主要表现胀痛，一般来说，轻者见胀闷，重者则为胀痛，或窜痛、攻痛等。因此，胸胁、腹部胀痛可判断病性为气滞。

（2）气滞胀痛多时作时止，部位不固定，按之无形，即使疼痛剧烈时摸到有形之物，而胀痛缓解后，则无迹可寻。

（3）气滞胀痛随情绪变化而增减，随嗳气、矢气而减轻。

3. 病案举例 路某，男，34 岁，1993 年 4 月 6 日初诊。

患者自 1990 年春天因工作紧张、饮食不规律致胃脘部疼痛，经服"三九胃泰""生胃宁"后病情缓解，但以后每遇工作紧张，饮食不慎即发作上腹痛。去年 10 月在某医院做胃镜检查示"胃窦部浅表性胃炎""十二指肠球部溃疡"。1 周前，因工作劳累、饮酒过度再次复发，自服"三九胃泰"无效。昨日起上腹痛加剧，现胃脘灼痛，纳差，胁胀，情绪不宁，伴吞酸，嘈杂，呃逆，大便干，小便正常，脉弦。

辨证分析：该患者因工作紧张、饮食不规律致胃脘部疼痛，以后每遇工作紧张，饮食不慎即发作上腹痛，见"胁胀、情绪不宁"，说明病性为气滞，病位在肝。"胃脘灼痛、吞酸、嘈杂、大便干"，病性为热。"胃脘灼痛、纳差、胁胀、情绪不宁、吞酸、嘈杂、呃逆"，说明病位在胃。故本案病性为气滞和热，病位在肝和胃，证型为肝胃不和证，或称肝火犯胃证。

（十三）血瘀

1. 常见临床表现 疼痛，痛如针刺刀割，痛处固定，常在夜间加重。肿块在体表者，呈青紫色包块；在腹内者，可触之较坚硬且推之不移。出血色紫暗或夹血块，或大便色黑如柏油状；妇女可见经闭，或为崩、漏。面色黧黑，青紫，或皮下紫斑，或肌肤甲错，或腹部青筋显露，或皮肤出现丝状红缕。舌质紫暗或见紫斑、紫点，或舌下脉络曲张，或舌两边见蓝紫色条状线。脉细涩。

2. 辨证分析

（1）疼痛如针刺，痛处固定，常在夜间加重，可判断病性为血瘀。

（2）肿块按之坚硬而推之不移，病程较长，或疼痛；或体表青紫包块，可判断病性为血瘀。

（3）出血颜色紫暗，夹有血块，常反复不止，可判断病性为血瘀。

（4）面色或肌肤颜色紫暗，舌质紫暗或见紫斑、紫点，或舌下脉络曲张，可判断病性为血瘀。

（5）"久病入络"，慢性病、久病，特别是久痛，应考虑判断病性为血瘀。

3. 病案举例 王某，女，41岁，于1983年10月21日来我院就诊。

主诉：头痛、眼结膜充血9年，头晕、鼻衄4年。全身皮肤及黏膜呈紫红色，尤以颊部及眼结膜为甚。经期腹痛，月经量多，色暗有块；月经后头痛、头胀缓解。曾多次求医治疗无效。四肢远端青紫，双下肢紫斑，眼结膜充血，口唇紫绀，舌暗紫，脉沉涩有力。

辨证分析：患者"经期腹痛，月经量多，色暗有块，四肢远端青紫，双下肢紫斑，眼结膜充血，口唇紫绀，舌暗紫，脉沉涩有力"为血瘀征象。故本案病性为血瘀。

（十四）血寒

1. 常见临床表现 手足冷痛，肤色紫暗发凉，或少腹拘急疼痛，得温痛减；或月经愆期，小腹冷痛，经色紫暗，夹有血块，舌淡紫，舌苔白，脉沉迟或弦涩。

2. 辨证分析

（1）四肢末端出现冷痛，肤色紫暗发凉，脉沉迟或弦涩，可判断为血寒。

（2）少腹疼痛，得温痛减，舌淡紫或紫暗，苔白或白滑，脉细或沉迟，可判断为血寒。

（3）妇女月经愆期，经色紫暗，夹有血块，小腹冷痛，得温痛减，可判断病性为血寒。

（4）"寒性凝滞"，症见血瘀与寒的证候同时出现，或遇冷加剧，可判断病性为血寒。

3. 病案举例 邵某，女，27岁，2003年1月4日初诊。

主诉：行经小腹疼痛14年。患者14年来行经前3天出现小腹坠胀疼痛，每次必须注射"杜冷丁"尚可止痛。平素畏寒，四肢不温，月经先后无定期，色黑有血块，量中等，疼痛时面色苍白，小腹热敷稍有缓解，不能进食，经前胸闷，乳房胀痛，急躁，舌暗，脉弦。

辨证分析：该患者"小腹坠胀疼痛，月经先后无定期，色黑有血块，量中等，舌暗"，为瘀血内阻征象。"畏寒，四肢不温，热敷缓解"，为寒凝胞宫，气血运行不畅，肢体失于温煦。"经前胸闷，乳房胀痛，烦躁，舌暗，脉弦"，说明气机郁滞，病位在肝。该例患者具有血瘀和寒的表现，故病性为血寒，此外还有气滞，病位在肝。

（十五）血热

1. 常见临床表现　身热夜甚，口渴，面赤，心烦，失眠，躁扰不宁，甚或狂乱、神昏谵语，或见各种出血，血色鲜红，量多黏稠，势急，或斑疹显露，或为疮痈，舌绛，脉数疾。

2. 辨证分析

（1）血热属于热的范畴，是热在血分或热盛动血的证候表现。

（2）热证出血，血色鲜红黏稠，量多势急，舌红绛，脉数，病性辨为血热。

（3）身热夜甚，口渴，面赤；斑疹吐衄；心烦失眠，或躁扰不宁，甚或狂乱、神昏谵语，判断为血热。

（4）疮痈疖肿，局部皮色红、肌肤热也为血热。

3. 病案举例

崔某，男，16岁。患慢性粒细胞性白血病3年余，经化疗虽有好转，但经常反复，服中药补剂则病情加重，2002年4月从外地前来求治。症见鼻衄齿衄，口苦咽干，心烦急躁，夜寐多梦，便干溲赤。舌红苔黄根厚，脉弦滑细数，按之有力。

辨证分析：该患者"口苦咽干，心烦，便干溲赤，舌红苔黄根厚，脉弦滑细数，按之有力，服中药补剂则增重"，为实热表现，"鼻衄齿衄"说明热入血分，迫血妄行，血溢脉外。故本案病性为血热。

（十六）阳亢

1. 常见临床表现　眩晕耳鸣，头目胀痛，面红目赤，烦躁，头重脚轻等。

2. 辨证分析

（1）平素有阴虚的证候，出现眩晕耳鸣，头目胀痛，面部潮红，病性可能为阳亢。

（2）眩晕耳鸣，头目胀痛，面红目赤，上部症状明显，若有下虚，如肝肾阴虚症状，病性也为阳亢。

3. 病案举例　陈某，男，58岁。

主诉：发作性眩晕1年余。1年来，眩晕每天发作3～6次，头脑不清，如登云雾，如乘舟车，每于发作时必须闭目静坐或卧床休息方能缓解。面赤耳热，经常腰酸，双下肢无力，足凉，失眠多梦，夜间尿频，每夜4～5次，大便干燥。检查：BP180/100mmHg，面色红润，舌质红，苔黄，脉弦劲有力。

辨证分析：患者"眩晕1年余"，病程较长，且"经常腰酸，下肢无力，足凉"，说明肾虚，筋骨失养。"夜间尿频，每夜4～5次，足凉"，为肾阳虚，温煦气化失职。"大便干燥，舌红"，为阴虚，滋养功能减弱。"眩晕，面赤耳热，失眠多梦，面色红润，舌质红，苔黄，脉弦劲有力"，为肝阳升发太过，亢扰于上所致。故本案病性为阳亢，兼有阴虚、阳虚，病位在肾和肝。

（十七）动风

1. 常见临床表现　肢体抽搐，颈项强直，两目上视，角弓反张，牙关紧闭；眩晕欲仆，或突然昏仆，不省人事；口眼㖞斜，半身不遂；头摇，手足麻木，拘急，手足蠕动，肌肉眴动，肢体震颤。

2. 辨证分析

（1）风性主动，凡具有眩、麻、抽、颤等动摇特点症状，都应考虑动风。

（2）肝主筋，属木，机体出现动摇不定的症状多由于肝主筋功能异常，因此，动风证病位多在肝，概括为"肝风内动证"。

（3）动风证由于病因不同，表现的证候特点也有所不同。如肝阳化风常表现为眩晕欲仆，或突然昏仆，不省人事，口眼㖞斜，半身不遂等；热极生风常表现为高热，肢体抽搐，颈项强直，两目上视，角弓反张，牙关紧闭等；血虚生风和阴虚生风常表现为头摇，手足麻木，拘急，手足蠕动，肌肉眴动，肢体震颤等。

3. 病案举例

案例 1：刘某，女，30 岁，因患大叶性肺炎入西医病房两天，经青霉素、链霉素、氢化可的松等药治疗不效。今日高烧 40℃，神昏，抽搐阵作，口中痰声如锯，痰色灰黄黏稠，大便 5 天未行，小便深黄，舌红绛苔黄厚而燥，脉洪滑数。

辨证分析：患者"高烧 40℃，痰色灰黄黏稠，大便 5 天未行，小便深黄，舌红绛苔黄厚而燥，脉洪滑数"，说明病性为实热。"神昏，抽搐阵作"，说明病性为动风，病位在肝。故本案病性为实热和动风，病位在肝。证型为肝风内动证的热极生风证。

案例 2：李某，女，62 岁，患者于 3 个月前不明原因出现右侧面颊蚁行感，伴手指麻木，血压正常。面白少华，舌淡苔少，脉弦细。

辨证分析：患者"右侧面颊蚁行感，伴手指麻木"，为"风"症，说明病性为动风，病位在肝，"面白少华，舌淡苔少，脉细"，没有阴虚生虚热的表现，病性当属血虚。故本案病性为血虚和动风，病位在肝。证型为肝风内动证的血虚生风证。

（十八）气虚

1. 常见临床表现　少气懒言，声音低微，呼吸气短，神疲乏力，或有头晕目眩，或有自汗，活动劳累后症状加重，舌质淡嫩，脉虚等。

2. 辨证分析

气虚以"无力"和动则益甚为特征，临床见神疲乏力，少气懒言，舌淡，脉虚，活动劳累后症状加剧，病性可判定为气虚。

3. 病案举例　王某，男，43 岁，1990 年 10 月 12 日初诊。

主诉：复发性四肢瘫痪 5 天。症见四肢瘫痪，下肢较重，神疲乏力，纳少，少气懒言，便溏，腹胀，面色萎黄无华，舌淡苔薄白，脉沉细无力。

辨证分析：该患者"神疲乏力，少气懒言，面色萎黄无华，舌淡苔薄白，脉沉细无力"，为气虚推动能力减弱所致。"纳少，便溏，腹胀"，为脾气虚，脾失健运导致。"四肢瘫痪"，也说明脾不主肌肉四肢。故本案病性为气虚，病位在脾，为脾气虚证。

（十九）血虚

1. 常见临床表现 面色淡白或萎黄，口唇、眼睑、爪甲色淡白，头晕眼花，心悸多梦，目眩，手足发麻，关节拘急，筋惕肉瞤，妇女经血量少色淡、愆期，甚或经闭等。

2. 辨证分析 外观颜色为淡白（主色偏黄之人，则见淡黄），结合舌淡可判断病性为血虚。其余血虚症状越多证越典型。

3. 病案举例

曹某，女，30 岁，5 月份顺产一男婴，但产后恶露较多，淋漓不尽，经西医治疗两个多月血方止。此后常感头晕，眼花，肢体麻木，尤以下午为甚，无乳，自购"当归"等补药服后，上述症状略有改善。5 日前晚间，突然"脚转筋"，腓肠肌挛缩疼痛难忍，持续 5 分钟左右缓解。近日已类似发作三次。面色淡白少华，形体消瘦，舌质浅淡，脉细无力。

辨证分析：该患者产后恶露较多，淋漓不尽，说明有出血的病史，后"面色淡白少华，形体消瘦，舌质浅淡，脉细"，为血虚。"头晕，眼花，肢体麻木"，为血虚肝失濡养所致。自购"当归"等补药服后，上述症状略有改善，因当归为补血药物，从这方面也说明与血虚有关。故本案病性为血虚，病位在肝。证型为肝血虚证。

（二十）阴虚

1. 常见临床表现 形体消瘦，口燥咽干，潮热颧红，五心烦热，骨蒸劳热，盗汗，小便短黄，大便干结，唇红，舌红少苔或无苔，脉细数等。

2. 辨证分析

（1）形体消瘦，唇红，口燥咽干，舌红少苔或无苔，脉细数，病性可能为阴虚。

（2）低热（午后潮热、五心烦热、骨蒸劳热），午后颧红，盗汗，病性可判断为阴虚。

3. 病案举例

案例1：李某，女，17 岁，学生。1988 年 6 月 7 日初诊。主诉：声嘶不扬，说话嘶哑 3 个月。患者 3 月上旬随宣传队赴外地公演，由于日夜连场演山，渐致声音嘶哑，演唱说话均喉头声带松弛无力，就地医治，谓声带过于疲劳，令其休息，停止演出，但苦于宣传任务重，加之身为主角，只好带病上场，直至发音嘶哑，无法演出时，才被迫休止，而后即抓紧治疗。然声音嘶哑至今未除，且伴咽干口渴，头晕，腰酸身困，偶有耳鸣，纳食尚可，二便正常，来院求治。检查：体瘦，声音嘶哑，咽红少津，咽部充血，轻度水肿。舌质红，少苔，脉沉数无力。

辨证分析：该患者音哑起病缓慢，病程较长，由于长期过度用嗓，出现"音哑，咽干口渴，咽红少津，舌质红，少苔，体瘦"，提示病性为阴虚。久病"音哑"，提示病位在肺。而"腰酸身困，偶有耳鸣"，说明有肾的病位存在。故本案病性是阴虚，病位在肺和肾。

案例2：汪某，男，48 岁，1999 年 10 月 14 日初诊。主诉：两胁疼痛两年，伴食少、腹胀、乏力。患者两胁疼痛，右侧为甚，伴食少，腹胀乏力两年，曾服中药、西药治疗，病情有所减轻。昨日无明显诱因胁痛加重而求诊。现两胁隐痛，右侧为甚，伴见口干口苦，两目干涩，心烦不寐，大便干燥难解，时有潮热，检查：形体消瘦，舌红少苔、中心有裂纹，脉弦细而数。肝肿大，胁下 4cm，有压痛，质较软，脾未触及，肝功能无明显变化。

辨证分析：患者"口干口苦，两目干涩，心烦不寐，大便干燥难解，时有潮热，形体消瘦，舌红少苔、中心有裂纹，脉弦细而数"，为阴液不足，机体失于濡润滋养，阴不制阳，虚热内生所致。"两胁隐痛，右侧为甚"，说明病位在肝。"心烦不寐"，为虚热上扰心神。故本案病性为阴虚，病位在肝和心。

（二十一）阳虚

1. 常见临床表现 经常畏冷，四肢不温，口淡不渴，或渴喜热饮，可有自汗，小便清长或尿少浮肿，大便溏薄，面色白，舌淡胖，苔白滑，脉沉迟无力或脉微。

2. 辨证分析

（1）"阳虚生虚寒"，阳虚的基本证候特点是气虚同时兼有寒象，因此，如果"无力"症状基础上加上畏冷、四肢不温，或喜热饮，或冷天加剧等可判断病性为阳虚。

（2）"寒易伤阳气"，寒证日久，痰、涎、二便等分泌物或排泄物清稀色白，口淡不渴，舌淡胖，苔白滑，或兼见气虚证候可判断病性为阳虚。

3. 病案举例 单某，男，36 岁。1999 年 11 月 14 日初诊。

双下肢反复紫斑年余。1 年来，反复于双下肢起紫斑，时轻时重，腹痛，便溏，肢凉，乏力，活动后皮疹即见加重。检查：双下肢可见散在紫红色斑点，部分集簇成片，面色萎黄，舌淡苔薄白，脉细。

辨证分析：该患者"肢凉，乏力，活动后皮疹即见加重，舌淡苔薄白，脉细"，为阳虚表现。"腹痛，便溏"，说明病位在脾。"反复双下肢紫斑"，为脾不统血，血溢脉外所致。故本案病性为阳虚与气不固，病位在脾。证型为脾阳虚，脾不统血证。

（二十二）精亏

1. 常见临床表现 生长发育迟缓，"五迟"，"五软"，成人早衰，男子精少不育，女子经闭不孕，健忘，神情呆钝，发脱齿摇，耳鸣耳聋，骨质疏松等。

2. 辨证分析

（1）小儿先天畸形（如鸡胸、龟背），或智力低下；或生长发育迟缓，表现为"五迟"（立迟、行迟、发迟、齿迟、语迟）、"五软"（头软、项软、手足软、肌肉软、口软），可判断病性为精亏。

（2）成人早衰，表现为须发早白，发脱齿摇，耳鸣耳聋，健忘等可判断病性为精亏。

（3）生育机能低下，男子精少不育，女子经闭不孕可判断病性为精亏。

3. 病案举例 张某，男，50 岁，2000 年 5 月 20 日就诊。

两年来因长期思虑，用脑过度出现头晕眼花，乏力，健忘，精神疲倦，嗜睡，性情急躁，且行动逐渐缓慢，表情呆板，寡言少语，齿落发脱。近半年来，时而傻笑，或自言自语，喃喃不休，吐字不清，行动迟缓，不知饥且不欲食，二便不能自理。舌质暗淡，脉细弱。

辨证分析：该患者由于"长期思虑，用脑过度"，导致肾精暗耗。"头晕眼花，乏力，健忘，精神疲倦，嗜睡，行动逐渐缓慢，表情呆板，寡言少语，齿落发脱"，为精亏不能主骨生髓充脑。"不知饥且不欲食"，说明脾失健运。"乏力，精神疲倦，寡言少语，脉细弱"为气虚，脏腑机能活动减退的表现，"时而傻笑，或自言自语，喃喃不休，吐字不清"为独语，为精血不足，心神失养。故本案的病性为精亏、气虚，病位涉及肾、脾、心。

（二十三）津亏

1. 常见临床表现 口燥咽干，唇焦或裂，眼球深陷，皮肤干燥甚或枯瘪，渴欲饮水，小便短少而黄，大便干结难解，舌红少津，脉细而数。

2. 辨证分析 以干燥特点的症状为主要表现可判断病性为津亏。

3. 病案举例 王某，女，68 岁，1966 年 7 月 18 日初诊。

初见饮食之时，始觉难下，或吞咽稍急便梗阻于胸膈，但需抬肩伸颈方可缓缓咽下，继之一日甚一日，虽经多医治疗，皆无效果。现症见：每次饮食必噎，甚则呛咳酸苦，只能食稀粥、牛奶，面容憔悴，胸闷脘胀，小便短少，大便干燥，状如羊屎而数日一行。舌红少津，无苔，脉沉细而数。曾经在某医院行食道钡餐透视拍片，诊断为"食道上 1/3 段憩室"。[《孙鲁川医案》第 96 页]

辨证分析：该患者"每次饮食必噎，面容憔悴，小便短少，大便干燥，舌红少津，无苔，脉沉细而数"，为津液不足，机体失于滋润所致。故本案病性为津亏。

（二十四）亡阴

1. 常见临床表现 汗热味咸而黏，如珠如油，身灼肢温，虚烦躁扰，恶热，口渴欲饮，皮肤皱瘪，小便极少，面色赤，唇舌干燥，脉细数疾等。

2. 辨证分析 在阴虚的病理基础上，因高热不退、大吐大泻、大汗、烧伤或出血，出现汗出如油，身体灼热等可判断病性为亡阴。

3. 病案举例 患者，女，70 岁，因泄泻、腹痛于 1985 年 6 月 12 日入院。

患者于两天前不明原因出现腹泻，泻下水样便，日 10 余次，伴腹痛，发热，呕吐 1 次，自服"藿香正气水"及"黄连素"等药，未见好转。今天中午起出现烦躁、意识模糊而急诊入院。症见躁扰不宁，额上汗出如油，发热（T38.8℃），口渴欲饮，消瘦，皮肤皱瘪，尿少，口唇干燥，舌红少苔，脉细数。

辨证分析：患者年事已高，复因吐泻而致阴液大伤。"躁扰不宁，额上汗出如油，发热，皮肤皱瘪，尿少，口唇干燥，舌红少苔，脉细数"，提示本案病性为亡阴。

（二十五）亡阳

1. 常见临床表现 冷汗淋漓，汗质稀淡，神情淡漠，肌肤不温，手足厥冷，呼吸气微，面色苍白，舌淡而润，脉微欲绝等。

2. 辨证分析

（1）素体有阳虚基础上，因大汗、吐泻、剧痛或中毒，突然出现冷汗淋漓、四肢厥冷、气息微弱、脉微欲绝，可诊断病性为亡阳。

(2) 亡阳是一种危重证候，相关症状表现为"急"、"重"，这也是亡阳与阳虚的区别。

3. 病案举例　患者，女，50岁，因左侧胸部剧烈疼痛于2005年2月15日入院。

患者因过劳，3小时前左侧胸部剧烈疼痛，心悸，大汗出，来院就诊。现症见心前区持续性剧痛，放射至左肩臂，气短，头晕，无力，心悸，大汗出，汗冷，四肢厥冷，舌淡白，苔薄白，脉微。

辨证分析：患者"心痛、心悸"，说明病位在心，为心脉痹阻证。剧痛导致阳气欲脱，"气短，大汗，汗冷，四肢厥冷，脉微"为亡阳之征。故本案病性为亡阳、血瘀，病位在心，证型为心脉痹阻，心阳虚脱证。

(二十六) 气脱

1. 常见临床表现　呼吸微弱断续，或见昏迷或昏仆，汗出不止，面色苍白，口开目合，手撒身软，二便失禁，脉微欲绝。

2. 辨证分析

(1) 气脱是指元气虚极而欲脱的证候，在元气欲脱的同时，阳随之亦脱，因此，气脱和亡阳是难以截然分开的。

(2) "气为血帅，血为气母"，出血患者出现气脱，实际上是气随血脱。

(3) 危重患者出现气息微弱，汗出不止，脉微可辨为气脱。

3. 病案举例　李某，女，44岁，因月经过多，淋漓不止于2006年12月1日入院。

患者平素月经量多，每次经行7~8日。11月15日月经来潮，5天后干净，随之因劳累，11月23日月经复潮，量多色红，经治疗后效果不显，经血未止，于12月5日延请会诊。症见月经量多，色转淡红，面色苍白无华，头晕心悸，汗出不止，唇舌淡白，苔白，脉微。

辨证分析：患者平素月经量多，气血两虚，复因长期大量出血，气随血脱。"面色苍白无华，头晕心悸，汗出不止，唇舌淡白，脉微"，为气脱之征。故本案病性为气脱、气虚、血虚，病位在脾、心。

(二十七) 气陷

1. 常见临床表现　头晕眼花，疲乏，气短；腹部坠胀感，形体消瘦，或内脏下垂、脱肛、阴挺；或久泻久利等。

2. 辨证分析

(1) 腹部坠胀感，劳累或食后尤甚，站立时甚，卧时稍缓，特别是形体瘦长者，病性可能辨为气陷。

(2) 脏器下垂，包括阴挺、脱肛等，病性可辨为气陷。

(3) 长期小便混浊如米泔水，或久泻久利，兼见气虚的基本证候，可判断病性为气陷。

(4) 劳倦之人头晕眼花，站立或活动后甚，应考虑气陷。

3. 病案举例　月某，女，4岁。

患儿因患菌痢高烧昏迷住传染病房，痢疾将愈，又患肺炎，经西药救治，肺炎虽近痊愈，但患儿甚为衰竭，故请中医诊治。现症：腹胀痛，食欲不振，食量甚少，有时恶心欲呕，大便时脱肛，久不能收，小便短赤，少气乏力，精神萎靡，舌质淡红，苔白腻，脉象细微。

辨证分析：患者为疾病恢复期，病久耗伤正气，出现"少气乏力，精神萎靡，脉象细微"，为气虚的表现。"大便时脱，肛久不能收"，为气虚升举无力所致，病性为气陷。"脾主升清"且"腹胀痛，食欲不振，食量甚少，脱肛"均提示病位在脾。故本案病性为气陷，病位在脾。证型为脾虚气陷证。

（二十八）气不固

1. 常见临床表现 气短，神疲，面白，舌淡，脉虚。或汗多不止；或流涎不止；或大便失禁；或小便失禁，遗尿，余沥不尽；或滑精，遗精，早泄；或月经过多，淋漓不尽；或胎动易滑，滑胎，小产等。

2. 辨证分析 气不固主要病理特点是气虚固摄功能失职，由于病变脏腑不同，临床表现各异。因此，慢性病在气虚的基础上，出现以下表现者，病性可辨为气不固。

（1）卫表不固而见汗多、恶风。

（2）气不摄津而见流涎不止。

（3）二便不固而见大便失禁，或小便失禁，或遗尿，或余沥不尽。

（4）精关不固而见滑精、遗精、早泄。

（5）冲任不固而见月经过多、淋漓不尽。

（6）胎元不固而见胎动易滑，或滑胎，或小产。

（7）气不摄血而见慢性出血。

3. 病案举例

案例1：患者，男，53岁，因膀胱癌术后1年，出汗两个月，于2000年10月30日就诊。缘于1999年6月无诱因出现血尿3次，呈紫红色，诊断为右侧附睾结核，行右侧附睾切除术，术后坚持服用利福平，但在8月底又出现间歇性血尿，伴乏力，低热，盗汗，怀疑为右肾结核，行腹部CT示膀胱占位性病变，考虑膀胱癌可能性大，不排除结核。9月诊断为膀胱癌，行膀胱切除术，术后恢复较好，并于10月15日至11月18日行局部放疗及膀胱灌注。近两个月出汗，白天为主，畏风，活动后明显。服用多种维生素无效。现症见出汗，以白天为主，畏风，活动后明显，气短乏力，纳可，睡眠欠佳，多梦，二便正常，舌淡边有齿痕，苔白厚而干，脉沉弦。

辨证分析：患者膀胱癌术后，又行放化疗，"气短乏力，活动后明显，舌淡"，说明病性为气虚。"汗出、畏风"，为卫表不固所致。故本案病性为气不固，病位在表（肺），证型为肺气虚、卫气不固证。

案例2：钱某，女，17岁，1997年4月6日初诊。患者以"阴道流血伴鼻衄20天"为主诉入院。3月10日月经来潮，伴鼻衄量多，色鲜红，经当地卫生院治疗，出血仍不止。近两年来多次鼻衄。3月16日就诊于我院，经骨髓穿刺检查诊断为"再生障碍性贫血"。入院20天来，经中西药治疗无效，阴道出血和鼻衄仍然不止。现症见畏寒肢冷，神疲乏力，纳少，面色㿠白，面目虚浮，大腿皮肤多处紫斑，舌淡胖苔白，脉濡数，重按无力。

辨证分析：该患者"畏寒肢冷，神疲乏力，面色㿠白，面目虚浮，舌淡胖苔白"，为阳虚温煦推动无力所致。"阴道出血和鼻衄，大腿皮肤多处紫斑"，为阳气虚不能固摄血液所致。故本案的病性为阳虚和气不固。

第四节　证的确定

由于临床疾病是错综复杂的，因此，单纯的证是很少见的，在提取证的要素基础上，处理好证的相兼错杂是辨证的关键。为了辨明疾病发生发展某一阶段的病性、病位，要注意如下几点：

一、证的确定

（一）落实病位

致病因素作用于人体而发病时，一般总是有一定的部位，如脏腑、经络、五官九窍、四肢百骸等。病位不仅要落实在脏腑等具体部位上，而且应该结合从生理病理变化去探求病位之所在。另外，病证传变的层次也可视作病位，如表与里是病位，卫、气、营、血是病位等。常用定病位的方法有如下4种。

1. 表里定位法　是病证横向传变的定位方法，在外感病证中运用广泛。六经病证中，太阳主表，少阳主半表半里，三阴主里；而卫气营血病证，病位以由表入里顺序排列。

2. 上下定位法　是病证纵向传变的定位方法，在六淫邪气致病和湿热温病辨证中运用。如风邪侵上，湿邪伤下；湿热温病辨证中有上、中、下三部位之不同。

3. 气血定位法　是辨别病在气、在血的定位方法，通常运用于杂病辨证中。一般新病在气，久病及血；病轻浅者在气分，病深重者在血分。

4. 脏腑定位法　是辨别证候在不同脏腑部位的定位方法，此定位法涉及的范围较广。结合脏器与病因方面的关系定位，如风伤肝、火伤心、湿伤脾、燥伤肺、寒伤肾等；结合脏腑所属经络循行路线定位，如肝之经脉绕阴器、抵少腹、布胁助等，因此上述部位的病证可定位在肝；结合五脏与五体、五志、五液等的关系定位，如肝开窍于目、在体为筋、其华在爪、在志为怒、在液为泪，故以上方面的病证可定位在肝；结合脏腑各自生理特点和临床病理表现定位，如肺主气，肺病证表现有咳嗽、气喘等，因此见咳、喘等可定位在肺。

（二）分辨病性

辨病性就是分清证的性质。病证的发生，根本在于邪正斗争引起的阴阳失调，故病性总体表现为阴阳的偏盛偏衰，但具体表现在寒热、虚实的属性上。

1. 寒热定性　可从病因的寒热定性，例如在外感时病中，感受寒邪多为寒证，感受热邪多为热证。但应注意在某些情况下，病性与病因不一致，如阳盛体质的人，感受寒邪可从阳化热而表现为热证。但主要从临床表现特点定性，如寒证以冷（凉）、白、稀、润、静为特点，热证以温（热）、红（黄）、稠、干、动为特点。同时也应注意在内伤杂病中，某些证并无明显的偏寒偏热的属性，如脾气下陷证、肾精不足证等。

2. 虚实定性 从病因病性定性，邪气盛则实，故六淫、痰饮、食积、瘀血等有形之邪所致病证可定性为实；精气夺则虚，故先天不足、后天失养、久病重病、房劳过度等所致病证可定性为虚。从体质特点定性，素体强壮者多实，素体虚弱者多虚。从临床表现特点定性，凡机体处于虚弱、衰退、不足状态，抗病能力低下者，可定性为虚；凡机体处于亢奋、有余、兴奋状态，邪正交争剧烈者，可定性为实。对病证属性的定性，除寒与热、虚与实外，还要注意他们之间的错杂与真假。

此外，作为临床辨证还要判断病情和病势。判断病情是指辨别病情的轻重、标本、缓急等。辨病情就是辨别疾病浅深、轻重的程度。一般表证病较轻浅，里证病较深重。辨病势是指把握病变发展演变的趋势，推测病证的转归与预后。详审病势的目的在于从整体动态中，推测病证的预后和转归，要将病证特点、患者体质、病邪性质、感邪轻重、治疗作用等因素结合考虑。如外感病病势急，内伤杂病病势缓；体质强者抗病能力亦强，病证亦趋好转，否则易趋恶化；感受火热之邪病势多急，感受寒湿之邪病势多缓；感邪轻预后较好，感邪重预后较差。

（三）探求病因

探求病因是指询问病史找病因，通过审症求病因，探求病证发生的根本原因。任何病证都可寻求到其发病的原因，一般可通过问诊，直接询问发病时的各种因素，如湿痹多因久居湿地、淋雨涉水所致；泄泻多因饮食不洁、过食生冷所致；肝气郁结多因情志不畅、肝失疏泄等。但有些病因不能直接获得，故对病因的探求更重要的是通过审症求因，即从对病情资料的分析来探求病证之因。如外感风邪发病，病因是风寒或是风热，只有对临床表现的分析才可以认识；又如气滞、瘀血、食积、痰饮等病理变化作为继发性病因，也是通过审症而求得的。

（四）阐释病机

辨病机就是阐明病证发生发展变化的机理，也就是将病因、病位、病性等内容有机地结合起来，揭示其内在的联系，得出对病证发生发展变化的整体、动态的全面认识。因为病因、病位、病性等都只是侧重于病变过程中某一方面的认识，而病机则能全面解释临床表现发生的机理。通过辨病机可以判断疾病的病位、病性，病机主要从临床症状的分析而确立，有的单一的症即可反映病机，如盗汗为阴虚，舌红苔少亦为阴虚；但病机复杂的，需结合多方面病情资料分析，如潮热有阳明腑实、湿温、阴虚等多种病机。

（五）确定证名

病位、病性确定之后，就要把它们排列组合，形成常用的规范名称，即证名。证名是辨证的结论。

1. 通常情况下，证名由单个病位加单个病性组成，如表热证、脾气虚证；或由多个病位加多个病性组成，如湿热蕴脾证，由湿、热和脾组成；脾胃湿热证，由湿、热和脾、胃组成。有时为了表述准确，常在病位和病性之间加入代表病机或趋势的动词，构成证名，如湿热蕴脾证中"蕴"是代表病机的动词，脾虚气陷证中的"陷"代表趋势。

2. 某些特殊情况下，证名中只有病性而没有病位，如血虚证、气滞血瘀证等，但证名中不能只有病位而没有病性。

3. 证名应力求简洁扼要、精练确切、结构严谨、符合逻辑。只有这样，才能获得表述中医辨证概念的最佳形式。习惯上证名由 2 个字、3 个字或 4 个字组成，如气虚、脾气虚、肝胃不和等。

必须说明的是，传统的中医文献中，由于历史原因，证名存在不规范的情况，应逐步完善。

案例：陆某，女，40 岁，2007 年 10 月 20 日初诊。主诉：惊悸两个月，加重 1 周。患者两个月前在果园劳动之时，突然有蛇从面前窜过，当时惊吓坐地，心悸心慌，半晌方止。此后经常发生心慌心悸，胆怯易惊，失眠多梦，常有噩梦，有时从梦中惊醒，心中恐惧。近 1 周来病情加重，心中害怕，惊慌不宁，需人相伴，困倦乏力，时自汗出，头晕，大便日 1~2 次，月经正常，舌淡，苔薄白，脉弱略数。

分析：从患者发病起因于惊吓，无感受外邪病史，可判断病位不在表，而后表现为心悸，失眠多梦，胆怯易惊，常有噩梦，有时从梦中惊醒，判断病位在心和胆，根据患者病程两个月，症状表现为困倦乏力，时自汗出，头晕，舌淡，苔薄白，脉弱等虚弱、衰退、不足状态，分析病性为气虚。因心气虚弱，鼓动无力，故见心悸。起于受惊，惊吓过度，神不守舍，见失眠多梦。胆气不宁，失于决断，见胆怯易惊。病位为心、胆，病性为气虚，进一步判断证名为心胆气虚证。

二、常见证的病位、病性要素

中医在长期的实践中，对辨证的认识不断发展，形成了丰富的辨证内容和思维方法，创立了八纲辨证、脏腑辨证、病因辨证、气血津液辨证、六经辨证、三焦辨证、卫气营血辨证、经络辨证等多种辨证归类方法，形成各种证名。这些是我们临床辨证和制定证名规范的基础。普通高等教育"十一五"规划教材《中医诊断学》中所列的证型，可以作为规范证名使用。为了便于学习和运用，我们对常见证的病位、病性进行分析（表 9-1）。

表 9-1　　　　　　　　常见证的病位和病性

证型	病位要素	病性要素	证型	病位要素	病性要素
风淫证		风	寒淫证		寒
暑淫证		暑	湿淫证		湿
燥淫证		燥	火热证		热
阳虚证		阳虚	阴虚证		阴虚
亡阳证		亡阳	亡阴证		亡阴

续表

证型	病位要素	病性要素	证型	病位要素	病性要素
气虚证		气虚	气陷证		气陷
气不固证		气不固	气脱证		气脱
血虚证		血虚	血瘀证		血瘀
血寒证		血寒	血热证		血热
气滞证		气滞	气血两虚证		气虚、血虚
气虚血瘀证		气虚、血瘀	气滞血瘀证		气滞、血瘀
气不摄血证	脾	气不固	痰证		痰
饮证		饮	水停证		水停
津液亏虚证		津亏	心血虚证	心	血虚
心阴虚证	心	阴虚	心气虚证	心	气虚
心阳虚证	心	阳虚	心阳虚脱证	心	亡阳
心火亢盛证	心	火（热）	心脉痹阻证	心	本：阳虚或气虚 标：血瘀、气滞、寒、痰
痰蒙心神证	心	痰	痰火扰神证	心	痰、火
肺气虚证	肺	气虚	肺阴虚证	肺	阴虚
风寒犯肺证	肺	风、寒	风热犯肺证	肺	风、热
燥邪犯肺证	肺	燥、可兼夹寒或热	肺热炽盛证	肺	热
痰热壅肺证	肺	痰、热	寒痰阻肺证	肺	寒、痰
饮停胸胁证	胸胁	饮	风水相搏证	肺	风、水停，可兼热或寒
脾气虚证	脾	气虚	脾虚气陷证	脾	气陷
脾阳虚证	脾	阳虚	脾不统血证	脾	气不固
寒湿困脾证	脾	寒、湿	湿热蕴脾证	脾	湿、热
肝血虚证	肝	血虚	肝阴虚证	肝	阴虚
肝郁气滞证	肝	气滞	肝火上炎证	肝	热
肝阳上亢证	肝	阳亢	肝风内动证	肝	动风，兼有血虚、阴虚、阳亢、火热之分
寒滞肝脉证	肝	寒			
肾阳虚证	肾	阳虚	肾虚水泛证	肾	水停、阳虚
肾阴虚证	肾	阴虚	肾精不足证	肾	精亏

续表

证型	病位要素	病性要素	证型	病位要素	病性要素
肾气不固证	肾	气不固	胃气虚证	胃	气虚
胃阳虚证	胃	阳虚	胃阴虚证	胃	阴虚
胃热炽盛证	胃	火热	寒饮停胃证	胃	寒、饮
寒滞胃肠证	胃、大肠	寒	食滞胃肠证	胃、大肠	食滞
胃肠气滞证	胃、大肠	气滞	虫积肠道证	小肠	虫积
肠热腑实证	大肠	火热	肠燥津亏证	大肠	津亏
肠道湿热证	大肠	湿、热	膀胱湿热证	膀胱	湿、热
胆郁痰扰证	胆	痰，可兼热	心肾不交证	心、肾	阴虚
心肾阳虚证	心、肾	阳虚	心肺气虚证	心、肺	气虚
心脾气血虚证	心、脾	气虚、血虚	心肝血虚证	心、肝	血虚
脾肺气虚证	脾、肺	气虚	肺肾气虚证	肺、肾	气虚
肺肾阴虚证	肺、肾	阴虚	肝火犯肺证	肝、肺	火热
肝胆湿热证	肝、胆	湿、热	肝胃不和证	肝、胃	气滞，可有热（火）
肝郁脾虚证	肝、脾	气滞、气虚	—	—	—
脾肾阳虚证	脾、肾	阳虚	肝肾阴虚证	肝、肾	阴虚

第五节　辨证模拟训练

一、训练目的

1. 掌握中医临床辨证思维。
2. 掌握常见病位、病性基本特征和辨证要点。
3. 熟悉临床常用的规范证名及其要素。

二、训练方法

中医临床辨证思维和案例教学法。

三、训练材料

临床病历资料、计算机辅助教学系统。

四、训练过程

（一）多媒体集中示教

1. 概述

（1）辨证的概念：证、证候、证名、证型。

（2）常用的辨证方法：八纲辨证、病性辨证、脏腑辨证、六经辨证、卫气营血辨证、三焦辨证、证素辨证。

（3）辨证过程：判断证的要素，包括病位、病性要素，进行证的要素组合，确定证名。

2. 常见证的辨识 重点讲解如何判断病位、病性。例如以心气虚证、心阳虚证、心阳虚脱证为例，讲解如何判断病位在心，如何判断病性为气虚、阳虚、亡阳，最后如何确定病名。

（二）分组训练

1. 病例辨证讨论

（1）提供病例，进行讨论：选择20个常见证进行辨证训练。提供10～15个病例，每个病例"一般情况"不变，病程及症状发生变化，要求学生讲述辨证过程、分析辨证结论有何不同，并分别确定证名。

（2）利用辨证软件，对照练习：提供10份病例，要求学生先进行辨证，确定证名。然后利用辨证软件，将每份病例的症状输入电脑，得出辨证结果，看看是否符合，分析不符合的理由，指出不足及有可能遗漏的病情资料（图9-4）。

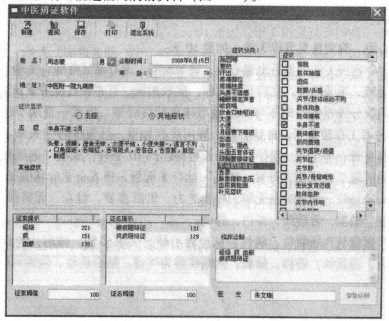

图9-4 文锋中医（辅助）诊疗系统

2. 辨证实训 以学生自愿者为基础，进行实际案例辨证。

（1）选择若干生病未愈的学生作为志愿者，要求其他学生分别对他们进行四诊采集资料，并予以辨证，确定证名。

（2）提供既往的病历，由老师充当患者，让学生进行四诊采集资料，并予以辨证，确定证名。

3. 辨证结论 每个学生写出对 5～10 个病例的辨证结果。要求以上每个环节教师都予以讲评。

五、典型案例

案例一

主诉：反复泄泻 2 年余，加重 1 个月。

患者近 2 年来因应酬较多，经常饮酒，逐渐出现间歇性腹泻，大便多呈糊状，有时呈水样，上腹部闷胀而软，无膨隆，未引起重视。近 1 个月来上述症状加重，大便每日 2 次，遂来就诊。现症见大便时溏时泻，食物残渣较多，稍进油腻之物则大便次数增多，食少，脘腹胀闷不舒，面色萎黄，肢倦乏力，无发热、恶心、呕吐，无呕血、便血，舌质淡，苔薄白，脉弱。

分析：根据症状，大便时溏时泻，食物残渣较多，稍进油腻之物则大便次数增多，食少，脘腹胀闷不舒，判断病位在脾；而面色萎黄，肢倦乏力，舌质淡，苔薄白，脉弱，判断病性为气虚。结合病位、病性可以得出证名为脾气虚证。

案例二

主诉：心悸、胸闷反复发作 3 年，加重 10 天。

患者于 3 年前因工作劳累后出现心悸，轻微胸闷，无心前区疼痛，头晕，晕厥及呼吸困难，休息后缓解，未予治疗。之后反复发作，症状相同，且多在过度劳累及活动后发作，每次发作持续约数分钟至数小时不等，经适当休息后可缓解。患者一直未予检查及治疗。近 10 余天来，患者工作较劳累，自觉心悸、胸闷症状加重，且发作时伴头晕、心前区及剑突部位隐痛，偶有背心部胀痛。发作时间最长可持续约 10 小时，服用"速效救心丸"后无明显缓解。当地医院予以"复方丹参、黄芪"治疗 3 天后，患者自觉症状明显好转。现症见心悸气短，头晕目眩，面色淡白无华，神疲乏力，失眠多梦，健忘，无寒战、发热、恶心、呕吐，无昏迷、晕厥，舌质淡，苔白，脉弱。

分析：根据症状判断病位、病性。从患者心悸，失眠多梦，健忘，判断病位在心，气短，神疲乏力，舌质淡，苔白，脉弱，判断病性为气虚。结合病位、病性可以得出证名为心气虚证。

案例三

主诉：失眠半个月。

　　患者半月前因思想负担重，加上突发事件打击，出现情志抑郁、失眠、不思饮食。当时经"某医院"查胸片、尿常规、血常规等项目，未见异常，服用"阿普唑仑片"后失眠症状未得缓解，且渐急躁易怒，改服"思诺思"后，症状略有缓解。现症见：失眠，急躁易怒，纳呆，口渴喜冷饮，目赤口苦，小便短黄，大便秘结，舌红苔黄，脉弦数。

　　分析：根据患者半月前因思想负担重，加上突发事件打击，出现情志抑郁，现症见急躁易怒，脉弦，判断病位在肝，失眠为火热上扰心神所致，故病位在心。口渴喜冷饮，目赤口苦，小便短黄，大便秘结，舌红苔黄，脉数，判断病性为热。通常情况下，肝火炽盛证也可见失眠，亦为火扰心神所致，但本案失眠是主症，故心的病位也应是重点之一。结合病位、病性可以得出证名为心肝火旺证。

案例四

　　主诉：反复腹痛、泄泻2年余。

　　方某，男，40岁。1982年7月3日初诊。患者于1980年6月正值夏季，天气炎热，暴饮冷水，饮食不节，损及胃肠，以后经常泄泻，每日三至五次不等，若稍受凉或食油腻之品，则泄泻次数增多，甚则日10余次。腹部常有不适感，下腹隐痛，暧气，腹胀肠鸣。曾经多家医院检查，诊断为"过敏性结肠炎"，治疗均未见效。近几月来上述症状加剧，反复发作，逐渐消瘦，神疲乏力，睡眠不佳，多梦易醒，间有腰酸耳鸣。检查：形体消瘦，面色无华，精神不振，语言低微，舌质暗淡，苔薄白，脉虚细无力，重按则空。

　　分析：从腹痛，腹胀，泄泻判断病位在脾；腰酸耳鸣，判断病位已经影响到肾；根据病程两年，神疲乏力，面色无华，精神不振，语言低微，脉虚，平素稍受凉或食油腻之品，则泄泻次数增多，可判断病性为阳虚。结合病位、病性得出证名为脾肾阳虚证。

案例五

　　主诉：脘腹胀满，神疲乏力6个月，加重1个月。

　　彭某，男，32岁。1990年8月23日初诊。患者半年前自觉神疲乏力，食欲下降，脘腹胀闷不适，经某医院检查，发现肝脾肿大，肝功能异常，诊断为"肝硬化"、"脾功能亢进"而行脾切除术，手术经过顺利，术后一直服药调治。近1个月来自觉腹胀满，食后尤甚，腹部逐渐长大，且伴发热、失眠等症，愿服中药治疗，故来门诊求治。现症见腹大胀满，饭后尤甚，午后低热，心烦，咽干口燥，神疲乏力，渴不多饮，齿衄，时有鼻衄，大便稀溏，日2～3次，小便短少。检查：形体消瘦，腹大胀满，移动性浊音阳性。舌质红绛少苔，脉沉弦细数。

　　分析：根据腹胀，食欲下降，大便稀溏，脉弦，判断病位在脾、肝。心烦，失眠判断病位在心。形体消瘦，午后低热，心烦，咽干口燥，渴不多饮，齿衄，时有鼻衄，舌质红绛少苔，脉沉弦细数判断病性为阴虚。腹大胀满，移动性浊音阳性，小便短少说明病性为水停。从病程6个月，神疲乏力，食后尤甚判断病性为气虚。结合病位、病性，故证名为肝郁脾虚水停，兼有心阴虚证。

案例六

主诉：反复吐酸 10 年，加重 15 天。

郑某，男，47 岁，1984 年 11 月 5 日就诊。患者 10 年前于军旅中罹患"胃炎"，虽经中西医多方治疗无明显疗效。15 天前，晚餐时进食少量生冷之物，晨起即呕吐稀涎数口，觉胃脘满闷不适，口淡喜唾，吐酸，服"胃舒平"、"西咪替丁"等药乏效。现症见泛吐酸水稀涎，胃脘隐痛不适，喜温喜按，泛恶欲呕，不思饮食，食则嗳气频作，胃脘闷胀，舌淡苔白，脉濡缓。胃镜检查示：慢性浅表性胃炎。

分析：从泛吐酸水稀涎，胃脘隐痛不适，泛恶欲呕，不思饮食，食则嗳气频作，胃脘闷胀，判断病位在胃。根据病程 10 年，喜温喜按，食则嗳气频作，胃脘闷胀，舌淡苔白，脉濡缓，判断病性为阳虚、气滞。结合病位、病性得出证名为胃阳虚兼有气滞证。

六、思考与练习

1. 准确辨证的前提是什么？
2. 什么是证的要素？如何理解病位、病性要素？
3. 如何理解证、证候、证名、证型的基本概念？
4. 如何鉴别心气虚证、肺气虚证、脾气虚证和肾气虚证？
5. 如何鉴别脾气虚证、脾阳虚证、脾不统血证和脾虚气陷证？

第十章

病历书写

第一节 病历概述

病历是医务人员记录疾病的诊疗过程的文件，病历书写就是客观、真实、准确、及时、完整、连续不断地记录患者的病情变化及诊疗经过与结果。因此病历是伴随着疾病的诊断与治疗过程而形成的，是医疗行为的档案。我国古代的医案、脉案就是初始的病历，是现代病历的雏形。现在临床上病历包括门（急）诊病历和住院病历，形式上分为两大类，即纸质病历和电子病历。

病历作为第一手信息资料，它体现着医院的医疗质量、管理水平和医务人员的业务素质，为临床、教学、科研、预防及法律诉讼工作提供客观资料和重要依据。病历书写是临床医师必要的基本功，它反映着临床医务工作者医疗技术、科学作风和文化修养的水平。病历既是患者的住院期间系统而完整的临床记录，应真实的反映患者的症状、体征、检查内容、用药或手术等治疗的结果，从而成为医务人员对疾病采取正确诊疗措施的重要依据。因此，病历书写应当遵循客观、真实、准确、及时、完整的原则。

2002 年，卫生部、国家中医药管理局颁发了《中医、中西医结合病历书写基本规范（试行）》，其内容包括以下方面：①怎样书写病历；②书写应遵循"客观、真实、准确、及时、完整" 10 字原则；③病历内容应由合法执业医务人员书写或审阅、修改并签字负责；④规定了医疗活动（包括特殊检查、治疗、手术等），应当由患者本人签署同意书，在一些特定的情况下可由其法定代理人或其近系亲属签署，并且将"病案"定名为"病历"。这样就有了国家的病历书写标准与要求。该规范十分具体、详细，主要针对纸质病历，它把中医的望、闻、切诊与西医体格检查有机结合，突出了中医诊断的特色，至今仍然用于临床。尽管近年来卫生部、国家中医药管理局对中医和中西医结合病历书写有了一些新的规定，但基本内容和要求没有太大的变化。

中医病历和西医病历在原则要求上基本是一致的，例如病史采集要求全面、客观、准确，病历书写要求认真工整、表述规范、条理清楚。但是，由于中医、西医医学体系的不同，中医病历特别要求突出中医特色，除了舌诊、脉诊、辨证、立法、处方等重要内容外，尤其强调中医名词术语的规范和理法方药的一致性，强调辨证依据和证候分析。由于工作要求的不同，门诊病历和住院病历在内容和书写要求上是有差别的。

一、病历书写的意义

病历书写在临床上具有重要的作用。首先，病历客观、连续地记录了患者的病情变化及诊疗经过，是患者健康与疾病的档案，也是临床进行科学诊断治疗的基本资料和医学科学的档案资料。其次，病历是医务人员对疾病正确诊断和决定治疗方案所不可缺少的重要依据。通过积累的病历资料扩大了医学研究的范围，增加了所获得结论的准确性，促进了医学科学的发展。一册内容完整的病历，对医学教学来说，是一本活的教科书，既可作为进修教材，又是实习医师、住院医师最切实际的临床教材。由于病历是病情和诊疗过程的客观原始记录，因此，医疗纠纷、事故判定、个案调查以及诉讼案件等，都要以病历记录作为评议、处理和判明责任的根据。现行的中医病历中加强了中医查房内容，以提高各级医师中医查房水平，要求下级医师应原原本本地记录上级医师中医查房内容，并鼓励老中医及主任医师亲自书写疑难、危重患者的病程记录，作为教学参考和珍贵资料加以保存。跟师学习、总结老中医临床经验，也要通过病历积累。许多临床论著、科研成果、教学资料皆源于此。

二、病历书写的注意事项

病历作为重要的医疗文书，在书写过程中有其特殊的要求：

1. 病历书写要求文字工整、字迹清晰、表述准确、语句通顺、标点正确。不得采用刮、粘、涂等方法掩盖或去除原来的字迹。错误字词如需改正，可用双线划去，将正确字词标注其旁。

2. 病历中的简化字应以中华人民共和国语言文字工作委员会1986年10月10日发布的《简化字总表》为准。数字按1995年12月13日国家技术监督局发布的《出版物上数字用法的规定》书写。病历中的计量单位按国务院《中华人民共和国法定计量单位》、《常用人体检验数值新旧换算法》、《新旧压强单位换算法》书写和使用。病历书写中要正确使用标点符号，以1995年12月13日同家技术监督局发布的《标准符号用法》为准。疾病诊断名称依照"国际疾病分类"（ICD－10）书写。

3. 病历书写应当使用中文和医学术语。通用的外文缩写和无正式中文译名的症状、体征、疾病名称等可以使用外文。各项记录必须有完整日期，统一使用公历，按"年、月、日"顺序填写，必要时注明时刻。日期的书写方式如2008.10.10，时刻的书写方式可采用24小时制，如上午8时记为8：00，下午8点记为20：00。各种症状和体征要用医学术语记录。对患者提及的既往疾病名称应加引号，如"肺结核"。病名不可写简称，如"支扩"（支气管扩张）、"高心"（高血压心脏病）等。

4. 病历书写要求使用统一印制的纸张。

5. 住院病历书写应当使用蓝黑墨水、碳素墨水，门（急）诊病历和需复写的资料可以使用蓝或黑色油水的圆珠笔。上级医务人员修改下级医务人员书写的病历时，应当注意注明修改日期、修改人员签名，并保持原记录清楚、可辨。修改内容与签名须用红笔。

6. 病历书写所涉及的标题以《中医及中西医结合病历书写基本规范》为准。

7. 住院病历病程记录中，上级医师查房的标题保留，可盖"主治医师查房"及"主任医师查房"的印章，但只能使用蓝色印油，不能使用红色印油，也可直接用蓝黑墨水钢笔书写。

三、对实习生的病历书写要求

依据《中华人民共和国执业医师法》，实习医务人员、试用期医务人员书写的病历，应当经过本医疗机构合法执业的医务人员审阅、修改并签名。首次病程记录必须由具有执业医师资格的接诊医师书写。所以，对于初入临床的实习医生，经带教老师许可，书写病程记录，并由带教老师修改、签字后方可存入病历中。书写病历是临床医生重要的基本功之一，因此，实习生应积极主动完成病历书写任务，珍惜每一次学习锻炼的机会，提高病历书写水平。

第二节 门诊病历的书写

一、门诊病历书写要求

1. 要简明扼要。患者的姓名、性别、年龄、职业、婚姻状况、籍贯、工作单位、住址、药物过敏史、就诊时间、主诉、重要的现病史（包括主要的阳性或阴性症状和体征）、既往史、诊断或印象及治疗处理意见等均需记载于病历上，由医师签全名。由实习生书写的病历或处方，应在医师签名处划"／"，实习生姓名签在其右边，带教老师的姓名签在其左边。其中患者的姓名、性别、年龄、职业、婚姻状况、籍贯、工作单位、住址、药物过敏史记录在门诊病历的首页（门诊手册封面）。

2. 初诊要求系统采集四诊信息，复诊时应及时记录病情变化和重要证候。如果时隔三个月以上复诊，一般要求再次系统采集四诊信息。

3. 重要检查化验结果应记入病历。

4. 每次诊疗完毕作出印象诊断，如与过去诊断相同应写上"同上"或"同前"，两次不能确诊应提请上级医师会诊或全科会诊，详细记载会诊内容及今后诊断计划，以便复诊时参考。

5. 病历副页及各种化验单，检查单上的姓名、年龄、性别、日期及诊断用药，要逐项填写。年龄要写实足年龄，不要写"成"字。

6. 根据病情给患者开诊断证明书，病历上要记载主要内容，医师签全名，未经诊治患者，医师不得开诊断书。

7. 门诊患者需住院检查治疗时，由医师签写住院证，并在病历上写明住院的原因和初步诊断，记录力求详尽。

8. 门诊医师对转诊患者应负责填写转诊病历摘要。

9. 法定传染病应注明疫情报告情况。

二、门（急）诊病历示例

（一）门诊手册封面（注意不可缺项，尤其要问清楚药物过敏史）

姓名：　　　　性别：　　　　年龄：

工作单位：　　　　　民族：　　婚姻：

住址：　　　　　　　药物过敏史：

（二）初诊病历记录

就诊时间：2006 年 4 月 23 日 11 时　　　　科别：中医内科

主诉：反复胃脘胀痛 1 年，加剧 3 天。

现病史：患者于 1 年前无明显诱因出现胃脘胀痛，服用胃药（具体药物不详）后，症状缓解，此后胃脘胀痛常反复发作。4 月 20 日进食稍有不慎，胃痛胃胀加剧，4 月 21 日行胃镜检查示："十二指肠球部溃疡"，服用西药后症状没有缓解，故前来就诊。现症见胃脘胀痛，暖气，饥时尤甚，时泛酸，食欲正常，喜热饮食，口干不苦，二便自调。

既往史：既往体健，否认其他病史。

体格检查（望闻切诊）：面色萎黄少华，体瘦，腹部平软，上腹部轻压痛，无反跳痛。舌淡红苔稍厚微黄，脉滑时数。

辅助检查：胃镜检查：4 月 21 日胃镜检查结果示：十二指肠球部溃疡。

诊断：

中医诊断：胃脘痛

　　　　　　寒热错杂、胃肠气滞证

西医诊断：胃十二指肠消化性溃疡

治疗（包括治法、中西医治疗）：

治法：调和胃肠，理气止痛。

方药：半夏 10g，黄连 5g，黄芩 10g，干姜 5g，党参 10g，佛手 10g，川楝子 10g，元胡 10g，大枣 4 枚，甘草 3g，水煎服，每日 1 剂，共 3 日。

医嘱：

（1）注意休息，清淡容易消化饮食，保持情志顺畅。

（2）定期复诊。

（三）注意事项

门诊病历书写的关键，一是简明扼要，抓住要害，但不能因为"简明"而忽略重要信息。二是辨证准确、理法方药一致。现在临床上有些医师由于时间限制，门诊病历不按规定格式书写，病历字迹潦草，内容过于简单；有些医师没有辨证，"以不变应万变"；有些医师复诊时不写病历或仅做简单记录，使诊治记录不连续，这些都是不可取的。

第三节 住院病历的书写

一、住院病历的内容及书写要求

住院病历资料可以分为客观性病历资料和主观性病历资料两部分，完整的住院病历一般包括以下内容：

（一）入院病史的收集

询问病史时要按照前面所讲问诊的要求，对患者热情、关心、认真负责，取得患者的信任和配合，询问时既要全面又要抓住重点。应实事求是，避免主观臆测和先入为主。当患者叙述不清或为了获得必要的病历资料时，可进行启发，但切忌主观片面和暗示。病史资料的记录一定要准确规范。

1. 一般项目 姓名，性别，年龄，婚姻，民族，职业，出生地，现住址，工作单位，邮政编码，电话，发病节气，入院时间，记录时间，病史陈述者。一般项目的填写有以下要求：

（1）年龄要写明"岁"，婴幼儿应写"月"或"天"，不得写"成""孩""老"等。

（2）职业应尽可能写明具体工作类别，如车工、待业、教师、工会干部等，不要笼统地写为工人、干部。

（3）地址：农村要写到乡、村，城市要写到街道门牌号码；工厂写到车间、班组，机关写明科室。

（4）入院时间、记录时间要注明几时几分。

（5）病史陈述者：成年患者如由本人叙述；则写本人；小儿、精神病患者或神志不清者要写明代诉人姓名及与患者的关系等，同时注明可靠程度。

2. 主诉 主诉的书写有以下要求。

（1）主诉是指患者入院就诊的主要症状（包括体征）、部位性质或程度等，及其持续时间、加剧时间，主诉语言要简洁明了，一般以不超过20字为宜（含标点符号）。由于主诉往往是患者最痛苦、最急需解决的症状，根据主诉往往能获得诊断的第一印象，因此，主诉的书写表述十分重要。

（2）尽量不要以诊断或检验结果为主诉内容，如"关节炎3年""风湿痹证反复发作3年""转氨酶升高3个月"等。若确实需要写入者，病名须用引号。当主诉多于一项或为不同性质的疾病时，可按主次或发生时间的先后分别列出，如"咳嗽15年，气喘3年，发作3天"。

（3）对于单纯入院体检者和确无症状、体征接受某种单纯治疗的患者，可按照相关实际情况记录主诉。

3. 现病史 现病史是病史中的主体部分，围绕主诉，按症状出现的时间先后，详细记录从起病到就诊时疾病的发生、发展及其变化的经过和诊疗情况。其内容主要包括：

（1）起病时间、缓急、可能的病因和诱因（必要时包括起病前的一些情况），如果没有明显诱因者，描述为"患者于某年某月某日无明显诱因出现……"。现病史的时间与主诉的时间应一致。一般而言，病史在 1 年以上者精确到月，1 年以内者精确到旬或周，1 个月以内者精确到天，1 天以内者精确到时或分。

（2）当时主要症状（或体征）出现的时间、部位、性质、程度及其演变过程。

（3）伴随症状的特点及变化，对具有鉴别诊断意义的重要阳性和阴性症状（或体征）亦应加以说明。

（4）对患有与本病有关的慢性病者或旧病复发者，应着重了解其初发时的情况和重大变化以及最近复发的情况。

（5）发病以来曾在何处做何种诊疗（包括诊疗日期，检查结果，用药名称及其剂量、用法，手术方式，疗效等）。如果情况不明确，应注明"诊断不详"或"具体用药不详"等。

（6）本次发作或加剧的时间，当时的症状、诊治经过、效果，来本院就诊的时间、门诊的初步诊断等。通常描述为"患者于某年某月某日求治于我院门诊，门诊以某病收住入院"。

（7）现在症：指目前存在的主要症状，一般围绕主诉，结合"十问歌"询问、记录。主诉及相关内容在前，其他内容在后。由于中医学十分重视整体观念，因此，在现在症的书写过程中，应注意发病以来的一般情况，如精神、食欲、食量、睡眠、大小便、体力和体重的变化等。

①寒热：有无寒热，发热时间长短，发作特点，寒热关系、部位（全身或手足）及对冷热的喜恶。

②汗：有汗、无汗，出汗的时间、部位、多少和特点。

③疼痛或不适：部位（头、身、胸、腹、关节和四肢）、性质、程度、持续时间，对冷、热或进食、按压的反应等。

④饮食与口味：是否口渴，饮水多少，喜冷喜热，食欲食量，以及口中的异常味觉和气味。

⑤睡眠：失眠或嗜睡，入睡难易，睡眠深浅，是否多梦等。

⑥二便：大便：排便的次数、时间，粪便性状、颜色，排便时肛门的异常感觉及伴随症状。小便：小便的色、量、次数及排尿时的异常情况。

⑦五官情况：视力、眼睛的感觉，有无眼花、疼痛、干涩、畏光流泪等；听力情况，有无耳鸣耳聋，起病缓急，耳鸣声调高低及有无眩晕等伴随症状。

⑧月经、带下、胎产：月经：初潮年龄，月经周期，行经天数，月经的量、色和伴随症状，末次月经日期或停经年龄。白带：色、性状、气味的变化。胎产：胎次，产次，怀孕期间有何疾病，子女健康状况，妊娠有无腰酸、见红，产后恶露情况等。

⑨小儿患者：除问清一般病情外，尚须注意出生以前及出生时的情况，是否出麻疹、水痘，是否种过牛痘及其他预防接种。

4. 既往史 既往史是指患者本次发病以前的健康及疾病情况，特别是与现病史有密切关系的疾病（注意与现病史区分开，如多年不愈之证，反复发作出现相同证候，应列入现病史中，发病前已痊愈，新近又出现与前病相同证候，则前后两次出现症状应分别列入既往史和现病史中），按时间先后记录。其内容主要包括以下方面。

（1）既往一般健康状况。

（2）有无患过传染病、地方病和其他疾病，发病日期及诊疗情况。对患者以前所患的疾病，诊断肯定者可用病名，但应加引号；对诊断不肯定者，简述其症状。

（3）有无预防接种、外伤、手术史，以及药物、食物和其他接触物过敏史等。

5. 个人史

（1）出生、成长及居留的地点和时间（尤其应注意疫源地和地方病流行区），受教育程度和业余爱好等。

（2）起居习惯、卫生习惯、饮食规律、烟酒嗜好及其摄入量，有无其他异嗜物和麻醉毒品摄入史，有无重大精神创伤史。

（3）过去及目前职业，劳动保护情况及工作环境等，重点了解患者有无经常与有毒有害物质接触史，并应注明接触时间和程度等。

（4）有无冶游史。

（5）对儿童患者，除需了解出生前母亲怀孕及生产过程（顺产、难产）外，还要了解喂养史、生长发育史、注射疫苗史等。

6. 婚姻、月经及生育史

（1）结婚与否，结婚年龄，配偶健康情况，是否近亲结婚。若配偶死亡，应写明死亡原因及时间。

（2）女性患者的月经情况，如初潮年龄、月经周期、行经天数、末次月经日期、闭经日期或绝经年龄等，记录格式如下。

$$初潮年龄 \frac{经期（天）}{月经周期（天）} 末次月经时间（或绝经年龄）$$

$$例如：17 \frac{4 \sim 6}{25 \sim 30} 2007 年 7 月 8 日$$

经量、颜色、有无痛经、白带情况（多少及性状）等。

（3）已婚女性妊娠胎次、分娩次数，有无流产、早产、死产、手术产、产褥热史，计划生育情况等。男性患者有无生殖系统疾病。

7. 家族史

（1）父母、兄弟、姐妹及子女的健康情况，有无与患者同样的疾病，有无与遗传有关的疾病。死亡者应注明死因及时间。

（2）对家族性遗传性疾病需问明两系三代亲属的健康和疾病情况。

"个人史"、"婚姻、月经及生育史"、"家族史"等内容，主要通过询问患者获得相关信息，因此，当患者回答否定时，应表述为"否认……"或"未发现……"，如"否认家族遗传或传染病史"，而不应写为"家族无遗传或传染病史"。

（二）体格检查

体格检查必须认真、仔细，按部位和系统顺序进行，既有所侧重，又不遗漏阳性体征。对患者态度要和蔼、严肃，集中思想，手法轻柔，注意患者反应，冷天要注意保暖。对危急患者可先重点检查，及时进行抢救处理，待病情稳定后再做详细检查，不要过多搬动，以免加重病情。体格检查包括西医的体检和中医的望诊、闻诊和切诊，前者主要依据西医诊断学检体诊断的内容，包括体温、脉搏、呼吸、血压、皮肤、黏膜、全身浅表淋巴结，头部及五官、颈部、胸部（胸廓、肺部、心脏、血管）、腹部（肝、脾等）、直肠肛门、外生殖器、脊柱、四肢、神经系统等。后者主要突出中医特色，包括神、色、形、态，语声、气息、气味，舌象，脉象等。中医四诊部分具体内容如下：

1. 望诊

（1）望神：是对患者健康状态总体的评价。观察患者的精神好坏，是否意识清楚、动作协调、表情自然、反应灵敏等。

（2）望色：观察患者面色（青、赤、黄、白、黑）与光泽。注意局部和全面的结合、"色"和"泽"的结合（如面色萎黄或淡黄，黄色鲜明或晦暗）。

（3）望形体与姿态：观察形体强弱、胖瘦，姿态的动、静，体位是否自如。

（4）望局部情况：局部病变无论在何部位，均应仔细查看，可分别记录在检体诊断的相应部分：①头与发：头的大小、形状，小儿囟门下陷或高突，囟门闭合情况，毛发分布、色泽。②目：是否目赤红肿，白睛发黄、目眦淡白或溃烂、眼睛水肿，以及目睛运动情况、瞳神大小等。③鼻：有无鼻梁塌陷，鼻翼煽动，鼻色青黑、红赤等。④唇：口唇的润燥颜色，是否糜烂，有无开口不闭或牙关紧闭等。⑤牙齿：牙齿是否干燥或松动脱落，牙龈是否色白、肿痛、出血或糜烂。⑥咽喉：咽喉是否红肿、化脓、溃烂，有无白腐，是否易刮除和复生。⑦皮肤：颜色、润燥，有无肿胀、斑疹、青筋暴露、蛛丝红缕、痈疽疔疖等。⑧排出物：包括分泌物、排泄物、呕吐物等，观察色、量、质的变化。⑨小儿指纹：主要用于3岁以下小儿。

（5）望舌：①舌质：舌神、舌色、舌形、舌态。②舌苔：苔质和苔色。

2. 闻诊

（1）声音：闻发音、语言、呼吸、咳嗽、呕吐、呃逆、暖气、叹息的声音强弱及变化。

（2）气味：嗅患者口气，躯体、病室气味以及汗、痰、二便等的气味。

3. 切诊

（1）脉诊：左右两手寸关尺的脉象。

（2）按诊：主要是局部皮肤的冷热、润燥；注意有无压痛，喜按、拒按；有无肿块及其硬软和大小，能否移动；有无肿胀，按之是否凹陷，恢复情况；以及特殊部位按诊，如按经络、按腧穴等。

（三）辅助检查

记录入院时已取得的与诊断有关的各种实验室检查结果，如血、尿、便常规，肝功能，

CT 等。如系入院前所做的检查，应注明检查地点及日期。

（四）诊断依据

1. 四诊摘要 辨证主要是辨现在症，因此，病历书写要求在辨证之前，对于四诊信息进行归纳，为辨证提供依据。

2. 辨证分析 依据四诊资料，运用中医临床诊断思维和方法，分析归纳中医辨病、辨证及鉴别诊断的依据，最后得出诊断结论。

这部分内容是整个病历的核心，既是对四诊过程的总结，又是诊断治疗的依据，往往体现了医师和医院的水平。

（五）诊断

诊断为多项时，应当按疾病的主次列出，主要疾病即严重影响患者生命及劳动力或造成患者最大痛苦而就医的疾病排列在前；并发症指与主要疾病性质不同，但在发病原理方面与主要疾病有密切关系的疾病排在其后；伴发症指与主要疾病同时存在，但又无明显关系的疾病列在最后。中医病历要求体现中医诊断和西医诊断，中医诊断除了病名诊断之外，还要求证名诊断，这也是中医立法处方的依据；西医诊断除疾病全称外，还应尽可能包括病因、疾病解剖部位和功能的诊断。

（六）记录及审阅者签名

书写入院记录的医师签名应写在病历最后的右下方，签名上方划一条斜线，以便上级医师审阅、修改后签名，如/王某。

二、住院病历书写示例

姓名：韩某　　　　　　　　　　性别：女
年龄：39 岁　　　　　　　　　　婚况：已婚
职业：农民　　　　　　　　　　出生地：河南省驻马店市
民族：汉　　　　　　　　　　　国籍：中国
家庭住址：河南省驻马店市某镇　　邮政编码：463003
入院时间：2007 年 7 月 17 日 10am　病史采集时间：2007 年 7 月 17 日 10am
病史陈述者：患者本人/患者家属　　可靠程度：可靠
发病节气：芒种

主诉：颜面及双下肢浮肿 40 天（主诉应尽可能简练）。

现病史：患者于 2007 年 6 月 7 日无明显诱因出现颜面及双下肢水肿，按之凹陷，尿量减少，皮肤无紫癜，无发热、咽痛，在当地医院测血压波动在（150～120）/（100～80）mmHg，查尿常规示：尿蛋白（＋＋＋＋），查血浆白蛋白 18g/L，24 小时尿蛋白定量 10.8g，于 6 月 12 日予"强的松（20mg，每日 3 次）"口服，并配合利尿、抗凝、降压治疗，水肿一度好转。2007 年 7 月 1 日出院停用激素，水肿渐加重，于 2007 年 7 月 3 日在北大肾脏病研究所肾穿活检，病理诊断：轻度系膜增殖性肾小球肾炎。为进一步系统治疗，患者于 7 月 17 日求治于我院门诊，门诊以"系膜增殖性肾小球肾炎"收住入院。现症见：面浮、下肢浮肿，精神不振，饮食尚可，睡眠正常，口不渴，小便量少，大便正常，体重增加约 20kg（现病史应尽可能详尽，现在症状初学者可结合"十问歌"加以询问记录，对有鉴别诊断意义的阴性表现也应列入。中医病历中现病史的询问方法和内容与西医病历有所不同）。

既往史：既往身体健康，否认肝炎、结核等传染病史，否认高血压、心脏病、肾病病史，无外伤、手术及输血史（既往史要与现病史区别）。

个人史：在原籍出生长大，否认疫源接触史，居住于平房，生活条件艰苦。无烟酒嗜好。平素喜食辛辣食物。性格内向，易生气。一直务农。

月经史：经色及量无异常。

婚育史：23 岁结婚，孕 5 流 3 产 2，配偶及子均体健。

过敏史：否认食物、药物过敏史（有阳性过敏史应用红色钢笔标明）。

家族史：父母健在，否认家族遗传性疾病病史。

体格检查：

T37.2℃　　P78 次/分　　R21 次/分　　BP126/82mmHg

整体状况：神志清楚，精神不振，满月脸，面色淡白浮肿，形体稍胖，发育正常，自动体位，查体合作。语言清晰而无力，无呃逆，嗳气，哮鸣等。舌体活动灵活，舌质暗红边有齿印，舌下络脉淡紫，苔白微腻，脉沉细尺弱。

皮肤、黏膜及淋巴结：头面及下肢肿胀，按之凹陷难起，浅表淋巴结无肿大，无斑疹、疮疡、瘢痕等。

头面部：头形正常，无肿物及压痛，头发干枯少泽。目胞水肿，眼球活动正常，结膜无充血，巩膜无黄染，瞳孔等大等圆。耳廓大小正常，外耳道通畅，无分泌物，乳突无压痛，听力正常。鼻白，无疱疹，牙齿色白润泽而坚固，无龋齿、缺齿、义齿，齿龈淡白，无口腔溃疡，腮腺导管无分泌物。口唇无发绀，咽部不充血，悬雍垂居中，双侧扁桃体不大，无分泌物及假膜。

颈项：颈项直立，两侧对称，活动正常，无颈项强直。气管居中，颈部无肿块，颈动脉搏动正常，颈静脉无怒张。

胸廓：胸廓对称，无畸形、凹陷、压痛。乳房两侧对称，无红肿、结节、橘皮样外观，乳头无凹陷，无异常分泌物。腹式呼吸为主，两侧对称，节律整齐，肋间隙正常，语颤减弱，两肺叩诊呈清音，呼吸音清晰，双肺未闻及干、湿性啰音及哮鸣音，未闻及胸膜摩擦音。心尖搏动处位于左锁骨中线第 5 肋间，心率 72 次/分，节律规整，各瓣膜听诊区未闻及病理性杂音。

腹部：腹部膨隆，左右对称，腹纹明显，无瘢痕、脐疝，无静脉曲张，腹围 100cm，腹部柔软，无压痛，移动性浊音（＋），肠鸣音正常。肝脾肋下未触及，未触及包块，胆囊及肾未触及，双肾区无叩击痛。

二阴及排泄物：二阴未查。小便量少，色白而浑浊，泡沫多，大便正常。

　　脊柱四肢：脊柱生理曲度正常，无畸形、强直、叩压痛，活动正常，两侧肌肉无紧张。四肢肌力正常，肌张力正常，无骨折及肌肉萎缩。关节无红肿疼痛，活动正常。双下肢高度水肿，按之凹陷，无静脉曲张。

　　专科检查：头面部轻度水肿，腹部膨隆，液波震颤（＋），移动性浊音（＋），双下肢重度水肿，按之凹陷，双肾区无叩击痛，膀胱区无叩击痛。

　　辅助检查：

　　血常规：RBC $3.9 \times 10^{12}/L$，Hb 70g/L，WBC $11.5 \times 10^{9}/L$（2007.7.17. 本院）。

　　胸片：心、肺、膈未见异常（2007.7.17. 本院）。

　　肾穿刺及病理诊断：轻度系膜增殖性肾小球肾炎（2007.7.3. 北大肾脏病研究所）。

　　辨病辨证依据（要求从四诊、病因病机、证候分析、病证鉴别、病势演变等方面进行书写）：

　　四诊摘要：面浮、下肢浮肿、尿少，尿浊而泡沫较多，精神不振，腰酸乏力，饮食尚可，睡眠正常，口不渴，小便量少，大便正常，舌暗红苔白腻，脉沉细尺弱。

　　辨证分析：患者多产伤肾，肾气不足，复因劳累过度，劳则耗气，导致肾气更虚，"肾主水"，开合不利，水液泛滥肌肤，而见水肿、尿少；气虚固摄无权，水谷精微随尿液而下，故尿浊而泡沫较多；"腰为肾之府"，腰府失养则见腰酸乏力；气虚则血行无力，瘀血内生，血不利则为水，从而加重水肿；舌暗红苔白腻，脉沉细尺弱亦为肾虚水泛夹瘀之征。

　　西医诊断依据（指主要疾病的诊断依据，并非所有疾病）：患者高度水肿，大量蛋白尿，血浆白蛋白18g/L，肾上腺皮质激素治疗有效，肾穿病理诊断：轻度系膜增殖性肾小球肾炎，可以明确诊断。

　　入院诊断：

　　中医诊断：水肿

　　　　　　　肾虚水泛夹有血瘀

　　西医诊断：系膜增殖性肾小球肾炎

住院医师（签全名）：董某

主治医师（签全名）：陈某

2007 年 7 月 17 日 15：30

第四节　四诊综合与病历书写模拟训练

一、训练目的

1. 掌握中医临床辨证思维。

2. 掌握四诊合参的意义与方法。

3. 掌握门诊与住院病历书写格式与要求。

二、训练方法

案例教学法。

三、训练材料

临床病例资料、标准患者。

四、训练过程

（一）多媒体集中示教

1. 病历书写的格式、内容与要求。
2. 临床资料的采集与四诊合参的综合应用。

（二）分组训练

1. 提供病例，进行讨论。提供既往的病历，由老师充当患者，让学生先运用问诊方法采集资料，然后利用多媒体或照片形式让学生进行望诊资料的采集，并告诉脉象，由学生将采集的资料按照规范的中医术语记录，通过对四诊资料的分析，辨别病位和病性要素，确定证名。

2. 以学生为基础，进行实际案例辨证。找出几位生病学生或标准患者，要求学生运用四诊方法分别对他们进行临床资料采集，书写病历，并予以辨证，确定证名。

3. 带教老师总结。

（三）病历书写训练

1. 门诊病历书写。
2. 住院病历书写。

（四）批改与讲评

要求带教老师对病历进行批改和讲评，学生修改后上交。

附录

舌诊彩色图谱

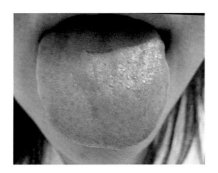

彩图 1　舌淡红，苔薄白

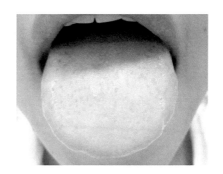

彩图 2　舌淡白，苔薄白而润

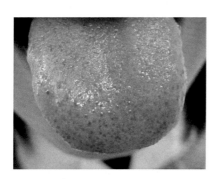

彩图 3　舌尖红、点刺，苔滑

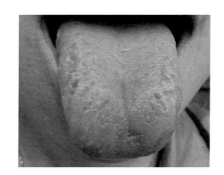

彩图 4　舌红、裂纹，苔薄白

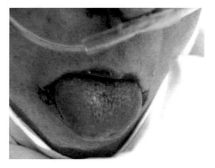

彩图 5　舌绛，苔焦黄而厚

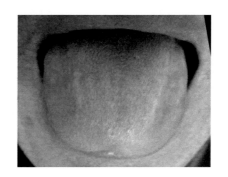

彩图 6　舌淡紫，苔微黄

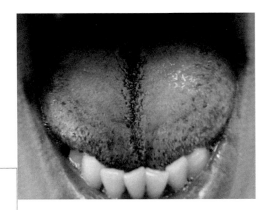

彩图7 舌绛紫而短,苔微黄而腻

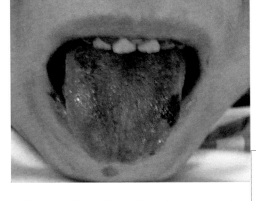

彩图8 舌红兼紫斑、舌衄,苔黄腻、中灰黑

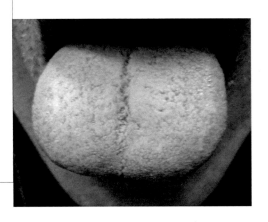

彩图9 舌淡紫、胖大,苔厚微黄

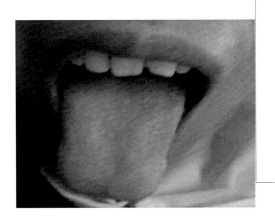

彩图10 舌淡而瘦薄,苔淡黄偏厚

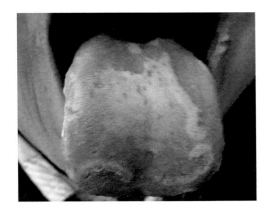

彩图11 舌偏红,苔白而花剥如地图

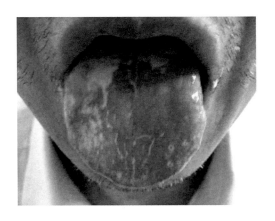

彩图12 舌淡红暗紫斑,苔剥

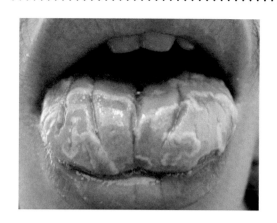

彩图 13 舌淡红裂纹,苔白、花剥

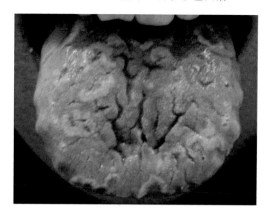

彩图 14 舌偏红紫、裂纹兼齿痕,苔白

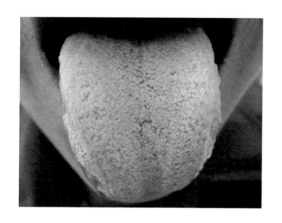

彩图 15 全苔,淡黄而厚、干

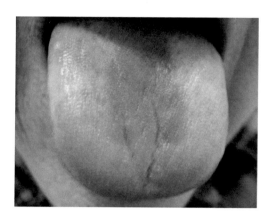

彩图 16 舌淡红、裂纹,苔白、舌中苔偏少

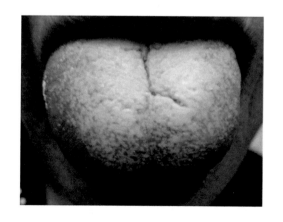

彩图 17 舌绛紫,苔白腐

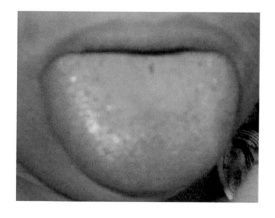

彩图 18 舌红,苔黄腻

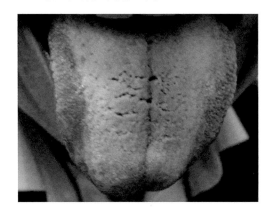

彩图 19　舌绛,苔黄厚而燥

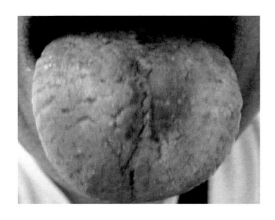

彩图 20　舌偏红、裂纹,舌中苔焦黄而干

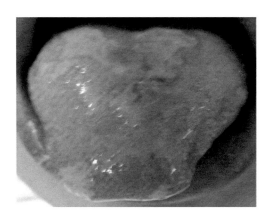

彩图 21　舌淡红,苔染、花剥

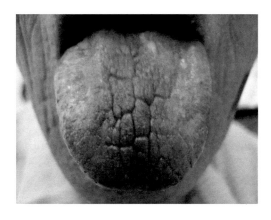

彩图 22　舌红、裂纹,苔少而干

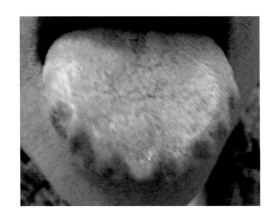

彩图 23　舌偏红、齿印,苔腻微黄

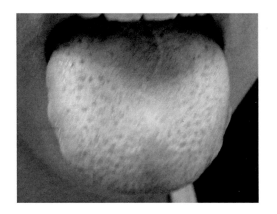

彩图 24　舌稍红,苔厚黄染

等地区的民族元素，这种跨文化融合将使珠宝作品更具国际化的吸引力。珠宝品牌也将更加注重文化多元化。通过吸纳不同文化的元素，珠宝品牌可以打破地域限制，更好地适应全球市场。这种文化多元的品牌形象也更能够吸引来自不同文化背景下的消费者。在融合多元文化的设计中，珠宝设计师需要平衡传统文化的传承与当代审美的需求。这种平衡不仅体现在设计手法上，也反映在对文化符号的理解和演绎上。成功的设计将能够在传承文化的同时，为当代社会注入新的活力。

文化多元与融合将为珠宝设计带来更为广阔的创作空间。在全球文化交流的大潮中，珠宝设计师通过融合各种文化元素，创造出更富有情感、更引人入胜的珠宝作品，推动珠宝行业不断向前发展。

未来，珠宝行业将在全球化背景下迎来蓬勃的创新浪潮。跨文化的交流将使珠宝设计师不断汲取不同文化的灵感，打破传统边界，形成更为多元化的设计风格。可持续发展成为行业的关键词，推动环保材料和生产方式的更新，呼应社会对绿色生产的迫切需求。同时，个性化定制将引领未来的市场，满足消费者对独特与个性的渴求。珠宝行业将成为传统与现代、东方与西方、自然与科技相互融合的舞台，展现更有活力和更具包容性的未来。在这个蓬勃发展的时代，珠宝不仅是身份的象征，更是文化的传承者、科技的创新者，为时尚、艺术、可持续性铸就着辉煌的明天。

参考文献

[1] 张月萍.珠宝美学［M］.杭州：浙江大学出版社，2020.

[2] 朱和平.中国工艺美术史［M］.长沙：湖南大学出版社，2004.

[3] 徐植.贵金属材料与首饰制作［M］.上海：上海人民美术出版社，2014.

[4] 马扬威.珠宝玉石选购与收藏［M］.北京：中国标准出版社，2021.

[5] 狄玉昭.珠宝的历史 :20 款世界经典珠宝［M］.哈尔滨：哈尔滨出版社，2007.

[6] 杨如增，廖宗廷.首饰贵金属材料及工艺学［M］.上海：同济大学出版社，2002.

[7] 张凡.珠宝是爱的精神传承［J］.芭莎珠宝，2020（4）.

[8] 乔岩.古埃及珠宝中动植物纹样应用研究［J］.神州，2020.

[9] 刘晓华.珠宝首饰镶嵌技艺的传与承［J］.上海轻工业，2023（4）.

[10] 王勇.传统文化在珠宝首饰设计中的应用［J］.美化生活，2022（19）.

[11] 陈泓雨.时尚优雅的古希腊首饰文化［J］.中国黄金珠宝，2020（7）.

[12] 杨欣仪.希腊化时期的首饰材料与工艺技法特点研究［J］.天工，2021（7）.

[13] 廖树林.首饰设计中的传统材料工艺与当代创新［J］.湖南包装，2018（5）.

[14] 方栋巷.珠宝市场有什么新趋势［J］.理财周刊，2021（7）.

[15] 刘琼丹.东西方珠宝美学的艺术设计与极致工艺［J］.人工晶体学报，2022，51（7）.

[16] 高芯蕊.中西方首饰文化之对比研究［D］.北京：中国地质大学，2006.

[17] 朱怡芳.中国玉石文化传统研究［D］.北京：清华大学，2010.

[18] 刘宇婷.品牌珠宝的历史和设计风格［D］.北京：中国地质大学，2014.

[19] 黄牧霖.卡地亚珠宝文化与中国影响［D］.北京：中国地质大学，2013.